Kohlhammer
Urban
-Taschenbücher

Band 767

Grundriss Gerontologie

Band 17

eine Reihe in 22 Bänden
herausgegeben von
Clemens Tesch-Römer,
Hans-Werner Wahl, Siegfried Weyerer
und Susanne Zank

Diese neue, in sich geschlossene Taschenbuchreihe orientiert sich konsequent an den Erfordernissen des Studiums und der professionellen Praxis. Knapp, übersichtlich und verständlich präsentiert jeder Band das Grundwissen eines Teilbereichs.

Band 1
H.-W. Wahl/V. Heyl
Gerontologie – Einführung und Geschichte

Band 2
Th. v. Zglinicki
Biologische Grundlagen der Gerontologie

Band 3
M. Martin/M. Kliegel
Psychologische Grundlagen der Gerontologie

Band 5
F. Schulze-Nieswandt
Sozialpolitik im Alter

Band 12
J. Werle/A. Woll/S. Tittlbach
Gesundheitsförderung

Band 14
H. Bickel/S. Weyerer
Epidemiologie psychischer Erkrankungen im höheren Lebensalter

Band 15
T. Gunzelmann/W.D. Oswald
Gerontopsychologische Diagnostik

Band 17
H. Gutzmann/S. Zank
Demenzielle Erkrankungen

Band 20
P. Zeman
Selbsthilfeorganisation und Bürgerschaftliches Engagement im Alter

Band 21
A. Kruse
Das letzte Lebensjahr

Hans Gutzmann
Susanne Zank

Demenzielle Erkrankungen

Medizinische und psychosoziale Interventionen

Verlag W. Kohlhammer

1. Auflage 2005

Gesamtherstellung:
W. Kohlhammer Druckerei GmbH + Co. KG Stuttgart
Printed in Germany

ISBN 3-17-017658-7

Inhaltsverzeichnis

Vorwort 9

1 Einführung 11
1.1 Definitionen psychosozialer Interventionen 16
1.2 Zusammenfassung und Kontrollfragen 23

Teil I: Medizinische Grundlagen und Interventionsmöglichkeiten

2 Diagnostik und Klinik der Demenzen 25
2.1 Einleitung 25
2.2 Rahmenbedingungen und Grundlagen 26
2.2.1 Epidemiologische Fragen 26
2.2.2 Prävalenz und Inzidenz demenzieller Erkrankungen ... 27
2.2.3 Definition und klinisches Bild der Demenzen 29
2.2.4 Exkurs: Die Pflegediagnose „Chronische Verwirrtheit" und die Schwierigkeit des Diskurses zwischen Medizin und Pflege 33
2.3 Zusammenfassung und Kontrollfragen 36
2.4 Primär degenerative Demenzen 37
2.4.1 Alzheimer-Demenz 37
2.4.1.1 Definition und Diagnoseprozess 37
2.4.1.2 Epidemiologie und gesundheitsökonomische Aspekte 42
2.4.1.3 Neuropathologie und Biochemie 43
2.4.1.4 Überlegungen zu Krankheitsursachen und genetischen Risikofaktoren 46
2.4.1.5 Das Spektrum möglicher Wirkvariablen 50
2.4.1.6 Klinik und Verlauf 59
2.4.1.6.1 Therapie der Alzheimer-Demenz 66
2.4.1.6.2 Basistherapie (gilt für alle Demenzformen) 66
2.4.1.6.3 Psychopharmakotherapie des kognitiven Kernsyndroms 67
2.4.1.6.3.1 Cholinerge Therapieansätze 68
2.4.1.6.3.2 Nicht-cholinerge Strategien 69
2.4.1.6.4 Psychopharmakotherapie psychischer Begleitsymptome bei Demenzen 72
2.4.2 Demenz mit Lewy-Körperchen 77
2.4.2.1 Definition 77

2.4.2.2 Neuropathologie ... 79
2.4.2.3 Klinik der Demenz mit Lewy-Körperchen ... 80
2.4.2.4 Diagnose und Differentialdiagnose ... 82
2.4.2.5 Therapie ... 84
2.4.2.5.1 Antipsychotische Therapie mit Neuroleptika ... 84
2.4.2.5.1.1 Cholinesterase-Hemmer ... 85
2.4.2.5.1.2 Andere Pharmaka ... 86
2.4.3 Frontotemporale Demenzen ... 86
2.4.3.1 Definition ... 86
2.4.3.2 Klinik und Verlauf ... 88
2.4.3.3 Differentialdiagnose ... 90
2.4.3.4 Neuropathologie ... 92
2.4.3.5 Subtypen der fronto-temporalen Demenz ... 92
2.4.3.6 Weitere klinische Syndrome ... 93
2.4.3.7 Therapie ... 93
2.5 Vaskuläre Demenzen ... 94
2.5.1 Definition und Diagnoseprozess ... 94
2.5.2 Epidemiologie ... 101
2.5.3 Mechanismen der Krankheitsentstehung ... 101
2.5.4 Klinik der vaskulären Demenz ... 103
2.5.4.1 Multiple Infarkte der großen hirnzuführenden Arterien (Multiinfarktdemenz) ... 104
2.5.4.2 Strategische Infarkte ... 105
2.5.4.3 Multiple lakunäre Infarkte ... 106
2.5.4.4 Subkortikale arteriosklerotische Enzephalopathie (SAE, Morbus Binswanger) ... 107
2.5.5 Sekundäre depressive Symptomatik bei vaskulärer Demenz ... 108
2.5.6 Differentialdiagnose ... 109
2.5.7 Weiterführende Diagnostik ... 111
2.5.8 Prävention und Therapie ... 111
2.5.9 Prognose ... 114
2.6 Zusammenfassung und Kontrollfragen ... 114

Teil II: Psychosoziale Interventionsmöglichkeiten und gesellschaftliche Rahmenbedingungen

3 Psychosoziale Interventionsmöglichkeiten bei Demenzpatienten ... 116
3.1 Das Erleben von Demenzpatienten ... 116
3.2 Therapeutische Interventionen ... 120

3.2.1 Psychotherapie ... 120
3.2.2 Kognitive Trainingsprogramme ... 126
3.2.3 Realitäts-Orientierungs-Training ... 128
3.2.4 Validation ... 130
3.2.5 Erinnerungstherapie ... 131
3.2.6 Person-zentrierte Therapie ... 132
3.2.7 Musik- und Maltherapie ... 133
3.2.8 Ökologische und soziale Intervention ... 134
3.2.9 Therapeutischer Umgang mit den Erkrankten ... 136
3.3 Wissenschaftliche Evaluation therapeutischer Interventionen ... 139
3.3.1 Bedeutsamkeit von Evaluation ... 139
3.3.2 Methoden ... 140
3.3.2.1 Evaluationskriterien ... 141
3.3.2.2 Untersuchungsdesign ... 141
3.3.2.3 Erhebungsmethoden und Auswertung ... 143
3.4 Zusammenfassung und Kontrollfragen ... 147

4 Die pflegenden Angehörigen ... 149
4.1 Zur Belastung pflegender Angehöriger ... 151
4.1.1 Die Pflegeaufgaben ... 151
4.1.2 Die subjektive Belastung ... 154
4.1.3 Ein theoretisches Modell zur pflegebedingten Belastung ... 158
4.2 Psychosoziale Interventionsmöglichkeiten ... 161
4.2.1 Unterstützungsinterventionen ... 163
4.2.2 Psychoedukative Interventionen ... 163
4.2.3 Psychotherapeutische Interventionen ... 164
4.2.4 Erholungsinterventionen ... 166
4.2.4.1 Sozialstationen ... 167
4.2.4.2 Gerontopsychiatrische und geriatrische Tageskliniken ... 167
4.2.4.3 Tages- und Nachtpflege ... 168
4.3 Evaluation der Interventionsmöglichkeiten ... 169
4.4 Zusammenfassung und Kontrollfragen ... 172

5 Professionelle Helfer und Institutionen ... 174
5.1 Ausgangssituation ... 174
5.1.1 Der behandelnde Arzt ... 174
5.1.2 Professionell Pflegende ... 176
5.1.2.1 Im ambulanten Bereich ... 177

5.1.2.2 Im stationären Bereich ... 180
5.2 Psychosoziale Interventionsmöglichkeiten ... 180
5.2.1 Supervisions- und Balintgruppen ... 182
5.2.2 Verhaltensorientiertes Trainingsprogramm ... 184
5.3 Zusammenfassung und Kontrollfragen ... 186

6 Versorgungsrealität und Desiderate ... 188
6.1 Rahmenbedingungen ... 188
6.1.1 Exkurs zu Kostenfragen ... 191
6.2 Richtlinien für eine gute Versorgung ... 192
6.3 Möglichkeiten der Prävention und ein Blick in die Zukunft ... 195
6.3.1 Primärprävention bei Demenzen ... 195
6.3.2 Sekundärprävention ... 195
6.3.3 Tertiäre Prävention (Management des Status Quo) . 197
6.3.4 Grenzen der Prävention ... 198
6.3.5 Die ökonomischen Konsequenzen von Präventionsprogrammen ... 199
6.4 Zusammenfassung und Kontrollfragen ... 200

Literaturverzeichnis ... 203

Sachwortverzeichnis ... 222

Vorwort

Die demenziellen Erkrankungen standen ungeachtet ihrer weiten Verbreitung bisher kaum im Interesse der deutschen und internationalen Öffentlichkeit. Betrachten wir Literatur, Film und Malerei als Indikatoren für eine veränderte Wahrnehmung von Problemen in Gesellschaften, dann scheint sich die bisherige Ignoranz langsam zu ändern. In der Literatur beschreiben so unterschiedliche Autoren wie die russische Schriftstellerin Ljudmila Ulitzkaja und der Amerikaner Jonathan Franzen Gedächtnisprobleme und Alzheimer Erkrankung. John Bayley, der Ehemann der irischen Schriftstellerin Iris Murdoch schildert den traurigen Krankheitsverlauf seiner Ehefrau, dieses Buch wurde verfilmt. Veränderungen im künstlerischen Ausdruck des berühmten holländisch-amerikanischen Malers Willem de Kooning nach seiner Demenzerkrankung werden in der Kunstgeschichte diskutiert.

Im deutschen Fernsehen spielte 2003 Götz George in „Mein Vater" zur besten Sendezeit eindringlich einen demenziell Erkrankten und die Auswirkungen seiner Veränderungen auf die pflegende Familie wurden deutlich herausgearbeitet. Dieser Film erhielt den Grimme-Preis. Weiterhin gibt es zunehmend Informationssendungen im Fernsehen zum Thema Demenz und die Boulevardpresse beschäftigt sich ausdauernd mit dem Befinden des populären Schauspielers Harald Juhnke. Auch das Schicksal der Politiker Herbert Wehner und Ronald Reagan wird zuweilen in der Presse registriert.

Obwohl nicht alle dieser Darstellungen unseren ungeteilten Beifall finden, sind wir doch sehr dankbar, dass ein Problembewusstsein für die Betroffenen und ihre Familien wächst. Dies spiegelt sich leider noch nicht konsequent auf der politischen Ebene wider: Zwar hat das Bundesministerium für Familie, Senioren, Frauen und Jugend einen Schwerpunkt Demenz und bemüht sich sehr, möglichst viele, innovative Projekte zu fördern. Die bereits angekündigte Reform der deutschen Pflegeversicherung mit den dringend notwendigen Korrekturen zur Einschätzung des Hilfebedarfs bei demenziell Erkrankten wurde jedoch leider gerade in diesen Tagen durch eine Entscheidung des Bundeskanzlers vertagt. Wir vermögen die Berechtigung dieser Verzögerung der Gesetzesänderung insgesamt nicht zu beurteilen, für Hunderttausende von demenziell Erkrankten und ihre Familien bedeuten sie eine große Enttäuschung, für manche gar eine Katastrophe.

Die Zunahme demenzieller Erkrankungen ist jedoch nur Teil eines umfassenden gesellschaftlichen Veränderungsprozesses, den Kofi Annan, der Generalsekretär der Vereinten Nationen, als „Stille Revolution“ bezeichnete, nämlich die Zunahme alter und hochalter Personen in unserer Gesellschaft. Der Kohlhammer-Verlag unternimmt mit seiner neuen Reihe „Grundriss Gerontologie“ den Versuch, den großen Informationsbedarf zur Bewältigung dieser gesamtgesellschaftlichen Herausforderungen umfassend zu befriedigen. Wir danken dem Verlag für diese neue Reihe und den Mitherausgebern, dass sie den demenziellen Erkrankungen einen eigenen Band in dieser Reihe einräumen. Den Mitherausgebern Herrn Prof. Dr. Clemens Tesch-Römer, Herrn Prof. Hans-Werner Wahl und Herrn Prof. Dr. Siegfried Weyerer verdanken wir weiterhin wichtige Hinweise zur Überarbeitung unseres Manuskriptes.

Die Autoren dieses Bandes vertreten unterschiedliche Disziplinen (Psychiatrie und Psychologie) und nehmen bei manchen Problemstellungen unterschiedliche Gewichtungen vor. Einig sind wir uns in der Auffassung, dass medikamentöse und psychosoziale Behandlungen gleichermaßen bedeutsam sind und bis zum Durchbruch kurativer, medizinischer Behandlungsmöglichkeiten den psychosozialen Interventionsmöglichkeiten zentrale Bedeutung zukommt. Wir danken unseren Patienten und den pflegenden Angehörigen dafür, dass sie uns Einblicke in diese Krankheit, das Erleben der Betroffenen und ihrer Familien gewährten.

Glücklicherweise wurden wir bei unserem Buchvorhaben von weiteren Personen maßgeblich unterstützt. Wir danken Dr. Ruprecht Poensgen vom Kohlhammer Verlag für seine ausgesprochen freundliche, kompetente und unterstützende Begleitung unseres Vorhabens. Besonderer Dank geht auch an Herrn cand. psych. Jens Thoma und Frau cand. psych. Rebecca Wachtel, die mit größter Sorgfalt das Literaturverzeichnis betreuten. Der größte Dank geht an unsere Familien und Freunde, denen sehr viel Verständnis für die vielen Stunden am Schreibtisch abverlangt wurde.

Berlin, im Oktober 2004 HG und SZ

1 Einführung

Seit die Menschen in nennenswerter Zahl ein höheres Lebensalter erreichen, dürfte die Demenz als Krankheit bekannt sein. Die Ärzte im Altertum unterschieden bereits zwischen psychischen Störungen in Folge von Körperkrankheiten und solchen ohne Körperstörungen. Der Arzt des Kaisers Julian brachte demenzielle Symptome sogar schon mit altersbedingtem Hirnschwund in Zusammenhang (Rosen, 1961). Auch von Dichtern wie Sophokles und Euripides wurden Charakteristika der typischen Symptomatik in Dramen beschrieben, und von Aristophanes als gestalterisches Element in einer Komödie genutzt. Während im 18. und zu Beginn des 19. Jahrhunderts Demenz, in weit weniger differenzierter Form als im Altertum für jede Form geistiger Störung gebraucht wurde, war man in späteren Jahren wieder bemüht, die klinisch beobachteten Erkrankungen besser zu ordnen. Esquirol definierte 1845 die Demenz als eine zerebrale Erkrankung und unterschied mit der akuten, der chronischen und der senilen Form drei Typen der Demenz. Die durch Fieber oder Blutungen verursachte akute Form sei prinzipiell heilbar, die chronische Form dagegen, die er auf so heterogene Ursachen wie Trunksucht, Masturbation, Manie oder Epilepsie zurückführte, sei kaum behandelbar. Die senile Demenz schließlich sah er als altersbedingt und somit als unheilbar an. An der Wende vom 19. zum 20. Jahrhundert wurde der Begriff Demenz zunehmend zur diagnostischen Präzisierung verwandt, wobei immer häufiger auf neuropathologische Befunde Bezug genommen wurde (z. B. von Pick, Alzheimer und Binswanger). Einen gewissen Abschluss fand diese Entwicklung in Kraepelins Beschreibung und Abgrenzung demenzieller Bilder, die für die deutsche Psychiatrie lange Zeit richtungsweisend waren. Ihm verdanken wir auch den Begriff „Alzheimersche Erkrankung“. Er hatte nämlich vorgeschlagen, eine vor dem Greisenalter auftretende, vorwiegend neuropathologisch definierte Demenz nach ihrem Erstbeschreiber Alois Alzheimer zu benennen. Interesse hat die Demenz also schon seit langem gefunden, von praktischer sozialpolitischer Relevanz ist sie aber erst, seitdem im Laufe des 20. Jahrhunderts eine bis dahin unvorstellbare Zahl von Menschen auf der ganzen Welt in hohe und höchste Lebensalterstufen vorrückt. Die soziale Bedeutung demenzieller Erkrankungen für das Individuum, für die betroffenen Familien und für die Gesellschaft nimmt dramatisch zu. Diese Entwicklung wird sich fortsetzen, bis Demenzerkrankungen nicht nur erfolgreich behandelt werden können, sondern auch eine effektive Primärprävention möglich ist.

Aktuell zwingen uns allerdings die beschränkten Interventionsmöglichkeiten dazu, die Ziele bescheidener zu stecken. Im Folgenden sollen zunächst anhand einer kurzen Fallgeschichte aus der gerontopsychiatrischen Praxis alltägliche Probleme eines Demenzkranken und daraus abgeleitete pragmatische Interventionsstrategien skizziert werden. Die geschilderten Situationen decken sicher nicht alle denkbaren, noch nicht einmal alle häufigen Probleme eines Demenzkranken ab, sie geben aber in ihrer Strukturierung und gegenseitigen Bedingtheit ein anschauliches Beispiel für die Schwierigkeiten und Gefährdungen, denen ein Demenzkranker in unserer Gesellschaft begegnen kann.

Kasuistik 1: Ein ganz normaler „Fall“
Der 82-jährige Herr A. kam kurz vor Weihnachten notfallmäßig in Polizeibegleitung auf Grund eines akuten Verwirrtheitszustandes in die Klinik. Die Polizisten waren von aufmerksamen Passanten geholt worden, denen der hilflos im Schlafanzug umherirrende Mann aufgefallen war. Er selbst konnte bei der Aufnahme keinerlei zuverlässige Angaben über seine eigene Person und Lebenssituation machen. Er verstand nicht, warum er im Krankenhaus aufgenommen werden sollte und hielt sich für völlig gesund. Von einer Nachbarin war zu erfahren, dass Herr A. im letzten Jahr häufig verwirrt gewesen sei, mehrmals seinen Wohnungsschlüssel verloren habe und deshalb gezwungen gewesen sei, im Hausflur zu übernachten. Sie habe versucht, ihm zu helfen, weil er früher selbst ein so hilfsbereiter Mensch gewesen sei. Sie sei aber mit ihren Bemühungen gescheitert. Wegen dieser kritischen Situationen habe sie auch die Hausärztin und den Sozialpsychiatrischen Dienst mobilisiert. Deren Besuch hatte Herr A. allerdings an der Tür abgewimmelt und niemanden in die Wohnung gelassen. Bei einem Hausbesuch der Sozialarbeiterin der Klinik befand sich seine Wohnung in einem völlig verwahrlosten Zustand. Die Toilette war verstopft und schmutziges Geschirr, alte Zeitungen, Tüten mit verdorbenen Lebensmitteln und Kleidungsstücke für alle Gelegenheiten und Jahreszeiten bedeckten wahllos den Fußboden.

Bei der Aufnahme konnte er noch Namen und Geburtsdatum nennen, als Adresse gab er aber das Haus seiner Eltern an. Seine kognitive Leistungsfähigkeit war insgesamt massiv herabgesetzt. Nachdem die anfänglich durch die Aufnahmesituation verursachte

Aufregung abgeklungen war, zeigte er sich freundlich und aufgeschlossen, erwies sich aber in allen lebenspraktischen Belangen als hilf- und ratlos. Herr A. war deutlich unterernährt und ungepflegt, was ihm offensichtlich außerordentlich peinlich war. Er zeigte alle Zeichen einer schweren Lungenentzündung und musste zunächst für drei Tage auf die Intensivstation verlegt werden. Trotz seiner schließlich sich einstellenden körperlichen Genesung blieben seine kognitiven Defizite bestehen. Es handelte sich um eine mittel- bis schwergradige Demenz. Anfangs drängte er wiederholt darauf, seine Mutter zu besuchen, fand sein Zimmer und die Toilette nicht und wurde ungehalten, wenn er auf Fehlhandlungen angesprochen wurde. Zur Linderung der anfangs noch recht ausgeprägten nächtlichen Unruhezustände wurde abends ein niedrig dosiertes schwachpotentes Neuroleptikum verabreicht, auf das später ganz verzichtet werden konnte. Er fand sich zunehmend besser auf der Station zurecht, genoss die pflegerische Anleitung im alltagspraktischen Bereich und das ergotherapeutische Stationsprogramm und war stolz auf seinen Leistungszugewinn. Da die lebenspraktischen Übungsmaßnahmen seitens des Pflegepersonals an der aktuellen Leistungsfähigkeit von Herrn A. orientiert waren, konnte eine Überforderung und damit Enttäuschungserlebnisse vermieden werden.

Da er außer einer im Ausland lebenden Schwester keine Verwandten mehr hatte, auch Freunde waren in den letzten Jahren immer mehr ausgeblieben, musste zur Regelung von Problemen der Lebenshaltung eine amtliche Betreuung eingerichtet werden. Obwohl ihm die zahlreichen Kontakte auf Station offensichtlich gut getan hatten, war Herr A. nicht zu bewegen, in ein Seniorenheim umzuziehen und bestand schließlich darauf, wieder in seine häusliche Umgebung entlassen zu werden. Um dies möglich zu machen, wurde zusammen mit der Betreuerin und einer Sozialstation unter Abstimmung mit der Hausärztin ein Nachsorgeplan erstellt, in dem tägliche Besuche durch die Sozialstation und der regelmäßige Besuch einer Tagespflegestätte die wesentlichen Elemente darstellten. Nach sechs Wochen wurde Herr A. in deutlich gebessertem Zustand nach Hause entlassen.

In diesem ersten Beispiel wird bereits deutlich, dass die Behandlung und Betreuung von Demenzkranken nur in einem multiprofessionellen Team gewährleistet werden kann. Der gravierend beeinträchtigte Gesundheitszustand des Patienten machte einen stationären Aufenthalt

– sogar mit zeitweiliger Behandlung auf der Intensivstation – erforderlich. Hier stehen die ärztlichen und pflegerischen Leistungen im Vordergrund. Zur Absicherung der Demenzdiagnose wurde ein Psychologe hinzugezogen. Ergotherapeutische Maßnahmen kamen nach der ersten Stabilisierung des Patienten hinzu. Eine amtliche Betreuung musste aufgrund der erheblichen Defizite des Patienten eingerichtet werden, Sozialstation, Hausärztin und Tagespflege sichern die Nachsorge. Hier wird ein weiteres Merkmal der Behandlung ersichtlich: Die verschiedenen Dienste im Gesundheitswesen müssen kooperieren, stationäre und ambulante Einrichtungen zusammenarbeiten. Eine Notwendigkeit, die in vielen Städten zu gerontopsychiatrischen Verbundsystemen geführt hat. Das Ziel dieser Verbundssysteme besteht in der systematischen Koordination verschiedener Berufsgruppen und Versorgungseinrichtungen zur Verbesserung der Behandlung und Versorgung gerontopsychiatrischer Patienten. Diese Vernetzung und Zusammenarbeit verschiedener Berufsgruppen und Einrichtungen soll noch ein weiteres Beispiel zeigen:

Kasuistik 2: Psychotherapie bei Demenz
Die 82-jährige Frau N. wird vom Hausarzt wegen depressiver Störungen an die gerontopsychiatrische Tages- und Poliklinik überwiesen. Die Familie N. ist dem therapeutischen Team bereits bekannt, da Herr N. zwei Jahre zuvor wegen einer senilen Demenz vom Alzheimer Typ im mittleren Stadium behandelt wurde.

Frau N. wird in die Tagesklinik aufgenommen, d. h. sie wird montags bis freitags von 9.00 bis 16.00 in der Klink behandelt. Ein eigener Fahrdienst holt die Patientin ab und bringt sie wieder nach Hause. Die umfangreiche Diagnostik (Medizinische Untersuchung, Psychologische Testung, Bildgebende Verfahren, Sozialanamnese) ergibt, dass Frau N. an einer mittelschweren depressiven Episode nach ICD-10 leidet. Weiterhin wird ein leichtes demenzielles Syndrom diagnostiziert. Darüber hinaus liegen folgende somatische Erkrankungen vor: Diabetes mellitus, Herzinsuffizienz, Osteoporose. Herr und Frau N. wohnen gemeinsam in einer Privatwohnung. Sie erhalten Verpflegung durch den „Rollenden Mittagstisch" und hauswirtschaftliche Hilfe durch eine Enkelin. Die Enkelin plant, in eine andere Stadt zu ziehen. Die Tochter von Frau N. leidet an einer schweren Krebserkrankung.

Die somatischen Erkrankungen und die depressiven Störungen werden medikamentös behandelt. Das nicht-medizinische, tagesklinische Routineangebot umfasst Gesprächsgruppen, gemeinsame Aktivitäten des täglichen Lebens (z. B. Kochen), Gymnastik, Ergotherapie, Spaziergänge, Ausflüge. Darüber hinaus erhält Frau N. ungeachtet des demenziellen Syndroms einmal pro Woche Psychotherapie, da sie eine große Belastung durch ihre häusliche Situation andeutet.

In den psychotherapeutischen Gesprächen wird schnell deutlich, dass ihr die Krebserkrankung ihrer Tochter große Sorgen bereitet. Dennoch scheinen Mutter und Tochter kaum über die Erkrankung zu reden, so ist sie auch nur sehr vage über die Behandlung der vielfältigen Metastasen informiert. Sie möchte ihrer Tochter eine lang ersehnte Reise schenken, die ihre bescheidenen Ersparnisse nahezu aufbrauchen würde, es ist jedoch unklar, ob die Tochter diese Reise antreten könnte. In den Stunden werden die Bedeutung der Erkrankung, die reale Bedrohung des baldigen Ablebens der Tochter, die schmerzlichen Gefühle sowie Möglichkeiten zur Verbesserung der Kommunikation ausführlich erörtert. Die demenzielle Patientin bittet die Therapeutin, Stichworte über die in den Stunden erarbeiteten Themen aufzuschreiben. Diese Stichworte helfen der Patientin, mit ihrer Tochter zu sprechen und das Ergebnis in der folgenden Psychotherapiestunde zu erörtern. Die Kommunikation zwischen Tochter und Mutter wird deutlich verbessert. Die Patientin fasst nun den Mut, auch andere Traumata ihres Lebens, u.a. eine Mehrfachvergewaltigung durch russische Soldaten, mit der Therapeutin zu besprechen.

Der Sozialdienst der Klinik hilft bei der erfolgreichen Beantragung von Leistungen durch die Pflegekasse. Pflegerische und hauswirtschaftliche Unterstützung durch Sozialstationen erleichtert die häusliche Situation. Darüber hinaus gehen die Ehepartner einmal pro Woche getrennt in Tagespflegestätten, um eine Entlastung der angespannten häuslichen Situation zu erreichen.

Die Patientin verlässt nach 13 Wochen deutlich gebessert die Klinik. Der Tod der Tochter drei Monate später führt zu einem Einbruch, der durch eine vorübergehende poliklinische Behandlung aufgefangen werden kann.

Auch in diesem Beispiel wird die umfassende Zusammenarbeit unterschiedlicher Berufsgruppen deutlich. Neben den ärztlichen, ergo- und sozialtherapeutischen Maßnahmen in einer Tagesklinik kommen hier psychotherapeutische Interventionen hinzu. Dies ist insofern ungewöhnlich, da Psychotherapie bei alten Menschen allgemein und bei Demenzkranken im Speziellen von vielen Psychotherapeuten als undurchführbar erklärt wird (vgl. 3.2.1 in diesem Buch und Band 19 der Reihe Grundriss Gerontologie). Ebenso wichtig wie die akute Behandlung ist auch in diesem Beispiel die Nachsorge, deren Güte erheblich über die Lebensqualität und weitere gesundheitliche Entwicklung der Betroffenen mitentscheidet.

Multiprofessionelle Betrachtung der Diagnose, Therapie und Versorgung von Demenzpatienten ist eine schwierige Herausforderung, da die beteiligten Berufsgruppen unterschiedlichen professionellen Traditionen, Herangehensweisen und Denkmustern unterliegen, die sich mitunter widersprechen. Ein gemeinsames Fundament der gerontologischen Disziplinen ist das Prinzip der angewandten Gerontologie. Hierbei kommt den psychosozialen Interventionen besondere Bedeutung zu. Im folgenden Abschnitt wird versucht, psychosoziale Interventionen definitorisch systematischer zu fassen und gerontologisch zu reflektieren. Dem Leser wird es sicher gelingen, Überlegungen, die für die verschiedenen Interventionen der Fallgeschichten beim Team angenommen werden können, in einigen der Schritte der strukturierten Handlungsreflexionen wieder zu entdekken. Abschließend werden in der „Vertiefung" Kommunikationsprobleme angesprochen, die bei körperlichen Erkrankungen für alte Patienten – besonders aber für Demenzkranke – in der Begegnung mit dem Arzt entstehen können. Auch solche Probleme wollen bei der Reflexion unterschiedlicher Interventionsstrategien bedacht sein. Sie nicht in den Blick zu nehmen hieße, mögliche Erklärungen für Verhaltensauffälligkeiten außer Acht zu lassen und so dem Patienten Hilfe vorzuenthalten.

1.1 Definitionen psychosozialer Interventionen

Eine Intervention bedeutet einen geplanten Versuch, etwas oder jemanden zu verändern. Interventionen können auf verschiedenen Ebenen ansetzen, bei einem Individuum oder bei einer Gruppe von Menschen, bei spezifischen Umweltbereichen oder einem System.

Medizinische, psychologische und psychosoziale Interventionen dienen der Erhöhung des menschlichen Wohlbefindens. Sie unterscheiden sich hinsichtlich der Mittel zur Erreichung dieses Ziels. Die Medizin verwendet beispielsweise medikamentöse, chirurgische, physikalische oder ernährungszentrierte Maßnahmen, während innerhalb der Psychologie zwischen pädagogisch-psychologischen, arbeits- und organisationspsychologischen sowie klinisch-psychologischen

Interventionsmethoden unterschieden wird, die sich wiederum überschneiden können (Perrez & Baumann, 1993). Klassische psychologische Maßnahmen sind z. B. Gespräche, Trainings- und Verhaltensaufbauprogramme, Videofeedback.

In der Gerontologie werden als Ziele von Interventionen Optimierung, Prävention, Rehabilitation/Therapie und Management des Status quo unterschieden (Wahl & Tesch-Römer, 2000). Intervention als Optimierung bezieht sich auf die Herstellung allgemein günstiger Entwicklungsbedingungen, die Schwächen ausgleichen und Stärken fördern sollen. Unter Prävention als Interventionsstrategie werden gesundheitliche, körperliche, geistige und psychosoziale Vorbeugemaßnahmen verstanden, die den altersbedingten Abbau verzögern, mildern oder verhindern sollen. Intervention als Rehabilitation und Therapie bezieht sich auf die Behandlung von Krankheiten bzw. deren Auswirkungen und auf das gezielte Training verlorener Fähigkeiten. Interventionen zum Management des Status quo bedeuten Akzeptanz irreversibler Verluste und den Versuch, mit den vorhandenen Einschränkungen so gut wie möglich zurechtzukommen. Erfolgreiche Interventionsmaßnahmen müssen also nicht zwangsläufig eine Verbesserung zur Folge haben, sondern können insbesondere in der Gerontologie beinhalten, dass keine Verschlechterung des Zustandes eintritt oder eine Verlangsamung des Abbaus erreicht wird.

Interventionen bedeuten immer auch einen Eingriff in das Leben eines Menschen, deshalb müssen beabsichtigte Interventionen gut begründet sein. Im Folgenden wird ein idealtypisches Schema erläutert, das die Reflexion von Interventionen erleichtert. Das Schema basiert auf Überlegungen von Montada (1995), die von Wahl & Tesch-Römer (2000) aufgegriffen und auf gerontologische Fragestellungen übertragen wurden (vgl. Abbildung 1).

Abbildung 1: Ein Schema zur Handlungsreflexion in der Interventionsgerontologie

Schritt 1: Fokussierung einer praktischen Aufgabe
Schritt 2: Problem- und Bedingungsanalyse
Schritt 3: Entwicklungs- und Störungsprognose
Schritt 4: Begründung von Entwicklungs- und Interventionszielen
Schritt 5: Begründung von Maßnahmen und Entscheidungen
Schritt 6: Evaluation von Maßnahmen und Entscheidungen

(nach Montada, 1995 bzw. Wahl & Tesch-Römer, 2000)

Eine Intervention beginnt mit der Wahrnehmung einer Aufgabe oder eines Problems. Beispielsweise klagt ein Besucher einer Freizeitstätte über Gedächtnisprobleme, eine Patientin in einer Hausarztpraxis über depressive Symptome, ein Patient hat Probleme, sich nach einem Schlaganfall selbständig zu waschen oder in einem Heim haben die demenziell Erkrankten Schwierigkeiten mit der Orientierung. Die Adressaten dieser Probleme (in den genannten Beispielen Freizeitstättenmitarbeiterin, Hausarzt, Klinikpersonal, Heimmitarbeiter) müssen anhand ihres gerontologischen Wissens oder ihrer Erfahrung prüfen, ob es sich um lösbare, d. h. veränderbare Aufgaben handelt. So ist aus der gerontologischen Grundlagenforschung bekannt, dass Gedächtnistrainings bei gesunden Personen hilfreich sind, Depressionen alter Patienten erfolgreich psychotherapeutisch und/oder medikamentös behandelt werden können, Rehabilitationsmaßnahmen bei Schlaganfällen erfolgreich sind und die Orientierung Demenzkranker durch milieutherapeutische Maßnahmen (Hinweisreize, unterschiedliche Farbgebung verschiedener Heimbereiche) verbesserbar ist.

Im zweiten Schritt ist eine differenzierte Problem- und Bedingungsanalyse vorzunehmen. Hier stellt sich die Frage nach den Ursachen der genannten Probleme. Handelt es sich um einfache Gedächtnisprobleme oder den Beginn einer demenziellen Erkrankung? Traten die depressiven Symptome akut nach kritischen Lebensereignissen auf oder handelt es sich um eine lebenslange Problematik? Kann der Schlaganfallpatient seinen Arm nicht mehr bewegen oder handelt es sich um räumliche Hindernisse in einem nicht behindertengerechten Bad, die die Eigenpflege behindern?

Im dritten Schritt sollten Prognosen gewagt werden. Leitgedanke hierbei ist die Frage, was passieren würde, wenn nicht interveniert würde. Damit soll verhindert werden, dass unnötige Interventionen unternommen werden. Hier muss die Perspektive der differentiellen Gerontologie berücksichtigt werden, d. h. es gilt zu fragen, welche Menschen mit unterschiedlichen Biographien, Ressourcen und aktuellen Kontexten von einer Intervention profitieren können. Bestehen beispielsweise bei der depressiven Patientin lebenslange Vorbehalte gegen die Anerkennung psychologischer Faktoren bei der Entstehung gesundheitlicher Probleme, so ist eine Psychotherapie nicht indiziert. Gibt es Hinweise darauf, dass die Besucherin ernsthaftere Gedächtnisprobleme hat? Dann wäre eine vernünftige Diagnostik z. B. in einer Gedächtnissprechstunde unbedingt wünschenswert.

Im vierten Schritt werden die Entwicklungs- und Interventionsziele begründet. Hierbei spielen unvermeidliche Wertentscheidungen eine Rolle. Interventionen sollten grundsätzlich auch bei gesunden Personen angewendet werden, wenn diese zur Verbesserung ihres Alterns beitragen. Ein Gedächtnistraining kann beispielsweise für gesunde Personen ein nützliches Angebot sein, aber sollte dies von der Krankenkasse oder kommunalen Trägern kostenlos angeboten werden? Interventionsziele sollten möglichst genau definiert und partnerschaftlich mit den Betroffenen festgelegt werden. Die Förderung von selbständiger Eigenpflege bei Schlaganfallpatienten ist ein gut begründetes Ziel für alle professionellen Helfer, aber der Patient erlebt möglicherweise die pflegerische Unterstützung als angenehm und möchte nicht selbständig werden. Dann muss ein gemeinsamer Klärungsprozess über wünschenswerte Ziele erfolgen. Im Falle der depressiven Patientin muss sorgfältig abgeklärt werden, ob eine medikamentöse und/oder psychotherapeutische Behandlung begonnen werden soll. In dem genannten Beispiel des Heimes wäre in einem Teamgespräch sicher schnell Einigkeit zu erreichen, dass eine verbesserte Orientierung der Bewohner für die demenziell Erkrankten und auch für die Pflegekräfte ein wünschenswertes Ziel darstellt. Schwieriger würde es, wenn zur Umgestaltung des Heimes teure Umbaumaßnahmen notwendig und dadurch andere Investitionen z. B. zur Verbesserung der Arbeitsbedingungen verhindert würden. Bei anderen Interventionszielen z. B. zum Abbau störender Verhaltensweisen von demenziell Erkrankten wie lautes, andauerndes Schreien können die Begründungen ethische Dilemmata sichtbar machen. Selbstverständlich ist es ein berechtigtes Anliegen von Heimbewohnern und Pflegenden, wenn sie sich durch lautes Schreien erheblich beeinträchtigt fühlen und eine Änderung wünschen. Mitunter ist es jedoch sehr schwierig zu ergründen, weshalb die Patientin schreit. Handelt es sich um ein Verhalten, mit dem erfolgreich Aufmerksamkeit und Zuwendung bewirkt werden soll? Ist es Ausdruck von Verzweiflung? Hat die Patientin Schmerzen? Ein einfaches Ruhigstellen z. B. durch Medikamente bedeutet einen erheblichen Eingriff in die Autonomie der Patientin und kann schwerwiegende Konsequenzen haben.

Im fünften Schritt werden konkrete Interventionsstrategien begründet, deren Ziel-Mittel-Relationen geprüft werden müssen. So stellt sich die Frage, ob es solide Forschungsbefunde zu dieser konkret ausgewählten Interventionsstrategie gibt. Selbstverständlich sind praktisch arbeitende Gerontologen keine Wissenschaftler, d. h. es ist nicht erwartbar, dass sie lebenslang die aktuelle Befundlage kennen. Eine gute Ausbildung, regelmäßige Fortbildungen, Lesen einer Fachzeitschrift und kollegialer Austausch – auch interdisziplinär – können jedoch dazu beitragen, aktuelle Forschungsergebnisse der Interventionsgerontologie zu erfahren.

Im sechsten Schritt der Evaluation von Maßnahmen und Entscheidungen geht es um die Frage, ob die Ergebnisse der Intervention einer kritischen Prüfung standhalten. Dies ist immer dann möglich, wenn im vierten Schritt die Entwicklungs- und Interventionsziele präzise formuliert wurden. Diese Überprüfung ist nicht immer einfach, wenn z. B. das Ziel in der Erhöhung des subjektiven Wohlbefindens demenziell Erkrankter liegt. Die Kranken können ihr Befinden mitunter nicht mehr artikulieren, so dass nur eine sorgfältige Beobachtung Aufschlüsse erlaubt. Eine wissenschaftliche Evaluation von Interventionsmaßnahmen erfordert den Vergleich einer Interventionsgruppe mit einer nicht behandelten Vergleichsgruppe. Dieses aufwändige Verfahren ist in der Praxis in der Regel nicht durchführbar. Eine sorgfältige Dokumentation der Intervention und ihrer Ergebnisse sind jedoch unbedingt erforderlich.

In diesem Buch versuchen ein Gerontopsychiater und eine Psychologin die unterschiedlichen Perspektiven ihrer Disziplinen darzustellen und die Gemeinsamkeiten herauszuarbeiten. Soweit es uns möglich ist, bemühen wir uns um eine integrative Würdigung aller in der Versorgung tätigen Berufsgruppen und pflegenden Angehörigen. In den beiden Kasuistiken haben wir Beispiele von Patienten gewählt, die auf verschiedenen Wegen in Einrichtungen der stationären bzw. teilstationären Gerontopsychiatrie aufgenommen wurden. Der größte Teil der Demenzpatienten wird jedoch in der hausärztlichen Praxis behandelt und durch pflegende Angehörige sowie professionell Pflegende betreut. Wir versuchen dieser Realität in unserer Darstellung gerecht zu werden.

An verschiedenen Stellen wird der Leser mit Fragen zur Evaluation von Interventionen konfrontiert. Untersuchungsdesigns, Forschungsmethodik und statistische Auswertungsprobleme mögen bei erstmaliger Begegnung mit diesen Fragen erschrecken oder Unverständnis ob ihrer Notwendigkeit hervorrufen. Uns ist eine gute, wissenschaftliche Evaluation medizinischer und psychosozialer Interventionen zur Begründung praktischen Handelns außerordentlich wichtig. Es darf nicht sein, dass weitgehend wehrlose Menschen Maßnahmen unterworfen werden, die bestenfalls keine Wirkung haben oder gar schädigen. Reflexion des eigenen Handelns und wissenschaftliche Evaluation von Intervention gehören in der Medizin und den Gesundheitswissenschaften unter dem Stichwort „evidence-based“ (evidenzbasierte) Maßnahmen (die z. B. Akupunktur, chemische und pflanzliche Medikamente, chirurgische Eingriffe oder psychotherapeutische Interventionen einschließt) zur unverzichtbaren Basis therapeutischen Wirkens.

Vertiefung 1: Problemanalyse körperlicher Erkrankungen im Alter und bei Demenz

Im Alter trifft oft das „medizinische Modell" nicht mehr zu, nach dem ein Symptom nur auf eine Krankheit deutet. Viel häufiger ist dagegen die Situation, dass der alte Patient unter einer Vielzahl von Beschwerden leidet, die erst in ihrer Summe zu einem bestimmten Zeitpunkt Beschwerden bewirken, die ihn zum Arzt führen.

- Ein Beispiel hierfür wäre die alte Dame mit jahrelangen Kniegelenksbeschwerden und wiederkehrenden Blasenentzündungen, die wegen eines Bluthochdrucks ein entwässerndes Medikament (Diuretikum) erhält. Die einsetzende vermehrte Urinausscheidung überfordert die gehbehinderte Patientin, sie erreicht die Toilette immer seltener zur rechten Zeit und gilt jetzt als inkontinent. Mehrere Krankheiten und ihre Therapien wirken synergistisch zusammen. Dem Arzt obliegt in diesem Fall, die Einzelerkrankungen zu identifizieren und die Behandlungsbedürftigkeit stets vor dem Hintergrund aller Störungen zu bestimmen.
- Eine andere diagnostische Klippe kann darin bestehen, dass der Patient eine ihm vertraute Krankheit beschuldigt, wobei die aktuellen Beschwerden von einer für ihn völlig neuen Krankheit verursacht werden. Man kann hier vom „Modell der falschen Anschuldigung" sprechen. Ein Beispiel hierfür ist die seit Jahren chronisch obstipierte Patientin, bei der sich in die Schilderung der Beschwerden plötzlich Verdächtigungen gegen die Nachbarn mischen. Das vertraute Symptom erfährt also eine wahnhafte Umdeutung. Eine psychotische Erkrankung ist hinzugekommen und erfordert zusätzlich besondere diagnostische und therapeutische Aufmerksamkeit.

  Eine weitere diagnostische Problemsituation kann auftreten, wenn eine neue Erkrankung sich hinter der Maske einer Fülle anderer durch sie bewirkter Beschwerden verbirgt. Das bekannteste Beispiel hierfür ist die Depression im Alter. Magen-Darm Beschwerden, Appetitlosigkeit mit Gewichtsverlust, Reduktion der Trinkmenge mit drohender Delir-Gefahr, sozialer Rückzug mit bekannten Immobilisierungsfolgen sind hier ins Körperliche weisende Symptome einer psychischen Erkrankung. Der Körper erholt sich erst, wenn die Psyche gesundet; und dies passiert erst, wenn die seelische Grunderkrankung erkannt und erfolgreich behandelt ist.

– Schließlich findet sich bei alten Patienten die Situation, dass ein vielleicht sogar banales Ereignis, eine leichte Erkrankung, ein bisher kompensiertes schweres Leiden offenbar werden lässt. Als Beispiel hierfür kann die leichte fieberhafte Grippe dienen, die die Belastungsreserven des alten Menschen erschöpft und eine bisher kompensierte Herzinsuffizienz zum Ausbruch kommen lässt.

Die hier für den geistig leistungsfähigen alten Menschen angedeuteten Schwierigkeiten erfahren eine Potenzierung, wenn es sich bei dem Patienten um einen Demenzkranken handelt. Unter den Bedingungen der schweren kognitiven Einbuße ist auch der eigene Körper vielleicht nicht mehr der vertraute Hort der Geborgenheit. Die Demenz versperrt durch die Gedächtnisstörung den Zugriff auf Erfahrungswissen und verhindert damit die dem Gesunden mögliche Relativierung der erlebten Missempfindung. Banales Unwohlsein, Bagatellbeschwerden können sich dann zu existentiellen Bedrohungen auswachsen, für die keine erprobten Erklärungen mehr zur Hand sind. In gleicher Weise wie ein Jüngerer sollte auch der demente Patient in der gelegentlich bizarren Schilderung seiner körperlichen Symptome ernst genommen werden. Erst wenn hinsichtlich einer möglichen vitalen Bedrohung Entwarnung gegeben werden kann, wenn eine lebensbedrohliche körperliche Erkrankung trotz der dramatischen Schilderungen nicht vorliegt, rückt die Frage einer anderweitigen – etwa psychosozialen – Entschlüsselung der vorgebrachten Probleme in den Vordergrund.

In einem umfangreichen ersten Kapitel werden die medizinischen Grundlagen der Entstehung, Symptomatik und Behandlungsmöglichkeiten degenerativer und vaskulärer Demenzen erläutert. Im zweiten Kapitel werden unterschiedliche psychosoziale Interventionen zur Erhöhung der Lebensqualität der Patienten dargestellt. Das dritte Kapitel zeigt zunächst die vielfältigen Belastungen pflegender Angehöriger auf, um daran anschließend Entlastungsinterventionen vorzustellen. Im vierten Kapitel wird auf die Situation der professionellen Pfleger und Institutionen eingegangen. Psychosoziale Interventionsmöglichkeiten zur Prävention und Behandlung von Überforderung und „burn-out" der professionellen Helfer werden aufgezeigt. Im Abschlusskapitel werden nochmals die Versorgungsrealität und vor allem Desiderata einer guten Behandlung und Versorgung hervorgehoben.

1.2 Zusammenfassung und Kontrollfragen

In dieser Einführung sollten zunächst praktische Beispiele aus dem Alltag der Gerontopsychiatrie Ihnen eine Vorstellung von den vielfältigen Problemen Demenzkranker und ihrer Helfer geben. Wir haben zu zeigen versucht, dass eine Vielzahl unterschiedlicher Professionen und Kompetenzen zusammengeführt werden müssen, um den Erkrankten adäquat zu behandeln und zu versorgen. Wir haben dann den Begriff Intervention genauer betrachtet und ein Schema zur Handlungsreflexion in der Interventionsgerontologie vorgestellt. In der Praxis finden häufig viele Interventionen gleichzeitig statt (medizinische, sozialtherapeutische, pflegerische usw.), die miteinander interagieren. Dies bedeutet, dass das komplexe System der Interventionen bedacht werden muss und dieses Schema nur einen Beitrag zur Systematisierung der Gedanken leisten kann. Schließlich haben wir die Bedeutsamkeit der wissenschaftlichen Begleitung von Interventionen herausgestellt. Interventionen in der Praxis sollten sich aus dem Fundus gesicherter Forschungserkenntnisse bedienen, die unter dem Stichwort der Evaluation von Interventionen oder „evidence-based medicine“ in der Fachliteratur zur finden sind und auch Gegenstand von Lehrinhalten der Ausbildungs- und Studiengänge der beteiligten Professionen sein sollten.

Kontrollfragen zu Kapitel 1

1. Woher kommt der Begriff „Alzheimer Erkrankung“?
2. Was wird unter einer psychosozialen Intervention verstanden?
3. Welche Ziele werden in der Gerontologie unterschieden?
4. Welche Handlungsschritte sind bei der Planung und Durchführung einer Intervention zu berücksichtigen?
5. Weshalb ist eine Evaluation von Intervention (oder evidenzbasierte Medizin) notwenig?

Als weiterführende Literatur empfohlen:

Förstl, H. (Hrsg.) (2002). *Lehrbuch der Gerontopsychiatrie und -psychotherapie*. Thieme: Stuttgart.

Wahl, H.-W. & Heyl, V. (2004). *Gerontologie – Einführung und Geschichte. Grundriss der Gerontologie, Band 1*. Stuttgart: Kohlhammer.

Wahl, H.-W. & Tesch-Römer, C. (Hrsg.) (2000). *Angewandte Gerontologie in Schlüsselbegriffen*. Stuttgart: Kohlhammer.

Teil I: Medizinische Grundlagen und Interventionsmöglichkeiten

2 Diagnostik und Klinik der Demenzen

2.1 Einleitung

Ein demenzieller Prozess ist eine Erkrankung des Gehirns und stellt sich klinisch als ein breites Spektrum von Beeinträchtigungen verschiedener Funktionen dar. Eine Demenz beeinträchtigt neben Funktionen, die die geistigen Fähigkeiten betreffen („kognitiv"), auch solche Systeme wie Wahrnehmung, Affektivität, Willen und Persönlichkeitsmerkmale („nichtkognitiv"). Für die Diagnose einer Demenz muss eine Reihe von diagnostischen Kriterien erfüllt sein (Abb. 2), unter denen eine durch die Krankheit bedingte substantielle Einschränkung der Alltagskompetenz eine besondere Bedeutung hat. Bei der Beurteilung ist besonders der Prozesscharakter einer Demenz von Bedeutung, der sich durch den Beginn (abrupt gegenüber schleichend), die Geschwindigkeit und die Form des Voranschreitens des Verlusts kognitiver und nichtkogniver Funktionen charakterisieren lässt.

Abbildung 2: Diagnostische Kriterien für eine Demenz

1. Störung des Gedächtnisses
2. Störung des Denkvermögens
   Störung des Ideenflusses
   Störung des Urteilsvermögens
3. Störung der Alltagskompetenz
4. Störung der Informationsverarbeitung
5. Störung der Aufmerksamkeit
6. <u>Keine</u> Störung des Bewusstseins
7. Dauer mindestens sechs Monate

(nach der International Classification of Diseases ICD-10)

Einer Demenzerkrankung kann eine große Anzahl möglicher Ursachen zugrunde liegen, wobei dementsprechend das klinische Bild und die technischen Untersuchungsbefunde (z. B. Computertomographie des Gehirns) erheblich variieren können. Das Bemühen um eine Bestimmung der Krankheitsursache wirft die Frage nach einer differentiellen Therapie auf. Schon eine Klassifizierung, wie sie im diagnostischen Instrument der Welt-Gesundheits-Organisation (WHO), der International Classification of Diseases (ICD-10; WHO 1992), verfolgt wird, erfordert die Einteilung in primär degenerative, vaskuläre sowie sekundäre Demenzen. Dies erscheint insofern sinnvoll, als sich für diese drei Gruppen abgrenzbare Prozesscharakteristika und schon heute auch unterschiedliche therapeutische Strategien darstellen lassen. Grundsätzlich gilt, dass jenseits der Identifizierung der klinischen Symptomatik einer Demenz auch eine diagnostische Zuordnung auf Ebene der krankheitsverursachenden Prozesse erforderlich ist, um sinnvolle therapeutische Strategien formulieren und prognostische Aussagen ableiten zu können.

2.2 Rahmenbedingungen und Grundlagen

2.2.1 Epidemiologische Fragen

Organische psychische Störungen sind schon heute sehr häufig. Ihre Bedeutung dürfte jedoch in der Zukunft noch deutlich zunehmen. Zwischen 17 und 40 % aller Patienten in einem Allgemeinkrankenhaus weisen eine organische psychische Störung auf, die mittelbar oder unmittelbar auf die Einweisungsdiagnose zu beziehen ist. Dabei sind Verwirrtheitszustände (Delire) doppelt so häufig wie Demenzen (Perry & Markowitz, 1988). Allerdings weisen Demenzkranke gegenüber kognitiv Gesunden eine erheblich erhöhte Deliranfälligkeit auf, so dass sich nicht selten bei einem Demenzkranken auf die bestehende Einschränkung noch eine delirbedingte Einbuße aufpfropft. Generell nimmt im Alter das Risiko, Verwirrtheitszustände zu entwickeln, deutlich zu. Gleichzeitig wird das Spektrum der auslösenden Erkrankungen und Faktoren breiter. Am häufigsten werden sie durch körperliche Erkrankungen und durch Medikamente ausgelöst. Auch stellt jede körperliche oder psychische Ausnahmebelastung (Unfälle ebenso wie Operationen oder diagnostische Eingriffe) ein spezifisches Risiko dar. Man muss in diesem Zusammenhang konstatieren, dass die modernen Möglichkeiten intensivmedizinischer Betreuung wohl mit einer zunehmenden Rate psychoorganischer Störungen erkauft werden. Dennoch gilt es festzuhalten, dass eine hirnorganische Symptomatik in keinem Lebensalter als „normal“ gelten darf. Während andere Krankheiten dank der Verbesserung auf den Gebieten der Hygiene, der Vorsorge und der Behandlung seltener werden, steigt die Häufigkeit organisch bedingter psychischer Störungen in der Gesamtbevölkerung deutlich an. Da die meisten Demenzen Erkrankungen des höheren Lebensalters sind, steigt deren Häufigkeit proportional zur Lebenserwartung.

Zwei Tatsachen machen Demenzerkrankungen zu einem ständig wachsenden Problem moderner Gesellschaften. Die erste ist die zunehmende Alterung der Bevölkerung. Sie resultiert im Wesentlichen aus einem Anstieg der mittleren Lebenserwartung bei gleichzeitigem Rückgang der Fertilitätsrate. Die zweite ist das gesicherte epidemiologische Faktum, dass der primäre Risikofaktor für Demenzerkrankungen das Alter selbst ist. Angesichts des Umstandes, dass die Lebenserwartung für alle Altersgruppen steigt – besonders ausgeprägt ist diese Entwicklung in der Dritten Welt – ist von einer steilen Zunahme von Demenzerkrankungen auszugehen.

2.2.2 Prävalenz und Inzidenz demenzieller Erkrankungen

Die Prävalenz ist ein statistischer Kennwert, der darüber informiert, wie viele Personen in einer definierten Gruppe eine bestimmte Krankheit aufweisen. Die Inzidenz dagegen gibt an, wie viele Menschen in einem bestimmten Zeitraum diese Krankheit neu erwerben. Prävalenzraten sind erheblich leichter zu ermitteln als Inzidenzraten.

Weltweit gibt es weit über einhundert Studien, in denen die Prävalenzraten von Demenzerkrankungen in der Allgemeinbevölkerung ermittelt worden sind. Diese große Zahl von Studien erlaubt es inzwischen auch, Metaanalysen zu erstellen. Dies sind Analysen, in denen mehrere solcher Primärstudien zusammengefasst werden, um ein verlässlicheres Resultat zu erhalten. In der Regel werden dabei nur Studien berücksichtigt, die die Prävalenz für spezifische Altersgruppen angeben und damit der Gefahr entgehen, bei pauschaler Berücksichtigung nur einer Sammelkategorie so genannter „Älterer", die Auftretenshäufigkeit von Demenzen in höheren Altersgruppen zu unterschätzen. Die erste größere derartige Metaanalyse stammt von Jorm und Mitarbeitern (1987) und fasst 22 Studien zusammen. Ein zentrales Ergebnis war, dass sich die Prävalenzrate für Demenzen etwa alle 5,1 Jahre verdoppelte. Der Anstieg war etwas steiler für die Alzheimerdemenz (Verdopplung etwa alle 4,5 Jahre) als für die vaskulären Demenzen (Verdopplung etwa alle 5,3 Jahre). Hofman und Mitarbeiter (1991) legten ihrer Metaanalyse zwölf europäische Studien zugrunde. Es ergaben sich ausgeprägte Übereinstimmungen mit der Studie von Jorm. Eine dritte Metaanalyse

(Ritchie, Kildea & Robine, 1992) fasste die Daten von dreizehn Studien zusammen, wobei sie ausschließlich auf Studien Bezug nahm, die sich des Diagnosesystems der Amerikanischen Psychiatrischen Gesellschaft (Diagnostic and Statistical Manual, 3. Revison = DSM-III) bedient hatten. Der überraschendste Befund dieser Studie war die deutlich niedrigere Prävalenzrate in höheren Altersgruppen. Während Jorm und Hofman eine Demenzprävalenz bei über 85-jährigen von 23,6 bzw. 24,5 Prozent ermittelt hatten, fanden Ritchie und Mitarbeiter bei der gleichen Altersgruppe nur eine Prävalenz von 16,4 Prozent. Dieser Befund mag zum Teil der strikteren diagnostischen Zuordnung zu schulden sein. Andererseits konnten Ritchie und Kildea (1995), ebenfalls mittels des DSM-III, bei deutlich höheren Altersgruppen (bis 95 Jahre und älter) Prävalenzraten ermitteln, die denen von Jorm und Hofman wesentlich ähnlicher waren.

Aktuell ist davon auszugehen, dass der Anteil von Patienten mit ausgeprägteren Demenzen an der Bevölkerung in Deutschland bei den 60–64-Jährigen knapp unter 1% liegt und sich nach jeweils etwa 5 Altersjahren verdoppelt. Bei fast einem Viertel der 85–89-Jährigen liegt eine Demenz vor, bei den über 90-Jährigen beträgt der Anteil schon ein Drittel. Gerade die Höchstaltrigen verzeichnen von allen Altersgruppen die höchsten Zuwachsraten. Insgesamt beträgt die mittlere Prävalenzrate für demenzielle Erkrankungen in der über 65-jährigen Bevölkerung 7,2 % (Bickel, 1999). In Deutschland dürfte es sich also im Jahr 2000 um etwa eine Million Kranke handeln. Die jährliche Neuerkrankungsrate liegt zwischen 1,5 und 2 Prozent. Jährlich erkranken etwa 200.000 Menschen neu an diesem Leiden. Das Risiko, in den verbleibenden Lebensjahren an einer Demenz zu erkranken, liegt für heute 65-jährige Männer bei 16 % und für Frauen dieser Altersgruppe, allein aufgrund ihrer höheren Lebenserwartung, bei 34,5 % (Ott, Breteler, Van Harskamp, Stijnen & Hofman, 1998).

Ein anderes und in mancher Hinsicht noch bedrohlicheres Bild ergibt sich beim Blick über den Tellerrand der Industriestaaten. Henderson und Jorm (2002) ermittelten unter Zugrundelegung der in den Metaanalysen für die Prävalenz ermittelten Steigerungsraten und der von den Vereinten Nationen für einzelne Länder geschätzten Zuwachsraten der Gesamtpopulation für die nächsten 30 Jahre ein Szenario, das nur als dramatisch bezeichnet werden kann. Während für die Industriestaaten bezüglich der Gesamtbevölkerung nur eine niedrige Zuwachsrate (unter 10 %) prognostiziert wird, soll die Gruppe der Hoch- und Höchstaltrigen drastisch zunehmen (um weit über 70 %) und mit ihnen die Zahl der Demenzerkrankungen. In den weniger entwickelten Ländern wird die Gesamtbevölkerung deutlicher zunehmen (um mehr als 50 %), der Zuwachs an Hochaltrigen und Demenzpatienten wird gleichzeitig noch viel drastischer als in den Industriestaaten ausfallen, so dass man davon ausgehen kann, dass im 21. Jahrhundert die weniger entwickelten Länder den größten Zuwachs an Demenzpatienten zu verzeichnen haben werden (um über 250 %). Zurzeit sind noch knapp über 50 % aller Demenzkranken Einwohner von Industriestaaten. Im Jahr 2020 wird dieser Anteil auf 30 % gesunken sein, so dass Demenzen dann zu einem Problem der Entwicklungsländer geworden sein werden (Prince, 1997).

2.2.3 Definition und klinisches Bild der Demenzen

Die Definition einer Demenz als diagnostische Kategorie ist zunächst unspezifisch. Das Erscheinungsbild einer ganzen Reihe demenzieller Erkrankungen ist recht ähnlich und kann deshalb unter dem Begriff des demenziellen Syndroms gemeinsam abgehandelt werden. Erst in Details der Symptomatik oder der Verlaufsgestaltung ergeben sich zwischen den verschiedenen Demenzerkrankungen Unterschiede. Im Folgenden sollen zunächst die charakteristischen Elemente des demenziellen Syndroms dargestellt werden. Bei der nachfolgenden Besprechung der einzelnen Erkrankungen werden diese zugrunde gelegt und nur diejenigen Teilaspekte vertieft, die die einzelnen Demenzerkrankungen auf charakteristische Weise differenzieren.

Bei dem Syndrom, das den unterschiedlichen Demenzerkrankungen gemeinsam ist, handelt es sich um eine Desintegration psychologischer Mechanismen, die neben primär kognitiven Mechanismen wie dem Gedächtnis auch solche Bereiche wie Wahrnehmung, Affektivität, Willen und Persönlichkeit berührt. Im operationalisierten diagnostischen System der ICD-10 (vgl. Abb. 2) wird unter dem klinischen Begriff einer Demenz eine mindestens sechs Monate anhaltende Gedächtnisstörung verstanden, die zusätzlich durch Defizite im Urteils- und Denkvermögen gekennzeichnet ist. Bewusstseinsstörungen (z. B. Bewusstseinstrübungen oder so genannte Verwirrtheitszustände) dürfen zum Diagnosezeitpunkt nicht vorliegen, da sie die diagnostische Sicherheit beeinträchtigen würden. Sie werden aber sehr wohl im Krankheitsverlauf im Rahmen deliranter Episoden, für deren Auftreten eine Demenzerkrankung einen der Hauptrisikofaktoren darstellt, immer wieder beobachtet und stellen typische Komplikationen dar, die häufig zu stationären Einweisungen führen.

Die wesentliche Voraussetzung für eine Diagnosestellung ist das Nachlassen des Gedächtnisses und des Denkvermögens, die zu einer einschneidenden Beeinträchtigung der Aktivitäten des täglichen Lebens (ATL) führen. Häufig wird dem Patienten, oft auch den Angehörigen, im Alltag zuerst die Beeinträchtigung der Merkfähigkeit deutlich. Es sind also zunächst Gedächtnisinhalte betroffen, die nach Krankheitsbeginn erworben wurden. Im Fortschreiten der Erkrankung werden zuerst das Neu- und erst später das Altgedächtnis sowie die Ordnung des Zeitgitters betroffen. Hierunter wird das Zeiterleben verstanden und die zeitliche Einordnung von Ereignissen, die an sich präsent sind, die aber nicht mehr in die korrekte Reihenfolge gebracht werden können.

Neben den Gedächtnisstörungen besteht eine Beeinträchtigung des Denkvermögens. Dazu zählen neben Verlangsamung, Umständlichkeit und Zähflüssigkeit des Gedankenablaufs auch eine zunehmende inhaltliche Einengung, ein Verlust der Abstraktionsfähigkeit und eine Beeinträchtigung des Urteilsvermögens. Die Orientierung kann in vielfältiger Weise gestört sein, wobei in aller Regel zuerst Probleme mit der kalendarischen Ordnung auftreten. Orientierungsstörungen hinsichtlich des Ortes, der eigenen Person oder der Untersuchungssituation zeigen das Fortschreiten der Erkrankung an. In manchen Fällen sind auch andere höhere geistige Leistungen des Wahrnehmens und Wissens auf den Gebieten der Sprache (Aphasien), der motorischen Handlungsentwürfe oder -umsetzungen (Apraxien) und der gezielten Wahrnehmung (Agnosien) in Mitleidenschaft gezogen. Schon früh beklagt der Patient Konzentrationsstörungen und eine verminderte Ausdauer. Den Angehörigen werden neben den oben angesprochenen Gedächtnisstörungen besonders Auffassungsstörungen deutlich, die zum einen als Wahrnehmungsstörungen, zum anderen aber nicht zum geringen Teil auch als Folge der Denkstörungen und einer geminderten Konzentrationsfähigkeit angesehen werden müssen.

Der Bereich der kognitiven Kernsymptomatik einer demenziellen Erkrankung erschließt sich im Untersuchungsgespräch nur unvollständig und sollte durch testpsychologische Untersuchungen differenziert und quantifiziert werden. Für eine solche Testung, die die klinischen Beobachtungen ergänzt, im Einzelfall auch um völlig neue Aspekte bereichert, spricht zunächst die Möglichkeit der Objektivierung erhobener klinischer Befunde. Aber auch die präzisere Schweregradbestimmung und eine erleichterte Verlaufsbeurteilung lassen eine gründlichere testpsychologische Untersuchung geraten erscheinen. Das bekannteste und erprobteste Instrument im Feld der

Demenztestungen ist die Mini-Mental-Status-Examination (MMSE; Folstein, Folstein & McHugh, 1975, vgl. Abb. 9). Allerdings hat die MMSE sich gerade für die Untersuchung leichter Demenzsyndrome als nicht genügend empfindlich erwiesen. Deshalb existieren mittlerweile auch im deutschsprachigen Raum eine Fülle von standardisierten Screening- und Untersuchungsverfahren zur Sicherung einer Demenzdiagnose, die auch moderneren methodischen Anforderungen genügen. Modernere Verfahren wie der Syndrom-Kurz-Test (SKT; Erzigkeit, 1992) oder der Test zur Früherkennung der Demenz mit Depressionsabgrenzung (TFDD; Ihl, et al., 2000) sind als testtheoretisch und konzeptionell valider anzusehen und oft in der Durchführung deutlich kürzer (Übersicht bei Gutzmann und Frölich, 2002). Generell ist darauf hinzuweisen, dass psychodiagnostische Verfahren nur bis zu einem bestimmten Schweregrad der Störung sinnvoll Anwendung finden können. Für die Beurteilung von Leistungsdefiziten bei höheren Schweregraden ist eine zuverlässige Untersuchbarkeit der Patienten oft nicht mehr gegeben. Zur Beurteilung des Leistungsvermögens können, wenn der Patient gravierende Schwierigkeiten im Instruktionsverständnis hat, Schätzskalen eingesetzt werden (z. B. die Reisberg-Skalen; Ihl & Frölich, 1991), die auf dem Weg der Fremdbeurteilung eine Quantifizierung der kognitiven Einbußen ermöglichen sollen.

In der Mehrzahl der Fälle erfährt die ursprüngliche Persönlichkeit des Patienten eine Vergröberung. Gelegentlich kann auch eine Überzeichnung, ja sogar Karikierung der Grundpersönlichkeit beobachtet werden. Dem Patienten fällt die Umstellung auf neue Denkinhalte ebenso schwer wie die auf neue Situationen. Oft ist auch ein misstrauisch-abweisendes Verhalten zu beobachten, das sich bis hin zu einer Wahnsymptomatik steigern kann. Die meisten Wahnstörungen bei dementen Patienten sind relativ einfach strukturiert. So helfen sie im Einzelfall, das schmerzliche Erleben eigener Gedächtnislücken abzuwehren: wenn z. B. verlegte Gegenstände als gestohlen angesehen werden und so die Verantwortung für ihr unerklärliches Verschwinden abgegeben werden kann. Mit einer Wahnsymptomatik verknüpft, aber auch isoliert, können Halluzinationen auftreten, die allerdings seltener zu beobachten sind als Wahnphänomene. Wahnstörungen und Halluzinationen können den Bezug von Demenzpatienten zu ihrer Umwelt erheblich erschweren. Sie belasten die täglichen Aktivitäten ebenso wie den Umgang mit Familienangehörigen oder Betreuern.

Unruhezustände treten bei praktisch jedem Demenzpatienten auf und sind das zeitlich stabilste nichtkognitive Symptom. Neben einer

Veränderung der Grundstimmung im Sinne eines depressiven Syndroms fällt besonders die zunehmende Unfähigkeit des Patienten ins Auge, seine affektiven Reaktionen zu kontrollieren. Geringfügige Reize lassen die Affekte inadäquat anspringen (Affektlabilität), der Patient ist nicht mehr in der Lage, Affektäußerungen zu begrenzen. Er fühlt sich ihnen ausgeliefert (Affektinkontinenz). In späteren Phasen sind als auffällige und problematische Verhaltensweisen nicht selten verbale oder handgreifliche Aggressionen zu beobachten, häufiger noch das charakteristische ziellose Umherwandern, und ein scheinbar unermüdliches Wiederholen von längst keine Bedeutung mehr tragenden Worten oder Handlungen wie Klatschen oder Klopfen. Die damit verbundene Lärmbelästigung wird von Angehörigen oder vom Pflegepersonal als besonders belastend empfunden und führt oft zu einem Arztkontakt.

Abbildung 3: Häufigkeit nichtkognitiver Störungen

Störungen der Wahrnehmung:		
	Wahnvorstellungen	20–73 %
	Verkennungen	23–50 %
	Halluzinationen	15–49 %
Affektive Störungen:		
	Depressionen	bis zu 80 %
	Manien	3–15 %
Persönlichkeitsstörungen:		
	Wesensveränderung	bis zu 90 %
	Verhaltensprobleme	bis zu 50 %
	Aggression/feindseliges Verhalten	bis zu 20 %

(nach Finkel & Woodson, 1997)

Nichtkognitive Störungen bei Dementen sind außerordentlich häufig. Bei Querschnittsuntersuchungen zeigten sich bei bis zu 90 % der Untersuchten Störungen in diesen Bereichen, im Längsschnitt ist praktisch bei jedem Patienten mit fortschreitender Erkrankung mit solchen Störungen zu rechnen. In Abbildung 3 sind die Häufigkeiten von nichtkognitiven Störungen bei einer repräsentativen Gruppe von Alzheimer-Patienten aufgeführt (Finkel & Woodson, 1997). Verhaltensauffälligkeiten demenzieller Patienten stellen eine beträchtliche Belastung für sie selbst und ihre Familien dar und bedrohen weit häufiger ihr Verbleiben in der häuslichen Umgebung als die kognitiven Störungen selbst. Sie gelten als die Hauptursache für eine frühzeitige Heimaufnahme der Patienten.

Alle genannten Symptome beeinflussen zusätzlich zur demenziellen Kernsymptomatik das Sozialverhalten des Patienten und stellen seine Selbständigkeit in Frage. Die geminderte Alltagskompetenz ist aber nicht allein eine Folge der Hirnschädigung bzw. der aus ihr resultierenden oder mit ihr assoziierten Funktionseinbußen, sondern wird mindestens im gleichen Umfang determiniert durch die Reaktion der Umwelt auf Hirnleistungsschwäche und Persönlichkeitsveränderung. Bis in späte Krankheitsphasen hinein bleibt die individuelle Prägung der Symptomatik erhalten. Ein einförmiges Demenzsyndrom findet sich, wenn überhaupt, erst in den Endstadien. Bis dahin bleibt der einzelne Betroffene, bleiben seine Eigenschaften für das Erscheinungsbild der Krankheit prägend. Die demenzielle Erkrankung hat also bis zum Schluss in jedem Einzelfall eine sehr persönliche und unverwechselbare Gestalt.

2.2.4 Exkurs: Die Pflegediagnose „Chronische Verwirrtheit" und die Schwierigkeit des Diskurses zwischen Medizin und Pflege

Wenn in deutschen medizinischen Veröffentlichungen der Begriff „Verwirrtheitszustand" benutzt wird, dann allein zur Beschreibung eines zeitbegrenzten bzw. akuten Krankheitsbildes, das gekennzeichnet ist durch Störungen der Aufmerksamkeit und der Kognition. Auch in der Beschreibung deliranter Zustandsbilder bei alten Patienten durch Nichtpsychiater, etwa bei Krankenhauseinweisungen, ist der „Verwirrtheitszustand" noch der bevorzugte Begriff. International beschränkt sich seine Verwendung zumeist auf populärwissenschaftliches Schriftgut. In Fachpublikationen wird dagegen unter Bezug auf ein standardisiertes diagnostisches Instrument wie der ICD-10 auf den medizinisch präziseren Terminus „Delir" zurückgegriffen. Der Begriff „Verwirrtheitszustand" wird im fachlichen Diskurs, synonym zum Delir, als historische Reminiszenz gelegentlich zwar noch benutzt, ist aber in der Form der Attribute „verwirrt" oder gar „altersverwirrt" Element der Umgangssprache und lässt keine Rückschlüsse auf eine spezifische Krankheitsursache zu. Während der in den modernen Diagnosesystemen definierte Begriff des Delirs im ärztlichen Fachgebrauch den des Verwirrtheitszustands bereits weitgehend ersetzt hat, wird „Verwirrtheit" bei akuten und langanhaltenden Verläufen in der Pflegewissenschaft und -praxis nach wie vor häufig benutzt. Die North American Nursing Diagnosis Association (NANDA; vgl. Clark, Craft-Rosenberg & Delaney, 2000) definiert „Chronische Verwirrtheit" als „einen irreversiblen, langanhaltenden und/ oder fortschreitenden Verfall des Intellekts und der Persönlichkeit, charakterisiert durch eine verminderte Fähigkeit, die Umgebung zu interpretieren, sowie ein vermindertes Vermögen, intellektuelle Denkprozesse auszuführen, manifestiert durch Gedächtnis-, Orientierungs- und Verhaltensstörungen". Neben dieser Definition listet die NANDA noch eine Reihe charakteristischer Merkmale der „Chronischen Verwirrtheit" auf: „Veränderte Interpretation von bzw. Antwort auf Umgebungsreize, klinischer Nachweis einer organischen Schädigung, eine fortschreitende/langanhaltende kognitive Beeinträchtigung, Persönlichkeitsveränderung, keine Veränderung des Bewusstseinszustandes, Gedächtnisstörungen (Kurzzeit- und Langzeitgedächtnis), beeinträchtigtes Sozialverhalten." Die Diagnose gründet sich zum Teil auf ausgesprochen unscharfe Konstrukte wie etwa „Verfall des Intellekts und der Persönlichkeit". Kritisch erscheint auch, dass die NANDA mit der Formulierung „klinischer Nachweis einer organischen Schädigung" ein Merkmal einbezieht, das nur durch eine ärztliche Diagnostik zu sichern ist. Die Grenzen zwischen pflegerischer und ärztlicher Diagnostik verschwimmen an dieser Stelle.

In der Pflegefachliteratur findet eine kritische Auseinandersetzung mit der Pflegediagnose „Chronische Verwirrtheit" noch zu selten statt. Für manche Autoren reicht eine kognitive Beeinträchtigung aus, um „Chronische Verwirrtheit" diagnostizieren zu können, während bei anderen emotionale und soziale Veränderungen als zusätzliche Symptome zwingend gefordert werden (vgl. Diskussion bei Ried & Gutzmann, 2003).

Chronische bzw. langanhaltende Verwirrtheit und Demenz werden in der pflegerischen Fachliteratur häufig synonym gebraucht. Demnach scheinen sie sich auf dasselbe Phänomen zu beziehen, das von Medizinern und Pflegenden allerdings unterschiedlich benannt wird. In den gängigen medizinischen Klassifikationssystemen wie der ICD-10 wird, wie oben dargestellt, die Demenz als ein Syndrom bezeichnet, das – bei Bewusstseinsklarheit – durch das Vorhandensein multipler kognitiver Störungen charakterisiert ist, die so ausgeprägt sein müssen, dass sie zu einer substantiellen Beeinträchtigung im täglichen Leben führen. Beide Diagnosen verweisen auf neuropathologische Bedingungsfaktoren, wobei in der Fachliteratur sowohl hinsichtlich der „Demenz" als auch der „Chronischen Verwirrtheit" zusätzlich psychologische, soziologische und ökologische Faktoren diskutiert werden. Allerdings lässt die Definition der ICD-10 reversible Formen der Demenz zu, während die NANDA Irreversibilität fordert und damit einer inzwischen fallen gelassenen ärztlichen Diagnosetradition folgt. Früher mussten Demenzen chronisch progredient sein, heute kann durchaus auch eine reversible Erkrankung als „Demenz" bezeichnet werden, wenn sie nur für die Zeit ihrer Dauer von mindestens sechs Monaten die klinischen Kriterien erfüllt.

Neben einem Kriterienvergleich, der auf die Frage „vorhanden/nicht vorhanden" abstellt, ist festzuhalten, dass in der ICD-10 neben der Spezifizierung der zugrunde liegenden Erkrankung auch das Vorhandensein zusätzlicher Symptome (z. B. Depression, Wahn, Halluzinationen) dokumentiert und schließlich auch eine Stadieneinteilung im Sinne eines leichten, mittelschweren oder schweren demenziellen Syndroms vorgenommen werden kann. In Fachbeiträgen von Pflegewissenschaftlern, die sich auf chronische Verwirrtheit und die damit verbundenen Pflegeinterventionen beziehen, wird die leichte Demenz nicht berücksichtigt. Diese bemerkenswerte Limitierung dürfte dadurch begründet sein, dass in der Regel in diesem Stadium noch keine Symptome auftreten, die professionelle Pflege erforderlich machen würden. Auch die vorgeschlagenen Interventionen bei Vorliegen von „chronischer Verwirrtheit" weisen darauf hin, dass dieser Terminus leichtere Formen des demenziellen Syndroms nicht einschließt.

Angesichts der vielen Unklarheiten beim Begriff „Chronische Verwirrtheit" kann es nicht überraschen, dass in der Pflegepraxis der Einschätzung eines Patienten als „verwirrt" oft eine gewisse Willkürlichkeit anhaftet. Bei der schwierigen konzeptionellen Abgrenzung zur Demenz und dem daraus resultierenden terminologischen Durcheinander ist mühelos nachzuvollziehen, weshalb Pflegende einen Patienten auch ohne ärztliche Diagnose als dement einschätzen, wenn sie bei dem Betroffenen über einen längeren Zeitraum „verwirrtes" Verhalten erleben. Die in diesem Vorgehen vernachlässigte Differenzierung ist für den Patienten von erheblicher Bedeutung. Ein Verwirrtheitszustand, der eine Demenz bezeichnet, ist ein langsam progredientes Geschehen, das für therapeutische Interventionen ein relativ großes Zeitfenster lässt: man kann sich also Zeit lassen. Ein Verwirrtheitszustand im Sinne eines Delirs hingegen ist auch beim alten Patienten ein Notfall. Die oft zugrunde liegende akute körperliche Erkrankung (Fieber, Austrocknung) oder ein unerwünschter Medikationseffekt müssen aber rasch dem Arzt vorgestellt werden.

Hier hätten terminologische Probleme also unmittelbar Konsequenzen für Patienten und gehören deshalb geklärt.

2.3 Zusammenfassung und Kontrollfragen

Zusammenfassung Kapitel 2, erster Teil (Abschnitte bis 2.2.4)

Der demographische Wandel in der Bevölkerung schlägt sich auch in der Häufigkeit dementieller Störungen nieder, die in den kommenden Jahren noch deutlich ansteigen wird. Der Anteil der Demenzkranken an der Bevölkerung liegt bis zum 60. Lebensjahr unter 0,5 % und verdoppelt sich nach jeweils etwa fünf Altersjahren. Bei fast einem Viertel der 85- bis 90-Jährigen liegt eine Demenzerkrankung vor. Jenseits des 90. Lebensjahres muss schon mit einem Anteil von etwa einem Drittel gerechnet werden. Insgesamt stellen Alzheimer-Demenzen mehr als die Hälfte aller Demenzerkrankungen. Aufgrund uneinheitlicher Diagnosekriterien und der hohen Zahl von Mischformen schwanken die Angaben zur Prävalenz der vaskulären Demenz stark. Sie scheint jedoch in Europa und den Vereinigten Staaten die zweithäufigste Form der dementiellen Erkrankungen zu sein. An dritter Stelle finden sich mit einer Prävalenz von 15–20 % Demenzen mit Lewy-Körperchen (DLB). Die übrigen Demenzformen machen deutlich weniger als 10 % aus. Demenzsyndrome können eine Vielzahl von Ursachen haben. Daher bedarf es zur Formulierung einer Verdachtsdiagnose eines erheblichen Aufwands.

Kontrollfragen zu Kapitel 2.2

1. Gibt es einen Zusammenhang zwischen der demographischen Bevölkerungsentwicklung und der Prävalenz dementieller Erkrankungen?
2. Welche Kriterien sind für eine Demenz-Diagnose unverzichtbar?
3. Welche Rolle spielen nichtkognitive Störungen bei Demenzerkrankungen?
4. Welche Schwierigkeiten ergeben sich bei der Ermittelung epidemiologischer Daten?
5. Ist die Pflegediagnose „chronische Verwirrtheit“ mit der ärztlichen Diagnose „Demenz“ identisch?

Weiterführende Literatur:

Bickel, H. & Weyerer, S. (2004). *Epidemiologie psychischer Erkrankungen im höheren Lebensalter*. Stuttgart: Kohlhammer.

Förstl, H. (Hrsg.) (2000). *Demenzen in Theorie und Praxis.* Heidelberg: Springer.

Förstl, H. (Hrsg.) (2002). *Lehrbuch der Gerontopsychiatrie und -psychotherapie.* Stuttgart: Thieme.

Gutzmann, H., Hirsch, R. D., Teising, M. & Kortus, R. (Hrsg.) (2002). *Die Gerontopsychiatrie und ihre Nachbardisziplinen.* Schriftenreihe der Deutschen Gesellschaft für Gerontopsychiatrie und -psychotherapie Band 3. Bonn: Chudeck.

Käppeli, S. (Hrsg.) (2000). *Pflegekonzepte: Phänomene im Erleben von Krankheit und Umfeld.* Bern: Huber.

2.4 Primär degenerative Demenzen

Unter primär degenerativen Demenzen wird eine heterogene Gruppe von demenziellen Erkrankungen verstanden, die hirnstrukturell (neuropathologisch) und funktionell (pathophysiologisch) charakteristische Muster eines Prozesses aufweisen, der durch den Untergang von Nervenzellen charakterisiert ist. Obgleich angesichts rascher Fortschritte in der Beschreibung der pathologischen Prozesse, die den demenziellen Erkrankungen zugrunde liegen, insbesondere der Alzheimer-Demenz, zunehmende molekularbiologische Differenzierungen zu erwarten sind, erscheint ein globaler Demenzbegriff weiterhin unter pragmatischen Aspekten unverzichtbar. Er ermöglicht es, auf der Basis der beobachtbaren klinischen Auffälligkeiten sowohl hinsichtlich der Prozesscharakteristika als auch bezüglich therapeutischer Interventionen relevante Differenzierungen vorzunehmen. Zu den primär degenerativen Demenzen zählen neben der Alzheimer-Demenz, die Demenz mit Lewy-Körperchen und die Frontotemporale Demenz.

2.4.1 Alzheimer-Demenz

2.4.1.1 Definition und Diagnoseprozess

Bis etwa 1970 wurde die Alzheimer-Demenz als eine seltene Erkrankung angesehen, die nur Menschen unter 65 Jahren befällt. Der überwiegende Teil der Demenzerkrankungen älterer Menschen, unspezifisch als „senile Demenzen“ bezeichnet, wurde mit Veränderungen an den Hirngefäßen in Verbindung gebracht (Arteriosklerose). Der ebenso verbreitete wie falsche Begriff der „Verkalkung“ hat hier seine Wurzeln. Erst die bahnbrechenden neuropathologischen Arbeiten von Tomlinson (Tomlinson, Blessed & Roth, 1970) konnten zeigen, dass die Gehirne von Patienten mit „seniler Demenz“ die gleichen neuropathologischen Veränderungen aufwiesen, wie die von jüngeren Patienten mit Alzheimer-Demenz. Bereits zu Beginn des 20. Jahrhunderts war diese Erkrankung als eine klinisch-pathologische Krankheitseinheit beschrieben worden, bei der es zu einer fortschreitenden Störung höherer kognitiver Funktionen auf dem Boden unumkehrbarer Veränderungen des Gehirns kommt, die durch feingewebliche Charakteristika gekennzeichnet sind, namentlich durch das massive Auftreten neuritischer Plaques und neurofibrillärer Bündel (Alzheimer, 1907).

Aus heutiger Sicht handelt es sich bei der Alzheimer-Demenz um ein klinisches Bild, das pathologisch gekennzeichnet ist durch eine ausgeprägte Hirnschrumpfung (Atrophie) mit Erweiterung der inneren und äußeren Liquorräume (Hirnwasserkammern), wobei der Krankheitsprozess beide Hirnhälften gleichermaßen mit einbezieht. Er beginnt in tiefer liegenden Regionen des Schläfenlappens (Ammonshorn: für Gedächtnisprozesse verantwortlich) und schreitet in Richtung des Scheitellappens (räumliche Wahrnehmung und Operationen) fort (Braak & Braak, 1996). Auch die Übergangsregion zwischen Schläfen-, Scheitel- und Hinterhauptslappen ist in den Krankheitsprozess einbezogen. Hirnwerkzeugstörungen wie Agnosie, Apraxie und Aphasie sind die Folge. Bemerkenswert erscheint, dass die Fokalisierungstendenz mit zunehmendem Alter der Erkrankten abnimmt. Große Gebiete wie etwa die primären sensomotorischen Rindenareale, die Gebiete also, in denen die sensiblen Rezeptoren und die motorischen Handlungsentwürfe repräsentiert sind, bleiben von diesem Geschehen relativ ausgespart. Aus dieser räumlichen Ausbreitung des Prozesses erklärt sich also auch die Aufeinanderfolge einzelner klinischer Symptome im Krankheitsverlauf.

Die Diagnose einer Alzheimer-Demenz ist immer noch eine Ausschlussdiagnose. Einen Laborbefund oder ein Ergebnis einer paraklinischen Untersuchung (z. B. Röntgen), der dieses Krankheitsbild eindeutig charakterisieren würde, existiert bisher nicht. Mit klinischen Methoden kann die Alzheimer-Demenz derzeit nur wahrscheinlich gemacht werden. Im ICD-10 wird neben dem Fehlen von Hinweisen auf eine andere Krankheitsursache die Erfüllung einer Reihe von Einschlusskriterien verlangt. Dazu zählen neben einem demenziellen Bild wie

Kasuistik 3: Alzheimer-Demenz
Die 80-jährige Frau A. wurde nachts von der Polizei als hilflose Person auf der Straße aufgegriffen und in die Klinik gebracht. Sie war in Hausschuhen und unzureichend bekleidet umhergeirrt, hatte ihren Wohnungsschlüssel verloren und konnte sich nicht an ihre Anschrift erinnern. Bei Aufnahme war Frau A. in einem körperlich verwahrlosten Zustand, trug mehrere verschmutzte Unterhemden übereinander und hatte eine Handtasche bei sich, in der zahlreiche Gegenstände (italienisches Papiergeld, alte Kontoauszüge, Essbesteck u. ä.) gesammelt waren, jedoch keinerlei Personaldokumente. Sie wusste ihren Namen und das Geburtsdatum, war sonst jedoch desorientiert und konnte auch nicht sagen, wie ihre Kinder zu erreichen sind.

Ihr Sohn, bei dem sie seit einem halben Jahr gelebt hatte, schilderte seit mindestens einem Jahr auffällige Einschränkungen der geistigen Leistungsfähigkeit. Einfache Dinge im Haushalt habe sie aber noch selber erledigen können, so war sie in der Lage, Essen, das er ihr hinstellte, selbst aufzuwärmen. Sie habe jedoch in letzter Zeit nicht mehr genug getrunken. Merkwürdige Befürchtungen seiner Mutter („Die haben gesagt, wir dürfen nicht heizen" oder „wir dürfen das Fenster nicht aufmachen" u. ä.) habe er nicht so ernst genommen. Sie ginge nur noch selten allein aus dem Haus, habe sich jedoch bereits dreimal in der Stadt verlaufen und sei jeweils von der Polizei zurückgebracht worden. Den Kontakt zu ihrer Hausärztin habe sie vor zwei Jahren abgebrochen. Eine nervenärztliche Behandlung sei bisher nicht erfolgt.

Zusammen mit dem erreichten Wert im Mini Mental Status Test (12 Punkte, vgl. Abb. 9) und den objektivierten Defiziten in den Bereichen Orientierung, Aufmerksamkeit, Gedächtnisfunktionen, der visuokonstruktiven Fähigkeiten sowie der Wortflüssigkeit ergaben die Untersuchungsbefunde Hinweise auf das Vorliegen einer Demenz. Angesichts der schweren kognitiven Einbußen mit zunehmender Beeinträchtigung der Alltagskompetenz, der ausgeprägten frontotemporalen Atrophie in der cerebralen Computertomographie und des langsam progredienten Verlaufs war bei Frau A. von einer mittelschweren Alzheimer-Demenz auszugehen.

oben beschrieben (vgl. Abb. 2), auch ein schleichendes Einsetzen der Symptomatik und das Fehlen eines plötzlichen, schlaganfallartigen (apoplektiformen) Beginns. Weiterhin ist eine langsame Verschlechterung gefordert, bei der es allerdings auch zu längeren Phasen einer stabilen Befindlichkeit (Plateau-Bildungen) kommen kann. Ausgeprägte neurologische Herdzeichen zu Beginn der Erkrankung (z. B. Halbseitenlähmung, Gesichtsfeldausfälle) sprechen eher gegen die Diagnose, können jedoch im späteren Verlauf auftreten. Eine differentielle diagnostische Klassifikation, die den Grad der diagnostischen Sicherheit mit einbezieht, stellen die wissenschaftlichen Kriterien der Arbeitsgruppe des amerikanischen Instituts für neurologische Erkrankungen und der amerikanischen Alzheimergesellschaft dar (National Institute of Neurological and Communicative Diseases and Stroke/ Alzheimer‘s Disease and Related Disorders Association = NINCDS/ ADRDA; Mckhann, Drachman, Folstein, Katzman, Price & Stadlan, 1984) (vgl. Abb. 4). Diese Klassifikation beinhaltet für den klinischen Alltag insofern verbesserte diagnostische Möglichkeiten, als sie eine Differenzierung zwischen „möglicher", „wahrscheinlicher" und „definitiver" Diagnose anhand spezifischer diagnostischer Schritte ermöglicht. So wird für die Diagnose einer wahrscheinlichen Alzheimer-Demenz eine intensive neuropsychiatrische Diagnostik gefordert. Zudem berücksichtigt die Klassifikation nach NINCDS/ADRDA die Tatsache, dass eine abschließende Diagnose nur auf der Basis einer feingeweblichen – in der Regel also nach dem Tod erfolgenden – Untersuchung erfolgen kann. Allerdings handelt es sich bei der neuropathologischen Sicherung der klinischen Diagnose wiederum nur um eine Wahrscheinlichkeitsaussage.

Die in den letzten Jahren mit diesen oder vergleichbaren Instrumenten erzielten diagnostischen Trefferquoten lagen bei 90 % und höher. Jenseits der klinischen Erhebung eines psychischen Querschnittbefundes sind das Gespräch mit den Angehörigen oder anderen Bezugspersonen sowie die körperliche Untersuchung und ergänzende psychometrische oder neuropsychologische Tests unverzichtbar. Bildgebende Verfahren, laborchemische Untersuchungen und genetische Analysen können die diagnostische Sicherheit im Einzelfall erhöhen, sind aber keinesfalls ein Ersatz für eine sorgfältige klinische Untersuchung.

Computer (CT)- oder magnetresonanztomographische (MRT) Untersuchungen des Gehirns zeigen die interne und externe Hirnatrophie und haben einen festen Platz im Diagnoseprozess. Im Elektroenzephalogramm (EEG) sind im Wesentlichen unspezifische Veränderungen (Allgemeinveränderungen) zu beobachten. Bei Untersuchungen, die der funktionellen Bildgebung zuzurechnen sind, wie die Single Photon Emission Computed Tomography (SPECT) oder die Positronen-Emissions-Tomographie (PET) findet sich eine asymmetri-

Abbildung 4: Klinische Kriterien für eine Alzheimer-Demenz

Notwendige Symptome:

Defizite in mehr als zwei Bereichen
Progrediente Verschlechterung
Keine Bewusstseinsstörung
Gestörte Alltagsfunktionen
Fehlen anderer Erkrankungen, die das Syndrom möglicherweise begründen könnten

Unterstützende Symptome:

Einbußen in den Bereichen: Sprache, Handlung (Praxie), Auffassung
Verhaltensstörungen
Familienanamnese
Atrophie im cCT

(NINCDS-ADRDA 1984)

sche Minderdurchblutung oder eine Stoffwechselabsenkung im Bereich von Schläfen- und Scheitellappen. Beide Verfahren zählen nicht zur Routinediagnostik. Labor-, komplexere apparative oder physiologische Parameter haben sich bisher in der klinischen Routine noch kaum etablieren lassen. Gleichwohl konnte gezeigt werden, dass etwa die Bestimmung des ApoE-Genotyps (s.u.) die Fähigkeit zur Identifizierung von Erkrankungsfällen (Spezifität) der Diagnose deutlich erhöht (Mayeux et al., 1998), während der Ausschluss von Gesunden (Sensitivität) auf diesem Wege nicht verbessert werden kann. Eine Bestimmung des ApoE-Genotyps ist also erst dann sinnvoll, wenn bereits klinisch eine Demenz vorliegt. Neurochemische Diagnostika zur Früherkennung der Alzheimer-Demenz beruhen auf der Überlegung, dass pathologische Prozesse im Zentralnervensystem auch in peripher zugänglichen Bereichen (Blut, Liquor, Gewebe) nachweisbare Spuren hinterlassen. So kann wahrscheinlich etwa durch Bestimmung des Tau-Gehaltes (s.u.) im Liquor die Abgrenzung gegenüber normalen Alternsveränderungen verbessert werden. Eine weitere Möglichkeit könnte in Zukunft der Nachweis von Abbauprodukten des Amyloid-Precursor-Proteins im Liquor darstellen.

Im Vordergrund der körperlichen Begleitsymptome der Alzheimerschen Erkrankung stehen neurologische Störungen unterschiedlichster Lokalisierung, Spezifität und praktischer Bedeutung. Die meisten von ihnen können allerdings auch bei „normalen“ alten Menschen auftreten und sind deshalb nicht ohne weiteres als Krankheitszeichen zu werten. Zu ihnen zählen neben dem Wiederauftreten von „Primitivreflexen“, also Reflexen, wie sie beim Säugling noch normal sind und sich im Reifungsprozess des Individuums verlieren (z. B. Schnauz-, Saug- und Greifreflex), vor allem motorische Störungen wie etwa eine Bewegungsverlangsamung oder -verarmung. Geruchs- und Geschmacksstörungen sind ebenfalls relativ häufig. Auch Störungen bei der Nahrungsaufnahme (Dysphagie) können eine im Einzelfall erhebliche Pflegeprobleme aufwerfende Begleiterscheinung der Alzheimer-Krankheit sein. Von vitaler Relevanz sind die meist späten Stadien der Erkrankung zuzuordnenden Probleme bei der Blasen- und Mastdarmkontrolle. Diese sind weniger als neurologisches Symptom (z. B. neurogene Blasenstörung) anzusehen, vielmehr liegt eine Interpretation als Unfähigkeit, körperliche Vorgänge korrekt abzuschätzen und zügig umzusetzen oder auch als Problem mit der örtlichen Orientierung (wo ist die Toilette?) nahe. Anders als eine Inkontinenz spielen späte neurologische Auffälligkeiten wie epileptische Anfälle oder, noch häufiger, unwillkürliche Muskelzuckungen (Myoklonien) kaum je bei pflegerelevanten Entscheidungen eine Rolle. In den letzten Stadien der Erkrankung kann sich trotz ausreichender oder gar vermehrter Nahrungsaufnahme eine erhebliche Untergewichtigkeit (Kachexie) einstellen. Eine Veränderung des Stoffwechsels in Richtung eines erhöhten Grundumsatzes liegt nicht vor. Es handelt sich nach aktuellem Forschungsstand wohl um ein multifaktorielles Geschehen, dessen einzelne Elemente noch nicht im Detail geklärt sind (Gillette-Guyonnet et al., 2000). Mit zunehmender Immobilität entwickeln sich Beugekontrakturen (Versteifungen) an Armen und Beinen, die den pflegerischen Umgang erschweren und den Patienten erhebliche Beschwerden bereiten können.

2.4.1.2 Epidemiologie und gesundheitsökonomische Aspekte

In Deutschland leiden nach konservativen Schätzungen derzeit etwa 650.000 Patienten an einer Alzheimer-Demenz (Bickel, 2002 a). Die Prävalenz steigt vom 40. zum 95. Lebensjahr steil an, wobei sie in der Gruppe der 60–64-Jährigen erst Anteile von 0,3–1,0 %, in der Gruppe der über 95-Jährigen aber 42,0–68,0 % ausmacht. Völlig unstrittig ist diese Entwicklung bis etwa zum 90. Lebensjahr. Danach sind die Daten noch nicht tragfähig genug, es deutet sich aber wohl auch in den höchsten Altersgruppen eine weitere Zunahme dieser Demenzform an. Diese Prävalenzraten gaben Anlass zu der Hypothese, dass es sich bei der Alzheimer-Demenz um eine Form des beschleunigten Alterns des Gehirns handeln könnte, die im höchsten Lebensalter nahezu regelhaft auftritt. Eine Stützung fand diese Hypothese in dem Befund, dass eine Ablagerung von Amyloid, die zur klassischen Alzheimer-Pathologie mit neuritischen Plaques führt, auch bei gesunden Personen ab dem Alter von 30 Jahren gefunden wurde, wenn auch in einer quantitativ geringeren Form (Price & Morris, 1999). Dagegen spricht allerdings, dass im Einzelfall ein hohes Alter auch ohne solche neuropathologischen Auffälligkeiten erreicht werden kann. Es bleibt festzuhalten, dass die klinischen Veränderungen im Verhalten und Erleben von Patienten, die an einer Alzheimer-Demenz leiden, unstreitig Krankheitswert aufweisen. Es als zwangsläufig altersassoziiertes Phänomen anzusprechen und Demenz solchermaßen zum „Normalfall" zu erklären, hieße Patienten wie Angehörige im Stich zu lassen. Auch die Gesellschaft würde solchermaßen aus der Verantwortung entlassen, alle Anstrengungen zur Bekämpfung dieser Krankheit zu unternehmen.

Diese Problematik wird durch die hohen Kosten, die durch die Alzheimer-Demenz verursacht werden, aus gesundheitsökonomischer Perspektive noch verschärft. Die Alzheimer-Demenz gehört zu den Erkrankungen, die die höchsten Belastungen für das Gesundheits- und Sozialwesen mit sich bringen. So betrugen die Kosten für diese Erkrankung nach Schätzungen 1993 in Deutschland etwa 15,5–21 Milliarden DM, wobei hier nur die direkten Kosten für das Gesundheitswesen dargestellt sind (z. B. ambulante Pflegedienste, stationäre Altenhilfe, Krankenhauskosten). Hinzu kamen die durch Angehörige erbrachten Pflegeleistungen, die auf 39–53 Milliarden DM geschätzt werden (Kern & Kupsch, 2000). Kosten, die durch das Ausscheiden pflegender Angehöriger aus dem Arbeitsprozess oder durch sekundäre Erkrankungen pflegender Angehöriger, wie etwa depressive Störungen oder chronische Belastungsreaktionen, verursacht werden, sind dabei noch nicht berücksichtigt. In den USA machen sie nach konservativen Schätzungen zusätzlich etwa 150 Milliarden US $ im Jahr aus (Fox, 1997).

2.4.1.3 Neuropathologie und Biochemie

Die Gehirne von Patienten, die an einer Alzheimer-Demenz leiden, sind im Durchschnitt gegenüber denen von Kontrollgruppen um etwa

10 % leichter und stellen sich bereits bei orientierender Betrachtung in der Regel als erheblich verändert dar. Sie zeigen eine Verschmälerung der Hirnwindungen (Gyri) und eine entsprechende Verbreiterung der Hirnfurchen (Sulci). Die Hirnwasserkammern (Ventrikel) sind aufgeweitet, die Rinde (Cortex) ist verschmälert und die subkortikale graue Substanz reduziert. Besonders betroffen sind die Regionen für Sprache und Gedächtnis (vgl. Abb. 5):

Abbildung 5: Neuropathologie

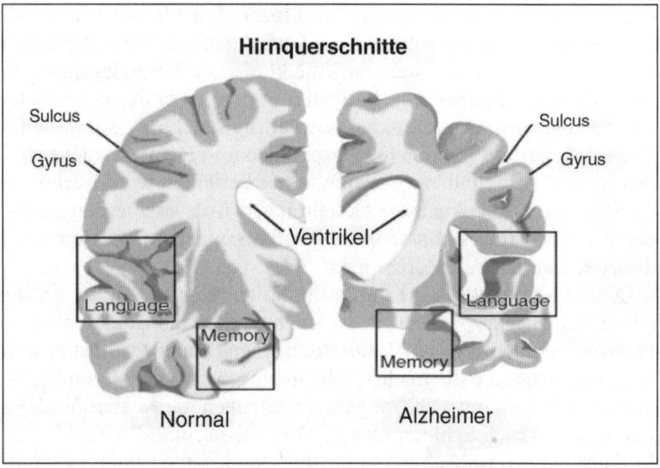

Die feingewebliche (histologische) Untersuchung zeigt meist diffuse Nervenzellausfälle. Die überlebenden Nervenzellen (Neurone) sind häufig größenreduziert und weisen Eiweißablagerungen (neuritische Plaques=NP) auf. Diese diffusen oder fleckförmigen Eiweißablagerungen bestehen aus ß-Amyloid (Aß), darüber hinaus auch noch aus Apolipoprotein E, Präsenilin, Ubiquitin und weiteren Bestandteilen. Das schädliche ß-Amyloid wird durch zwei Enzyme (b- und g-Sekretase) aus dem normalen Amyloid-Vorläufer-Protein (Amyloid-Precursor-Protein=APP) herausgeschnitten und reichert sich innerhalb und außerhalb von Nervenzellen an. Innerhalb der Neuronen entfaltet es seine toxische Wirkung, außerhalb ist es wohl weitgehend unschädlich. ß-Amyloid kommt ebenfalls in den Wänden kleiner Gefäße (Arteriolen) vor, was wegen ihrer Eigenschaft, sich durch einen speziellen Farbstoff (Kongorot) darstellen zu lassen, als kongophile Angiopathie bezeichnet wird.

Als eine weitere pathologische Auffälligkeit sind Neurofibrillenveränderungen (neurofibrilläre Tangles = NT) anzusehen. Neurofibrillen sind den Zellleib von Neuronen durchziehende Fäserchen, die sowohl dem Transport innerhalb der Nervenzelle dienen als auch den Strukturerhalt gewährleisten. Sie bestehen hauptsächlich aus dem Mikrotubuli-Assoziierten-Protein-Tau (MAP-Tau). Bei diesem Eiweiß handelt es sich um einen Bestandteil des normalen Zytoskeletts, das die Mikrotubuliröhren stabilisiert und beim Transport entlang des Axons mithilft. Beim Axon handelt es sich um den meist längsten Fortsatz des Neurons, der Informationen an andere Zellen weiterleitet. Die pathologischen Veränderungen stellen sich elektronenmikroskopisch als paarige spiralförmige Fasern (paired helical filaments = PHF) dar. Ihr molekularer Hauptbestandteil ist das erwähnte Tau-Protein, das sich in einem übermäßig phosphorylierten Zustand befindet. Bei der Phosphorylierung knüpfen sich Phosphorsäureester (Phosphorsäure minus ein Wasserstoffatom) an organische Moleküle. Dieser Prozess reguliert die Aktivität von Eiweißen und dient der intrazellulären Informationsvermittlung. Das übermäßig phosphorylierte Tau-Protein bindet sich nicht mehr an Mikrotubuli, sondern klumpt im Zellkörper und den Zellfortsätzen zusammen. Durch diese Veränderungen werden sowohl die Struktur des Zellaufbaus destabilisiert als auch Transportvorgänge innerhalb der Nervenzelle zunehmend behindert. Die Ausbreitung der Neurofibrillen im Krankheitsverlauf der Alzheimer-Demenz folgt einem charakteristischen Muster (Braak & Braak, 1991), das für das Verständnis der klinischen Veränderungen von Bedeutung ist. Zwischen der Lokalisation sowie dem Ausmaß der neurofibrillären Veränderung und dem klinischen Schweregrad besteht eine plausible Beziehung. In den Stadien I und II der von Braak und Braak (l.c.) vorgeschlagenen Stadienabfolge finden sich intraneuronale Fibrillenveränderungen nur in der Regio transentorhinalis, einem Hirnareal am innen gelegenen Rand des Schläfenlappens. Dieser Bereich hat für das Erinnerungsvermögen eine zentrale Bedeutung: Reize werden nur dann im Gedächtnis gespeichert, wenn die entorhinale Rinde auf sie reagiert und entsprechende Signale an den Hippocampus weiterleitet. In den Stadien III und IV sind die neurofibrillären Veränderungen in diesem Gebiet noch ausgeprägter, gleichzeitig findet sich ein Übergreifen des Prozesses auf weitere Anteile des limbischen Systems mit dem Mandelkern (Amygdala). Erst mit dem Erreichen der Großhirnrinde in den Stadien V und VI wird aus dem bisher im Wesentlichen „stummen“ neuropathologischen Geschehen eine klinisch manifeste Erkrankung. Um eine Vorstellung von den Zeiträumen zu gewinnen, in denen sich dieser Prozess abspielt, mag es hilfreich sein, zu wissen, dass klinische Auffälligkeiten erst auftreten, wenn größere Teile des Temporallappens betroffen sind. Dies ist erst etwa 30 Jahre nach Beginn des Krankheitsprozesses der Fall.

Neuritische Plaques und neurofibrilläre Tangles sind, sofern sie in hinreichender Quantität auftreten, für die Alzheimer-Krankheit typisch. Sie sind jedoch nicht spezifisch. So kann man etwa NT bei einer Vielzahl neurodegenerativer Erkrankungen wie dem Morbus Parkinson oder der posttraumatischen Demenz finden. In wesentlich geringerer Quantität findet man NT sogar im Hippocampus gesunder alter Menschen.

Ein weiteres neuropathologisches Charakteristikum der Alzheimer-Krankheit ist eine Ausdünnung der Nervenfortsätze (Dendriten) und eine Abnahme der Zahl der Verknüpfungen zwischen den einzelnen Neuronen. Die Beziehungen zwischen den unterschiedlichen pathologischen Prozessen sind noch nicht im Detail geklärt. Auf sie richten sich intensive Forschungsanstrengungen.

2.4.1.4 Überlegungen zu Krankheitsursachen und genetische Risikofaktoren

Die Krankheitsursache (Ätiologie) der Alzheimer-Demenz ist, abgesehen von den wenigen klar genetisch determinierten Formen, im Wesentlichen noch unbekannt. Letztlich wird die Erkrankung von den meisten Autoren als ätiologisch heterogen angesehen. Theorien, die nur eine Ursache für die Alzheimer-Demenz annehmen, werden wohl der Komplexität der Erkrankung nicht gerecht. Wahrscheinlich ist eine Interaktion von genetischen und externen Faktoren, die zu einer Störung der Fähigkeit von Nervenzellen führen, sich geänderten Umständen durch Um- und Neubildung anzupassen (neuronale Plastizität). Dies würde eine Beeinträchtigung des ZNS (Zentral-Nerven-System) in seiner Fähigkeit bedeuten, sich von Belastungen oder Schädigungen zu erholen, in deren Folge die spezifischen neuropathologischen Veränderungen auftreten (Mesulam, 1999). Reaktive und kompensatorische Neubildung von Synapsen, wie auch die Fähigkeit, spezifische neuroelektrische Effekte (Long-Term-Potentiation=LTP) aufrecht zu erhalten, die den wahrscheinlichsten neurophysiologischen Mechanismus für das, was wir „Lernen“ nennen, darstellen, lassen mit steigendem Alter nach. Das Alter als wichtigster Risikofaktor der Alzheimer-Demenz wäre in seiner Wirkung demnach durch seinen Einfluss auf die Plastizität des neuronalen Netzwerks zu erklären. Dass das Alter der wichtigste Risikofaktor für das Entstehen einer Alzheimer-Demenz ist, geht allein schon aus der rasch von Altersgruppe zu Altersgruppe steigenden Prävalenz hervor.

Nach dem Alter dürfte eine familiäre Belastung den schwerwiegendsten Risikofaktor darstellen. Verwandte ersten Grades von Alzheimer-Erkrankten tragen etwa das 3,5fache Risiko, die Erkrankung selber zu entwickeln (Van Duijn et al., 1991). Allerdings hängt dieses Risiko natürlich auch davon ab, wie lange der Risikoträger selbst lebt. Wenn er etwa bereits mit 60 Jahren stirbt, so dürfte sein Risiko für diese unterdurchschnittliche Lebensspanne deutlich unterhalb desjenigen liegen, der ohne familiäre Belastung 90 Jahre alt wird. Möglicherweise hängt das familiäre Risiko auch davon ab, wie alt das Familienmitglied war, als es erkrankte. Es scheint sich zu bestätigen, dass ein früheres Erkrankungsalter für die Verwandten ersten Grades (Eltern, Geschwister, Kinder) ein höheres Risiko darstellt.

Die Forschungsfortschritte, die sich in erster Linie genetischen und molekularbiologischen Untersuchungen verdanken, beschränken sich zum Teil auf Untergruppen der Alzheimer-Demenz, so dass der Nachweis einer Generalisierbarkeit der Resultate noch erbracht werden muss. Die gewonnenen Erkenntnisse lassen jedoch eine Beschreibung von Risikofaktoren für das Entstehen einer Alzheimer-Demenz zu. Die genetische Erkrankung Trisomie 21, auch als Down-Syndrom oder mit dem obsolet gewordenen Namen „Mongolismus" bezeichnet, zeichnet sich dadurch aus, dass das Chromosom 21, das eine gewichtige Rolle bei der Entstehung der Amyloid-Plaques spielt, dreimal vorhanden ist. Dies führt dazu, dass wegen einer engen Gen-Dosis-Beziehung (je höher die Zahl der vorhandenen Gene ist, die ein bestimmtes Eiweiß kodieren, desto größer ist die Menge des entstehenden Produkts) auch mehr Plaques-Material produziert wird. Deshalb ist plausibel, dass die Erkrankung bei diesen Patienten früher, etwa im Alter von 40 Jahren, auftritt. Allerdings ist auch bei 50-jährigen Patienten mit einer Trisomie 21 bei weitem noch nicht in 100 Prozent der Fälle eine Alzheimer-Demenz aufgetreten. Mutationen der Gene auf den Chromosomen 21, 14 und 1 konnten als Risikofaktoren bei frühem Beginn der Erkrankung (5 – 10 Prozent aller Patienten) identifiziert werden. Die Mutation des Gens für das Amyloid-Precursor-Protein (APP) auf Chromosom 21 führt, wie oben angedeutet, zu einer vermehrten Ablagerung von Amyloid, das als Spaltprodukt des APP zu neuritischen Plaques akkumuliert und so neurotoxisch wirkt. Wie dargestellt, erklärt diese Konstellation auch das vermehrte Auftreten von Fällen der Alzheimer-Demenz bei

Patienten mit Trisomie 21. Reine Mutationen des Genortes für das APP sind jedoch extrem selten: Weltweit wurden weniger als 30 Fälle beschrieben (Burke & Morgenlander, 1999). Häufiger ist hingegen der Genort für Präsenilin 1 auf Chromosom 14 betroffen, was dann zu einer Veränderung des Stoffwechsels für APP im Neuron führt. Hiermit sind nur einige der jetzt schon bekannten genetischen Befunde zur Alzheimer-Demenz angerissen, um die Komplexität des Geschehens anzudeuten.

All diese chromosomalen Veränderungen sind jedoch nur für eine sehr kleine Untergruppe von Alzheimer-Patienten von Belang. Für die überwiegende Mehrheit, bei denen der Krankheitsbeginn nach dem 65. Lebensjahr liegt, ist eine komplexe Bedingungskonstellation anzunehmen, die sowohl genetische als auch Umgebungsfaktoren mit einbezieht. Es ist gesichert, dass das Apolipoprotein E-Gen (ApoE) auf Chromosom 19 bei diesen Patienten eine Rolle spielt. Dieses Gen hat drei unterschiedliche Ausprägungsformen (Allele): „Epsilon-2“, „Epsilon-3“ und „Epsilon-4“, wobei das Epsilon-3-Allel das häufigste ist. Das Epsilon-4-Allel liegt nur bei etwa 15 Prozent der Allgemeinbevölkerung vor. Jeder Mensch hat zwei Allele, von denen eines von der Mutter und eines vom Vater stammt. So ergeben sich eine Reihe von sechs unterschiedlichen Kombinationsmöglichkeiten der ApoE-Allele (Epsilon-2/Epsilon-2, Epsilon-2/Epsilon-3, Epsilon-2/Epsilon-4, Epsilon-3/Epsilon-3, Epsilon-3/Epsilon-4 und Epsilon-4/Epsilon-4). Etwa 60 Prozent der Patienten mit einer klinisch diagnostizierten Demenz vom Alzheimer-Typ tragen mindestens ein Epsilon-4-Allel. Es gibt Hinweise daraufhin, dass das Epsilon-2-Allel mit einem verminderten Demenzrisiko einhergeht, also einen Schutzfaktor darstellen könnte. In einer Meta-Analyse (Farrer et al., 1997) wurde für den Epsilon-4/Epsilon-4 Genotyp ein 15mal höheres Erkrankungsrisiko ermittelt, als für den gewöhnlichen Epsilon-3/Epsilon-3 Genotyp. Für den Epsilon-3/Epsilon-4 Genotyp fand sich ein etwa dreimal höheres Risiko. Auch bei diesen engen genetischen Beziehungen muss betont werden, dass das Epsilon-4-Allel nur einer von vielen Risikofaktoren für die Alzheimer-Demenz ist und nicht für sich genommen ein hinreichender Krankheitsgrund. Auch Individuen mit zwei Epsilon-4-Allelen müssen nicht zwangsläufig eine Demenz entwickeln, genauso wenig wie Menschen ohne Epsilon-4-Allel vor einer solchen Erkrankung geschützt sind. Die Ermittlung des individuellen Genotyps erscheint deshalb höchstens bei Patienten sinnvoll, die bereits an einer klinisch diagnostizierten Demenz leiden, bei denen es sich also um ein differentialdiagnostisches Problem handelt: Das Vorhandensein von einem oder sogar zwei Epsilon-4-Allelen macht dann die Diagnose einer Alzheimer-Demenz möglicherweise wahrscheinlicher. Allerdings finden sich auch bei anderen Demenzerkrankungen Assoziationen mit dem Apo E-Genotyp, und schließlich zeigte eine Feldstudie sogar engere Beziehungen zwischen dem Apo-E-Genotyp und anderen Demenzerkrankungen (Slooter et al., 1998). Die Identifizierung des individuellen Genotyps erlaubt also weder bei einem Menschen ohne kognitive Einbuße eine prospektive diagnostische Zuordnung, noch erlaubt sie bei kritischer Würdigung der Befundlage eine schlüssige differentialdiagnostische Aussage bei Patienten mit bereits bestehender Demenz (Bickel, 2002 b). Ein Screening mit diesem Instrument verbietet sich also deshalb strikt. Schließlich wird die Frage, ob der ApoE-Status ein geeignetes Vorhersageinstrument (Prädiktor) für einen erfolgreichen Therapieversuch mit einer bestimmten Substanzgruppe sein könnte, noch kontrovers diskutiert.

Eine Reihe von weiteren Theorien zur Verursachung der Alzheimer-Demenz wurden vorgeschlagen, die jede für sich ebenfalls jeweils nur einen Teil der vorliegenden Befunde zu erklären vermag. Als erste biochemische Auffälligkeit wurde beim Morbus Alzheimer ein Defekt von Synapsen beschrieben, die sich des Nervenüberträgerstoffs (Neurotransmitters) Acetylcholin bedienen (cholinerge Systeme). Diesem wurde eine spezifische Rolle bei Lernprozessen zugeordnet. Über diese biochemischen Befunde bot sich eine Verknüpfung mit den Leitsymptomen der Alzheimerschen Erkrankung, den Gedächtnisstörungen. Die Verminderung des Enzyms, das die Produktion des Acetylcholins steuert (Cholin-Acetyl-Transferase (ChAT)), unterscheidet Hirngesunde von Alzheimer-Patienten. Neben dem Acetylcholin sind noch andere Neurotransmitter im Krankheitsprozess vermindert (z. B. Noradrenalin und Serotonin). Ihre Verknüpfung mit dem klinischen Geschehen ist jedoch weniger prägnant. Eine weitere Beobachtung bezieht sich auf die auch als Neurotransmitter fungierende Aminosäure Glutamat, die durch eine Erhöhung der Kalziumkonzentration in der Nervenzelle schädigend wirkt und schließlich so zu ihrem Untergang führen soll. Weiterhin könnte auch ein Mangel an Nervenwachstumsfaktor (NGF) eine wesentliche Rolle beim Krankheitsprozess spielen. Schließlich ist auch noch die so genannte Radikalenhypothese zu nennen. Nach ihr schädigen aggressive Stoffwechselprodukte des Sauerstoffs („freie Hydroxylradikale") die Zellmembranen und beeinträchtigen auf diesem Weg die Neurotransmitterfunktion. Diese freien Radikale werden mit zunehmendem Alter ohnehin immer schlechter abgefangen, ein Befund, der eine Brücke zur Häufung der Alzheimer-Demenz im höheren Lebensalter schlägt.

Andere Forschungsergebnisse weisen auf einen engen Zusammenhang zwischen pathologischen Veränderungen bei der Alzheimer-Demenz und einer verstärkten immunologischen Reaktion im Verlauf der Erkrankung hin. So kommt es zu einer Zunahme aktivierter Mikrogliazellen, die im Gehirn eine vergleichbare Funktion haben wie die Fresszellen (Makrophagen) des Blutes, also eine entscheidende Schaltstelle für die Immunabwehr darstellen. Auf die Beteiligung von Entzündungsprozessen am Krankheitsgeschehen deutet auch hin, dass in Amyloid-Plaques in großem Umfang Immunbestandteile des komplementären Systems nachgewiesen worden sind. Eine Entzündungsreaktion auf das Amyloid, die unter Umständen sogar spezifisch für das Krankheitsbild sein könnte, ist somit ein weiterer, möglicherweise sogar ursächlich bedeutsamer Befund bei der Alzheimer-Demenz (MacKenzie & Munoz, 1998).

Aus vielen dieser unterschiedlichen neurochemischen Befunde bei der Alzheimer-Demenz wurden Ansätze zu therapeutischen Strategien abgeleitet, von denen einige bereits den Weg in die klinische Praxis gefunden haben. Ihnen allen ist gemeinsam, dass sie auf neuronale Funktionseinbußen zielen. Denn trotz des in den letzten Jahren zu beobachtenden enormen Wissenszuwachses im Bereich der Pathophysiologie der Erkrankung muss die Ursache der Alzheimer-Demenz weiterhin als ungeklärt angesehen werden.

2.4.1.5 Das Spektrum möglicher weiterer Wirkvariablen

In der Epidemiologie, der „Lehre von der Untersuchung der Verteilung von Krankheiten, physiologischen Variablen und sozialen Krankheitsfolgen in menschlichen Bevölkerungsgruppen sowie der Faktoren, die diese Verteilung beeinflussen" (Definition der WHO), werden viele verschiedene Studienansätze verfolgt, um Krankheitsrisiken zu untersuchen. Sie unterliegen jedoch insgesamt naturgemäß einigen methodologischen Einschränkungen. Dies soll ein kurzer Vergleich mit Studien beleuchten, die vor Einführung eines neuen Medikaments durchgeführt werden müssen.

Bei Medikamentenprüfungen, an die ein besonders hoher methodischer Standard angelegt wird, stehen *prospektive Interventionsstudien* im Vordergrund. Sie sind durch Vergleiche mit einer nichtwirksamen Substanz (Placebo) oder auch mit einem anderen Medikament, das sich als bereits wirksam erwiesen hat (Verum), kontrolliert. Die Zuteilung zu einer Gruppe erfolgt nach dem Zufall (*randomisiert*). Alle anderen Studientypen haben eine geringere Aussagekraft, da sie weniger gegen unkontrollierte Einflussgrößen (bias) geschützt sind. Für epidemiologische Fragestellungen sind Kohorten-Studien oder allenfalls Fall-Kontrollstudien nützlich, wobei diese in der Regel retrospektiv vorgenommen werden. Zwei wesentliche methodologische Typcharakterisierungen sind erwähnt worden: retrospektive und prospektive Studien. Bei retrospektiven Studien wird ein Problem im Nachhinein, also rückwirkend vom Zeitpunkt der Untersuchung aus gesehen, betrachtet. Im Gegensatz dazu wird bei prospektiven Studien ein Problem vom Beginn der Untersuchung an zeitlich gesehen nach vorne beobachtet. Bei der Interpretation der Ergebnisse retrospektiver Studien – so notwendig diese auch sind – ist Vorsicht geboten.

Es gibt bei epidemiologischen Fragestellungen zwei besonders oft eingesetzte Studientypen. Zum einen sind dies Kohorten- oder Längsschnittstudien, zum anderen so genannte Fall-Kontrollstudien. Bei Kohorten- oder Längsschnittstudien werden Personen, die zum Zeitpunkt des Studienbeginns gesund sind, bezüglich bestimmter Risikofaktoren und Belastungen befragt oder untersucht. Dann werden diese Personen über eine längere Zeit (zumeist viele Jahre) beobachtet, um festzustellen, ob diejenigen mit höheren Belastungen im Untersuchungszeitraum vermehrt neu erkranken (= „inzident" sind). Daraus lässt sich berechnen, ob die untersuchten Belastungen erhöhte Gesundheitsrisiken mit sich bringen. Bei Fall-Kontrollstudien werden Patienten, die schon an einer bestimmten Krankheit leiden, und nichterkrankte so genannte „Kontroll"-Personen über Belastungen und mögliche Risikofaktoren für diese Krankheit befragt bzw. daraufhin untersucht. Ist ein bestimmter Faktor wie z. B. das Rauchen in der Gruppe der erkrankten Personen häufiger, so gilt dies als Hinweis auf einen Zusammenhang zwischen Rauchen und der untersuchten Erkrankung. Über einen möglichen Verursachungsmechanismus ist damit allerdings noch keine Aussage getroffen.

Vor allem in Fall-Kontrollstudien aber auch in Längsschnittstudien begegnet man oft dem Begriff „Odds Ratio" (OR). Die „Odds Ratio" kann in Vergleichsstudien als ein Maß für die Beziehung zwischen einer Intervention (z. B. einer Behandlung) oder einem Risiko (z. B. einer Belastung) und einem Ereignis (z. B. dem Eintritt einer Demenz) dienen. Die „Odds" eines Ereignisses entsprechen der Zahl Ereignisse, geteilt durch die Zahl fehlender Ereignisse. Wenn also unter einem bestimmten Schutzfaktor von 500 Personen 50 erkranken, so betragen die „Odds" 50:450=0,11. Treten in der Vergleichsgruppe *ohne* diesen Einfluss bei 500 Personen 100 Erkrankungsfälle auf, so betragen die „Odds" in der Vergleichsgruppe 100:400=0,25.

Die „Odds Ratio“ entspricht dem Verhältnis der beiden Zahlen, d. h. 0,11:0,25=0,44. Unter Einfluss des Schutzfaktors erkranken in diesem Beispiel nur etwas mehr als 40 % der Patienten in der Vergleichsgruppe. Eine OR niedriger als 1,0 bedeutet einen günstigen, eine OR größer als 1,0 einen ungünstigen Einfluss der Intervention auf das ins Auge gefasste Ereignis. Im gewählten Beispiel handelt sich also um eine interessante prophylaktische Möglichkeit. Wenn die Ereignisse selten auftreten, wie in den im Folgenden zu besprechenden Studien, gleicht die „Odds Ratio“ dem relativen Erkrankungsrisiko.

Schließlich soll, als letzter Begriff in dieser methodologischen Vorbemerkung, die Metaanalyse, auf die bereits im einleitenden Abschnitt zur Epidemiologie eingegangen worden war, etwas näher betrachtet werden. Der wesentliche Unterschied zu traditionellen Übersichtsarbeiten (Reviews) besteht darin, dass sie einer definierten Methodik folgen, die verhindern soll, dass Studien einseitig ausgewählt und interpretiert werden. Im Zentrum steht dabei die systematische Suche nach allen durchgeführten Studien zu einem Thema. Das Zusammenführen der extrahierten Resultate in einer Metaanalyse ist nur sinnvoll, wenn davon ausgegangen werden kann, dass in den verschiedenen Studien Vergleichbares mit vergleichbarer Methodik untersucht worden ist.

Diese Vorbemerkungen erschienen notwendig, um die im Folgenden darzustellenden Ergebnisse epidemiologischer Studien besser beurteilen zu können. In den Abbildungen 6 und 7 sind einige der Untersuchungen, auf die hier näher eingegangen wird, charakterisiert. Zuerst sollen somatische Risikofaktoren beleuchtet werden (vgl. Abb. 6). Nach zunächst vielfach kontroversen Befunden zeichnen sich für Kopfverletzungen (Schädel-Hirn-Traumen = SHT) ab, dass sie als gesicherte Risikofaktoren für Demenz-Erkrankungen anzusehen sind. Allerdings ist der Grad der Risikosteigerung noch nicht endgültig abschätzbar. Auch scheint die Schwere der Verletzung dabei eine ausschlaggebende Rolle zu spielen. In einer internationalen Studie wurden Alzheimerkranke mit ihren Ehepartnern hinsichtlich vorangegangener Kopfverletzungen verglichen (Guo et al., 2000). Es handelte sich also um eine retrospektive Fall-Kontrollstudie. Ein SHT mit Bewusstseinsverlust im Sinne einer schweren Gehirnerschütterung erhöhte das Risiko, später an einer Demenz zu erkranken, fast um das Zehnfache (OR=9,9). Ein ähnliches Trauma ohne Bewusstseinsverlust erhöhte das Risiko nur um das Dreifache (OR=3,1). Auch eine methodisch völlig anders gelagerte Studie (Plassman et al., 2000) legt nahe, vor Jahrzehnten erworbene Schussverletzungen des Schädels ohne offene Gehirnverletzungen zu den Risikofaktoren zu zählen: In dieser Studie wurde eine Gruppe von Teilnehmern am Zweiten Weltkrieg in solche mit und solche ohne Schädel-Hirn-Verletzungen unterteilt. Bei der Gruppe mit den schweren Verletzungen fand sich ein um den Faktor 4,5, bei der Gruppe mit den nur mittelgradigen SHT ein um den Faktor 2,3 erhöhtes Risiko, in der Zwischenzeit an einer Demenz erkrankt zu sein. Es war übrigens ohne Belang, um welche Form der Demenz es sich dabei handelte. Auch andere medizinische Faktoren, die das Alzheimer-Risiko beeinflussen könnten, sind in den letzten Jahren vielfältig untersucht worden. So ist klar geworden, dass etwa wiederholte Narkosen oder Bluttransfusionen, anders als gelegentlich vermutet, wohl keine Steigerung des Risikos bedeuten, an einer Alzheimer-Demenz zu erkranken. Hypothesen, die Infektionen als Ursache dieser Demenzerkrankung in die Diskussion brachten, etwa mit dem Hinweis auf Demenzen, die durch so genannte langsame Viren verursacht werden, wie die Jakob-Creutzfeldt-Erkrankung, konnten nicht bestätigt werden. Einen zunächst irritierenden Befund steuert zu dieser Fragestellung die Canadian Study of Health and Aging bei (Verreault, Laurin, Lindsay & De Serres, 2001). Die Autoren untersuchten in einer prospektiven Kohortenstudie eine Gruppe von Senioren. Sie differenzierten dabei diejenigen Personen, die sich in früheren Lebensphasen einer Impfung (Diphterie, Tetanus, Polio, Influenza) unterzogen hatten von denen, die nie geimpft worden waren. Die Geimpften wiesen im untersuchten 5-Jahres Zeitraum ein um 59 % gemindertes Demenzrisiko auf. Dieser Befund erwies sich nicht nur als stabil gegenüber Einflussvariablen wie Alter und Geschlecht, sondern auch gegenüber dem Lebensstil, mit dem das Impfverhalten als Ausdruck geschärften Gesundheitsbewusstseins durchaus zusammenhängen könnte. Möglicherweise liegt hier also tatsächlich ein epidemiologischer Hinweis auf einen Zusammenhang zwischen einer durch die Impfung bedingten Veränderung der Immunantwort und dem Alzheimer-Geschehen vor.

Ein weiteres Spektrum möglicher Einflussgrößen eröffnet sich bei Betrachtung des Konsums von Nahrungs- und Genussmitteln. Alkohol scheint dosisabhängig das Risiko für eine Alzheimer-Demenz zu modifizieren: Geringere Mengen bleiben ohne Auswirkung, oder wirken möglicherweise sogar protektiv (Orgogozo et al., 1997), während größere Mengen das Risiko erhöhen können. Nikotin wirkt wahrscheinlich, entgegen früheren Annahmen, risikosteigernd. Hinsichtlich des Einflusses von Ernährungsfaktoren liegen nur zum Fischkonsum methodisch belastbare Befunde vor. Der wöchentliche Verzehr mindestens einer Fischmahlzeit führte in einer über sieben Jahre durchgeführten prospektiven Längsschnittstudie mit ei-

Abbildung 6: Studien zu biologischen Einflussfaktoren

Erstautor (Jahr)	**Untersuchte Gruppe (Zahl)**	**Methodik (Dauer in Jahren)**	**Einflussfaktor**	**Odds Ratio**
LeBlanc (2001)	Metaanalyse		Östrogen-substitution	0,66
Shumaker (2003)	4532 (> 65 Jahre)	Randomisierte, doppelblinde, placebo-kontrollierte Studie (4,05)	Kombinierte Hormon-substitution	2,05
Verreault (2001)	4392 (> 65 Jahre)	Prospektive Kohorten-studie (5)	Impfungen (Diphterie, Tetanus, Polio, Grippe)	0,41
Etminan (2003)	Metaanalyse		NSAID über 2 Jahre	0,27
Morris (2003)	815 (> 65 Jahre)	Prospektive Kohorten-studie (3,9)	Mindestens 1x pro Woche Fisch	0,4
Jick (2000)	284 Fälle 1080 Kon-trollen (> 50 Jahre)	Fall-Kontrollstudie	Behandlung mit Statinen	0,29
Guo (2000)	2233 Fälle 14668 Kontrollen	Fall-Kontrollstudie	Schädel-Hirn-Trauma – mit – ohne Bewusstseins-verlust	9,9 3,1

ner mittleren Beobachtungsdauer von 3,9 Jahren zu einer Reduktion um 60 %, an einer Alzheimer-Demenz zu erkranken (Morris et al., 2003).

Aus Längsschnittstudien geht hervor, dass zerebrovaskuläre Risikofaktoren (Bluthochdruck, Diabetes mellitus, Atherosklerose) auch für die Alzheimer-Demenz bedeutsam sind (vgl. Ott, Stolk, Van Harskamp, Pols, Hofman & Breteler, 1999). Bezüglich der Depressionen kann nach einer Metaanalyse der vorliegenden Studien (Jorm, 2000) ein Zusammenhang vermutet werden. Darüber hinaus sind depressive Verstimmungszustände im Vorfeld einer Alzheimer-Demenz auch als Vorläufersymptom einer Demenz zu werten. Einen weiteren epidemiologischen Hinweis, der Konsequenzen für die Prävention versprach, erbrachte eine Metaanalyse von LeBlanc und Mitarbeitern (2001).

Sie besagte, dass eine postmenopausale Östrogensubstitution zu einem verminderten Demenzrisiko führen könnte. Daten der randomisierten und kontrollierten „Womens Health Initiative Memory Study (WHIMS)" konnten diesen Befund jedoch nicht nur nicht bestätigen, sie deuteten sogar eher in Richtung einer Erhöhung des Demenzrisikos unter einer kombinierten Hormontherapie (Östrogen + Gestagen) (Shumaker et al., 2003).

Auch nichtsteroidale antiinflammatorische Substanzen (= NSAID), wie sie bei der Therapie rheumatischer Erkrankungen üblich sind, sollen nach epidemiologischen Untersuchungen protektiv wirken können. Eine aktuelle Metaanalyse (Etminan, Gill & Samii, 2003), die sich auf Studien bezog, denen Daten von über 13.000 Patienten zugrunde lagen, fand für kurzfristig mit nichtsteroidalen Antirheumatika Behandelte keine Risikoreduktion. Wenn aber eine Behandlung von mehr als zwei Jahren nachweisbar war, reduzierte sich das Risiko, an einer Alzheimer-Demenz zu erkranken, auf etwa ein Viertel (OR = 0,27). Für Acetylsalicylsäure, die in dieser Studie ebenfalls betrachtet worden war, ließ sich ein vergleichbarer Effekt nicht sichern. Auch in Blick auf die NSAID konnten allerdings Therapiestudien noch keinen ausreichenden Beleg für ihre antidementive Wirksamkeit liefern. Ein aktueller Befund aus den Daten der Framingham-Studie, der vor fünfzig Jahren begonnenen und seitdem ständig erweiterten epidemiologischen Studie zur Untersuchung der Entstehung von Herzerkrankungen, ist die Identifizierung eines erhöhten Serum-Homocysteins als unabhängigem Risikofaktor (OR=1,8) für die Entwicklung einer Alzheimer-Demenz (Seshadri et al., 2002). Ein Serumspiegel von >14 mmol/l verdoppelt danach nahezu das Risiko für diese Erkrankung. Statine, also Medikamente zur Senkung eines erhöhten Blutfettspiegels, gerieten in den Blick, weil bekannt ist, dass ein erhöhter Cholesterinspiegel die Bildung von b-Amyloid begünstigt. In einer Fall-Kontrollstudie (Jick, Zornberg, Jick, Seshadri & Drachman, 2000) zeigte sich, dass Personen jenseits des 50. Lebensjahres, denen Statine verschrieben wurden, ein substantiell niedrigeres Risiko zur Entwicklung einer Demenz aufwiesen (OR=0,29), als eine unbehandelte Kontrollgruppe. Eine Differenzierung zwischen unterschiedlichen Demenzformen ließ das Datenmaterial nicht zu. Dass trotz vielversprechender epidemiologischer Daten die Statine, ebenso wie die Östrogene, als Antidementiva wenig überzeugen konnten (Simons et al., 2002), muss allerdings festgehalten werden. Die hier zitierten Studien stellen nur eine kleine Auswahl einer sich sprunghaft entwickelnden Forschungsrichtung dar, dürften aber wesentliche aktuelle Fragen berühren.

Angesichts dieser Situation in Hinblick auf die biologischen Einflussgrößen darf aber nicht in Vergessenheit geraten, dass nichtbiologische Faktoren ebenfalls das Auftretensrisiko oder den Verlauf einer Alzheimer-Demenz nachhaltig beeinflussen (vgl. Abb. 7). Neben dem Lebensalter und dem Grad körperlicher Fitness finden die meisten Studien einen nachteiligen Einfluss eines niedrigeren Bildungsniveaus, was einerseits durch eine niedrigere zerebrale Reservekapazität, andererseits durch ungünstigere Lebensbedingungen und damit einhergehender höherer Exposition gegenüber potentiellen Schädigungen erklärt werden kann. Neben diesen Einflussgrößen wurden auch eine weitere große Anzahl möglicher Wirkvariablen untersucht, die vom allgemeinen Lebensstil über die Partnerwahl bis hin zu komplexen sozialen Verhaltensweisen reichen. Eine aktuelle prospektive Studie zu den Einflüssen unterschiedlichen Freizeitverhaltens auf das Demenzrisiko (Wilson et al., 2002) erhob die Aktivitäten von mehr als 6000 Menschen über 65 Jahren und verfolgte die Gruppe über einen Zeitraum von vier Jahren. Dann wurden 842 der Teilnehmer, die ursprünglich als nicht an einer Alzheimer-Demenz leidend identifiziert worden waren, nachuntersucht. Es wurde die Häufigkeit von sieben kognitiven (z. B. Zeitung lesen) und neun körperlichen Aktivitäten (z. B. Spazieren gehen) erhoben. Für die geistigen Aktivitäten ergab sich ein Mittelwert von 3,3, für die körperlichen einer von 3,5 auf entsprechend ausgelegten Skalen. Nur für die kognitiven Aktivitäten ergab sich eine enge „Dosis-Wirkungs-Beziehung“ in dem Sinne, dass ein Anstieg von einem Punkt auf der genannten Skala eine Risikoreduktion von 64 % bedeutete. Die körperlichen Aktivitäten zeigten mit einer OR von 1,04 für jede Skalenstufe keinerlei bedeutsamen Effekt.

Abbildung 7: Studien zu psychosozialen Einflussfaktoren

Erstautor (Jahr)	**Untersuchte Gruppe (Zahl)**	**Methodik (Dauer in Jahren)**	**Einflussfaktor**	**Odds Ratio**
Laurin (2001)	4615 (>65 Jahre) inzident: 285	Prospektive Kohorten-studie (5)	Physische Aktivität	0,50
Wilson (2002)	801 (>65 Jahre) inzident: 111	Prospektive Kohorten-studie (5)	Geistige Aktivierung	0,36
Verghese (2003)	469 (> 75 Jahre) inzident: 124	Prospektive Kohorten-studie (5,1)	Freizeit-aktivitäten („cognitive activity“)	0,93
Fratiglioni (2000)	1203 (> 65 Jahre) inzident: 176	Prospektive Kohorten-studie (3)	„spärliches soziales Netzwerk“	1,6
Helmer (1999)	2881 (>65 Jahre) inzident: 140	Prospektive Kohorten-studie (5)	„nie verheira-tet gewesen“	2,68
Friedland (2001)	193 Fälle 358 Kon-trollen	Fall-Kontroll-studie	„unterdurch-schnittlich aktiv im mittleren Lebensalter“	3,85

In einer ähnlich umfangreichen prospektiven fünfjährigen Kohortenstudie konnten dagegen Laurin und Mitarbeiter (2001) im Rahmen der Canadian Study of Health and Aging sehr wohl einen günstigen Einfluss körperlicher Aktivität auf das Demenz-Risiko identifizieren. Ein hohes Maß an körperlicher Aktivität war in dieser Studie mit einem um 42 % reduzierten Demenzrisiko (OR 0,58) verknüpft. Für die Alzheimer-Demenz lag dieser Wert sogar bei 50 %. Hinsichtlich des Einflusses des Freizeitverhaltens auf das Demenzrisiko scheinen aber verschiedene Studien in die gleiche Richtung zu weisen. Verghese und Mitarbeiter (2003) erhoben die Freizeitaktivitäten von mehr als 400 Menschen über 75 Jahren in einer prospektiven Kohortenstudie mit einer mittleren Untersuchungsdauer von 5,1 Jahren. Lesen, Brettspiele, aktives Musizieren und Tanzen erwiesen sich in enger „Dosis-Wirkungs-Beziehung" als demenzprotektiv.

Eine Differenz von einem Punkt auf einer für diese Studie entwickelten Skala erbrachte eine Risikoreduktion von weniger als 10 %. Einen besonders langfristigen Aspekt des Einflusses psychosozialer Wirkvariablen untersuchten Friedland und Mitarbeiter (2001). In einer retrospektiven Fall-Kontrollstudie an 193 Alzheimer-Patienten und 358 Kontrollpersonen von im Durchschnitt über 70 Jahren ermittelten sie Zahl und Intensität von Aktivitäten, die die Untersuchten in ihrem früheren Erwachsenenleben ausgeübt hatten. Gegenüber der Kontrollgruppe ergab sich für die Patienten eine statistisch bedeutsame Minderaktivität in früheren Lebensphasen. Das Risiko, an einer Alzheimer-Demenz zu erkranken, war für Menschen, die in jüngeren Jahren unterdurchschnittlich aktiv gewesen waren, unabhängig von Einflussgrößen wie Geschlecht, Alter, Erziehung oder Einkommen um das mehr als Dreieinhalbfache (OR=3,85) erhöht. Um anzudeuten, wie vorsichtig solche Forschungsergebnisse gewertet werden müssen, sei nur der Hinweis der Autoren aufgegriffen, dass solche Minderaktivitäten in früheren Lebensphasen sehr wohl auch extrem frühe und unspezifische Manifestationen einer wesentlich später beginnenden Demenzerkrankung darstellen könnten. In diesem Fall wären sie also Vorpostensymptom und nicht Risikofaktor. In einer schwedischen prospektiven Längsschnittstudie (Fratiglioni, Wang, Ericsson, Maytan & Winblad, 2000) erwiesen sich der Faktor „allein lebend" mit einer Steigerung um 50 % und der Umstand, „keine intensiven sozialen Kontakte" zu haben, mit einer Steigerung um 90 % als Risikofaktoren für die Entwicklung einer Demenz. In einem Index zusammengefasst errechnete sich für ein insuffizientes soziales Netzwerk eine Risikosteigerung um 60 %. Mit ähnlicher Zielstellung untersuchten Helmer und Mitarbeiter (1999) in einer Fall-Kontrollstudie die Frage nach dem Einfluss des erreichten Familienstandes auf das Risiko, eine Alzheimer-Demenz zu entwickeln. Diejenigen, die nie verheiratet gewesen waren, entwickelten im Untersuchungszeitraum von fünf Jahren fast dreimal häufiger eine Demenz (OR=2,68) als diejenigen, die eine Ehe zu ihren Lebenserfahrungen zählen konnten, selbst wenn der Partner zum Zeitpunkt der Erstuntersuchung bereits verstorben war. Man mag darüber spekulieren, ob eine Ehe ihre günstige Wirkung als Ort geistiger Anregung oder förderlicher körperlicher Aktivitäten entfaltet oder ob sie vielleicht eine gesündere Ernährung gewährleistet.

Zusammenfassend kann man also festhalten, dass es eine Reihe bedeutsamer Hinweise auf biologische Faktoren gibt, die geeignet sein könnten, das Demenzrisiko zu modifizieren. Auch psychosoziale Faktoren müssen nach diesen Studien als ernst zu nehmende Einflussgrößen bei diesem Geschehen in Betracht gezogen werden. Um die Bedeutung der vorgestellten Befunde besser einschätzen zu können, erscheint ein Gedanke von Chen und Fernandez (2000) hilfreich. Die Autoren zitieren eine viel benutzte Metapher, nach der die Zellen des alten Menschen völlig überladenen Kamelen zu vergleichen sind, die bereits die zusätzliche Last auch nur eines Strohhalms in die Knie zu zwingen vermag. Es bedarf dafür also durchaus nicht des Gewichts eines Felsbrockens. Wenn man in diesem Bild bleibt, muss man fragen, ob man auf der Suche nach Risikofaktoren nicht intensiver auch nach Strohhalmen und nicht nur nach Felsbrocken suchen muss. Das Gleiche würde dann aber auch für präventive Maßnahmen gelten. Auch hier wären dann Strohhalme gefragt, deren Entfernen für eine Zeit eine substantielle Entlastung des Individuums darstellen und den Eintritt einer Demenz verzögern könnte.

2.4.1.6 Klinik und Verlauf

Die Alzheimer-Demenz zeichnet sich durch ein breites Spektrum kognitiver, verhaltensmäßiger und funktioneller Störungen aus. Ihre Dauer kann gelegentlich bis zu 20 Jahren betragen. In der Längsschnittstudie des Consortium to Establish a Registry for Alzheimer‘s Disease (CERAD) wurde eine mittlere Überlebensdauer nach Eintritt in die Studie für Männer von 5,7 und für Frauen von 7,2 Jahren ermittelt (Heyman, Peterson, Fillenbaum & Pieper, 1996). Patienten mit einem Erkrankungsbeginn vor dem 65. Lebensjahr (präsenile Demenz) weisen in der Tendenz eine längere Überlebensdauer nach der erstmaligen Diagnosestellung durch einen Arzt auf. Auch in höheren Altersgruppen ist der Einfluss des Alters immer noch erheblich. In der Cerad-Studie ergab sich für Männer von 70 Jahren eine Überlebensdauer von 6,5 Jahren, für 80-jährige dagegen nur eine von 4,4 Jahren.

Abbildung 8: Global Deterioration Scale (GDS)

1: keine kognitive Störung (k.S.)	>	subjektiv u. objektiv gesund
2: sehr milde k.S.	>	verlegt Dinge; Wortfindungsstörungen
3: milde k.S.	>	berufl. Probleme werden Dritten deutlich; Probleme auf Reisen
4: mäßige k.S.	>	Probleme b. Finanzen, Einkaufen
5: mäßig schwere k.S.	>	Probleme bei der Kleiderauswahl, Körperpflege
6: schwere Einbuße	>	a) Probleme beim Anziehen
	>	b) Probleme b. Baden
	>	c) Probleme beim Toilettengang
7: sehr schwere Einbuße	>	a) aktiver Wortschatz ca. 6 Worte
	>	b) verständlicher Wortschatz 1 Wort
	>	c) Verlust der Fähigkeit zu Gehen
	>	d) Verlust der Fähigkeit zu Sitzen
	>	e) Verlust der Fähigkeit zu Lächeln
	>	f) Stupor und Koma

(nach Ihl & Frölich, 1991)

Es ist unstrittig, dass die Erkrankung nicht bei jedem Patienten in gleicher Weise voranschreitet. Darüber hinaus ist oft zu beobachten, dass die Symptome – häufig abhängig von Umgebungsfaktoren – fluktuieren, also von Tag zu Tag, manchmal von Stunde zu Stunde, wechseln. Die Notwendigkeit, die Krankheit eines einzelnen Patienten individuell zu würdigen, macht es schwer, einen bestimmten Patienten zu einem definierten Zeitpunkt einem exakt benennbaren Stadium zuzuordnen. Dennoch seien zwei Vorschläge zur Stadieneinteilung der Alzheimer-Demenz wegen ihrer großen praktischen Bedeutung kurz vorgestellt. Die Global Deterioration Scale (GDS; Abb. 8) (Ihl & Frölich, 1991; Reisberg Ferris & DeLeon, 1985) ist eine Fremdbeurteilungsskala, die in sieben Stufen den Schweregrad kognitiver Ausfälle bei Demenzen einschätzbar machen soll. Die einzelnen Stadien sind mittels klinischer Bilder operationalisiert, die in der Abbildung stichwortartig angegeben sind. Der Bezug auf beobachtbare klinische Auffälligkeiten soll zu einer verbesserten Kommunikation zwischen unterschiedlichen Betreuenden führen.

Eine noch pragmatischere Stadieneinteilung nach den Schweregraden „leicht", „mittel" und „schwer", wie die im Folgenden vorzustellende, kann ebenfalls keinerlei „Naturgesetzlichkeit" für sich in Anspruch nehmen. Auch sie wurde in dem Bemühen um bessere Vergleichbarkeit entwickelt. Eine solche Stadieneinteilung kann auch als Richtschnur für die Planung von Pflegemaßnahmen dienen und eine Möglichkeit schaffen, die Kommunikation innerhalb der Gruppe der Pflegenden und Betreuenden zu erleichtern. Zunächst sollen einige neuropsychologische Leistungseinbußen kurz skizziert werden, die den klinisch fassbaren Beginn der Erkrankung, den Übergang von der Gesundheit in die Krankheit, markieren. Anschließend werden die klinischen Auffälligkeiten, wie sie für die unterschiedlichen Krankheitsphasen charakteristisch sind, etwas ausführlicher dargestellt.

Der Beginn des krankhaften Geschehens ist charakterisiert durch eine Störung des Gedächtnisses sowie weiterer kognitiver Funktionen. Dabei sind sowohl das explizite Gedächtnis, also das Gedächtnis für episodische und bildliche Erfahrungen, bei dem das bewusste „sich Erinnern" eine Rolle spielt, als auch das Arbeitsgedächtnis, das die Informationsbearbeitung bei kurz- bis mittelfristigen Behaltensaufgaben beschreibt, betroffen. Hinzu kommen jedoch in der Frühphase Störungen der Aufmerksamkeit und der exekutiven Kontrollfunktionen, deren frühe Erkennung im Hinblick auf frühzeitige therapeutische Interventionen bedeutsam ist. Als Prädiktoren einer Demenz kommen dabei Leistungen des Ultrakurzzeitgedächtnisses (neuropsychologisch dargestellt durch die Leistung im Digit Span Test = kurzfristiges Behalten von Zahlenreihen), des visuospatialen Gedächtnisses (neuropsychologisch dargestellt durch den Benton Test = Erinnern von Mustern), und des Kurzzeitgedächtnisses (neuropsychologisch dargestellt durch das Erlernen von Wortpaaren) in Frage (Fabrigoule et al., 1998). Ebenfalls auf die Erfassung der Lernfähigkeit als einem sensiblen Indikator einer durch das demenzielle Geschehen gestörten Funktion zielt ein Test, in dem das Erlernen von Wortlisten mit verzögertem Abruf geprüft wird (Buschke, Sliwinski, Kuslansky & Lipton, 1997). Da Patienten mit einer Alzheimer-Demenz darüber hinaus früh Störungen der exekutiven Kontrolle zeigen, werden gezielt Störungen in der Leistung beim simultanen Ausführen von Aufgaben (Dual-Task) geprüft (Baddeley, 1986). Im Test wird dabei etwa, während der Proband eine Gleichgewichtsaufgabe bewältigen muss, die Gedächtnisleistung geprüft. Im Alltag ergibt sich eine ähnliche Aufgabe, wenn ein Gespräch (kognitive Leistung) während eines Spaziergangs (motorische Koordination) geführt werden soll. Bei diesen in der Alltagsbewältigung häufig auftretenden Doppelaufgaben finden sich früh in der Demenzentwicklung Störungen. Es kann dann nur noch eine der geforderten Leistungen wie gewohnt erbracht werden, während sich in der anderen gleichzeitig ein Versagen abzeichnet. Vereinfacht kann das bedeuten, dass ab diesem Zeitpunkt der Krankheitsentwicklung Gespräche nur noch im Sitzen geführt werden oder der Spaziergang in schwierigem Gelände (besonders auch auf Treppen) vorwiegend schweigend verlaufen muss, damit der Patient nicht stolpert.

Abbildung 9: Mini Mental Status

Charakteristika

Globale Beurteilung der kognitiven Leistungen

Informationen über: Gedächtnis, Sprache, Objekt-Handhabung, räumliche Leistungen

keine Aussage über formales Denkvermögen

geringer Zeitbedarf (ca. 10 Min.)

Beeinflussung durch
Intelligenzgrad
Bildungsniveau

Gedächtnis/Merkfähigkeit	
Begriffe wiederholen (z. B. Auto, Blume, Kerze)	3
Aufmerksamkeit	
100 – 7 = 93 – 7 = 86 – 7 = 79 ... etc.	
oder „R A D I O" rückwärts buchstabieren	5
Gedächtnis/Erinnerungsfähigkeit	
Begriffe auswendig wiederholen	3
Sprache	
Gegenstände benennen (z. B. Armbanduhr, Stift)	2
Satz nachsprechen „Sie leiht ihm kein Geld mehr."	1
Exekutiv-Funktionen	
3 Kommandos geben, 3 Handlungen ausführen	3
Schriftliche Anweisung lesen und befolgen lassen	1
Orientierung	
Zeit (Jahr, Datum, Monat, Wochentag, Jahreszeit)	5
Ort (Stadt, Bundesland, Land, Praxis, Stockwerk)	5
Schreiben eines vollständigen Satzes	1
Motorische Funktionen	
Zeichnen zweier sich schneidender Fünfecke	1
	30

(nach Folstein et al., 1975)

In der Phase des Verlaufs der Erkrankung, in der mit klinischen Mitteln eine Diagnose zu stellen ist, bekommen auch Suchverfahren (Screenings) ihre Bedeutung, die zu einem früheren Zeitpunkt wegen zu geringer Sensibilität diagnostisch noch keinen Hinweis auf ein pathologisches Geschehen geben konnten. Das für das Demenz-Screening am häufigsten angewandte Verfahren ist die Mini-Mental-Status-Examination (MMSE; Abb. 9) von Folstein et al. (1975; deutsche Bearbeitung durch Kessler, Markowitsch & Denzler, 1990).

Der Patient soll 30 Fragen beantworten bzw. Testaufgaben bearbeiten (Durchführungsdauer etwa 10 bis 15 Minuten).

Zehn der Fragen beziehen sich auf die Orientierung zur Zeit, zum Ort und zur Situation. Mit drei Aufgaben wird die Merkfähigkeit erfasst. Weiterhin schließt die MMSE kurze Prüfungen der Aufmerksamkeit und der Fähigkeit zu rechnen, der Wortfindung, der Ausführung einfacher Handlungen sowie der Schreibfähigkeit ein. Die Leistungen werden einzeln bewertet und zu einem Gesamtpunktwert addiert. Maximal sind 30 Punkte erreichbar. Ein Verdacht auf pathologische Leistungsdefizite ergibt sich bei weniger als 24 Punkten.

Ist der Krankheitsprozess so weit fortgeschritten, dass eine Demenz-Diagnose nach den oben genannten Kriterien erfolgen kann, so ist der weitere Verlauf grob in drei Phasen einzuteilen, die sowohl klinisch als auch neuropathologisch mit der Ausbreitung der Erkrankung korrelieren (Sjögren, Sjögren & Lindgren, 1952; Braak und Braak, 1991). Zu berücksichtigen ist dabei allerdings, wie oben erwähnt, die hohe inter- und intraindividuelle Variabilität des Verlaufs.

Das erste Stadium der leichten Demenz ist gekennzeichnet durch dominierende Gedächtnisstörungen. Eine sich schon in der Vorphase, während der noch keine Demenz-Diagnose gestellt werden kann, andeutende Lernschwäche nimmt zu, auch Bereiche des Gedächtnisses, die länger zurückliegende Ereignisse betreffen, sind jetzt betroffen. Es werden Schwierigkeiten in der exekutiven Kontrolle deutlich, die sich bei der Bewältigung komplexerer Anforderungen des Alltags manifestieren, die Leistung bei der Arbeit und im Haushalt nimmt ab. Wortfindungsstörungen sind häufig. Die Sprache wird informationsärmer, ist aber dabei meist noch flüssig, so dass im normalen gesellschaftlichen Umgang noch keine Einbußen deutlich werden müssen. Berichtet wird oft eine visuospatiale Gedächtnisstörung, die sich häufig in anamnestisch gut zu sichernden örtlichen Orientierungsproblemen in weniger vertrauter Umgebung manifestiert. So werden etwa Schwierigkeiten beschrieben, am schon einmal besuchten Urlaubsort den Weg zurück zum Hotel zu finden. Störungen in diesem Bereich führen unter Testbedingungen zu Einbußen bei der Lösung von visuomotorischen Aufgaben (z. B. Nachzeichnen). Das Führen des Bankkontos bereitet wegen sich abzeichnender Probleme im Umgang mit Zahlen Kummer. Hinzu kommen häufig affektive Störungen, etwa im Sinne einer depressiven Verstimmung als Reaktion auf die erlebten kognitiven Defizite. Der Schwung lässt nach, gleichzeitig stellt sich oft eine vermehrte Reizbarkeit ein. Dies besonders dann, wenn das Erlebnis der Leistungseinbuße Bereiche berührt, in denen der Patient in gesunden Tagen besondere Kompetenz für sich in Anspruch genommen hatte. Ein Bereich, der hier ein besonderes Konfliktpotential birgt, ist das Autofahren: seine komplexen Anforderungen werden immer schlechter bewältigt, gleichzeitig gilt er als unverzichtbar zur Aufrechterhaltung gesellschaftlicher (besonders männlicher) Identität. Für das Stadium der leichten Demenz gelten Werte im MMST zwischen 23 und 18 Punkten als hinweisgebend. Neurologische Störungen sind in dieser Demenzphase selten.

Das **zweite** Stadium der mittelschweren Demenz geht einher mit einem rascheren Verlust an kognitiven Funktionen. Im MMST finden sich Punktwerte von 17 bis 13. Die Gedächtnisstörungen erreichen jetzt Jahrzehnte zurückliegende Lebensabschnitte, die für den Kranken aber die rezente Realität bedeuten. „In der Vergangenheit leben" charakterisiert für viele den Umgang mit der Welt, wobei die eigene Biographie allmählich an Plastizität und Detailreichtum verliert. Die Einsicht in die eigene Krankheit, die in frühen Stadien gelegentlich schmerzlich klar ist und gerade deshalb gravierende Probleme bereitet, schwindet jetzt mehr und mehr. Der Blick in die Zukunft, das Planen auch von kleinsten Abläufen, ist immer weniger möglich. Im sprachlichen Bereich findet sich eine weitere, durch Wortfindungsstörungen geprägte Verarmung und nicht selten eine Reduzierung auf einfache Sprachfiguren (Floskeln), die auch Dritten rasch auffallen. Lesen und Schreiben bereitet zunehmend Probleme. Im Alltag fällt eine zunehmende Unfähigkeit im Bereich der Selbstpflege (Hygiene, An- und Ausziehen) auf, die oft das Verbleiben in der vertrauten Umgebung in Frage stellt. Im Übergang zum Stadium der schweren Demenz stellt sich eine Störung ein, die Angehörigen oft besondere Probleme bereitet: der Patient verliert die Fähigkeit, Gesichter wiederzuerkennen (Prosopagnosie). Charakteristisch in dieser Phase sind besonders die Symptome, die sich auf im Schläfenlappen lokalisierte Funktionen beziehen (Wortfindungsstörungen, Störungen der Wortflüssigkeit, Störungen im Handlungsablauf). Es wird deutlich, dass das klinische Geschehen plausibel auf das Voranschreiten der neuropathologischen Veränderungen im Temporallappen zu beziehen ist.

Die Patienten werden im Fortschreiten der Erkrankung zunehmend unruhiger, Wutausbrüche treten auf. Diese stehen oft in Zusammenhang mit Situationsverkennungen oder wahnhaften Befürchtungen, meist mit für den Patienten nicht mehr zu bewältigenden Herausforderungen durch Alltagssituationen. Solche „Katastrophenreaktionen" treten in der Häuslichkeit etwa bei 30–50 % der Kranken auf, im Heim dürften sie deutlich häufiger sein (Patel & Hope, 1992). Drei Viertel aller aggressiven Akte erfolgen nach Berührung durch das Personal bzw. nach Verletzung des „personal space“ (Ryden, Bossenmaier & McLachlan, 1991). Ein Charakteristikum ist ihr abruptes „unvorhersehbares“ Auftreten. Dies ist besonders problematisch, da Demenzpatienten häufig zunächst belastbar wirken und vermeintlich „gutmütig“ auf Verletzung des „personal space“ reagieren (Rapp & Gutzmann, 2000). Die häufigste psychopathologische Veränderung bei Alzheimer-Demenz jenseits der kognitiven Störungen ist jedoch das depressive Syndrom. Demenz und Depression sind die beiden häufigsten Erkrankungen im Alter. Eine Komorbidität einer Demenz mit depressiven Symptomen kommt in fast 90 % der Fälle vor (Visser, Verhey, Ponds, Kester & Jolles, 2000). Mehr als zwei Drittel aller Patienten weisen im Krankheitsverlauf mindestens eine depressive Episode auf, also eine eigenständig zu diagnostizierende und zu behandelnde Erkrankung. In früheren Phasen des Krankheitsgeschehens können Dysphorie, Appetitverlust, Schuld- und Suizidgedanken als depressive Äquivalente gelten, während später Energieverlust, Denkverarmung und schwere Konzentrationsstörungen auf eine depressive Komorbidität hinweisen. Affektive Störungen im Sinne eines manischen Zustandsbildes scheinen bei Demenz eher selten zu sein. Es gibt jedoch Ansätze, Verhaltensstörungen wie etwa Aggression, Hyperaktivität, Hypersexualität und übermäßige Nahrungsaufnahme (Hyperphagie) in diesem Sinne zu klassifizieren und zu behandeln (Folstein, 1998). Spezifische neurologische Symptome treten ebenfalls gehäuft bei mittelschwerer Alzheimer-Demenz auf. Hierzu gehören vor allem ein kleinschrittiges Gangbild, aber auch Störungen wie Steifigkeit (Rigor), Bewegungsverlangsamung (Bradykinesie) und -verarmung (Hypokinesie) sowie Tremor, die bereits den Übergang zu einer schweren Demenz andeuten.

Im **dritten** Stadium, der schweren Alzheimer-Demenz, schwinden die kognitiven Kompetenzen, die im zweiten Stadium noch mobilisiert werden konnten, allmählich vollständig. Eine Erfassung des Störungsgrades mittels Leistungstests ist immer weniger möglich. In der Sprache umfassen die Sätze nur noch wenige Worte, auch häufen sich sinnleere Wortwiederholungen (Logoklonien). Auch wenn die Patienten in der Regel keine Krankheitseinsicht mehr zeigen, können Situationen schmerzlich erlebten Versagens Affektstürme auslösen. Überhaupt bleibt die affektive Ansprechbarkeit wesentlich länger erhalten als die kognitive Kompetenz. In dieser Diskrepanz liegt eine der Hauptcharakteristika der schweren Alzheimer-Demenz. Das Krankheitsgeschehen führt im Verlauf auch zu motorischen Störungen mit der Unfähigkeit, selbständig einfache Aktivitäten wie das

Aufstehen aus dem Bett zu bewältigen. Trotz eines in der mittleren Phase oft noch erfolgreichen Trainings sind die Patienten jetzt inkontinent, oft bettlägerig. Häufig entwickeln sich zusätzlich Essstörungen (Dysphagie) mit nachfolgender Auszehrung (Kachexie). Auch bei adäquater Nahrungsaufnahme kann es bei motorischer Unruhe zu einer rapiden Gewichtsabnahme kommen. Verminderte Nahrungsaufnahme ist die häufigste Form der Essstörung bei Alzheimer-Demenz. Gleichwohl kann es aber auch zu übermäßigem Essen (Hyperphagie) kommen, das sich schließlich im Sinne einer globalen Hyperoralität auch auf nicht-essbare Gegenstände erstrecken kann, so dass alles Greifbare auch in den Mund gesteckt wird. Unwillkürliche Muskelzuckungen (Myoklonien) sind nicht selten. Häufig kommt es zu epileptischen Anfällen, die sowohl komplex-fokal als auch generalisiert auftreten, ohne jedoch im EEG entsprechende Zeichen erhöhter Anfallsbereitschaft aufweisen zu müssen (Robinson, Merskey, Blume, Fry, Williamson & Hachinski, 1994). Schließlich werden die Patienten bettlägerig, ihnen drohen nun Druckgeschwüre und Gelenkversteifungen, die nur bei guter Pflege vermeidbar sind. Die Neigung zu Infekten steigt, wie bei allen bettlägerigen Patienten.

2.4.1.6.1 Therapie der Alzheimer-Demenz

2.4.1.6.2 Basistherapie (gilt für alle Demenzformen)

Da Demenz-Patienten somatische Symptome spontan seltener mitteilen als ihre nichtdementen Altersgenossen, trägt der behandelnde Arzt eine besondere Verantwortung. Bei der internistischen Behandlung sind Defizite im Wasser- und Elektrolythaushalt ebenso konsequent auszugleichen wie Defizite beim Zuckerstoffwechsel, da sonst eine massive Überforderung der ohnehin verminderten zerebralen Reservekapazität droht. Eine häufige Ursache von psychomotorischer Unruhe oder Angst sind Fehlfunktionen der Schilddrüse. Eine weitere kritische Größe stellt der Blutdruck dar. Gerade beim älteren Patienten ist eine strikte Einstellung nicht immer sinnvoll durchführbar, da bei jahrelang bestehendem Hypertonus die zerebralen Autoregulationsmechanismen nicht mehr adäquat funktionieren und es zum so genannten „Erfordernishochdruck“ gekommen sein kann. Schließlich ist bei einer auf eine gleichzeitig bestehende Erkrankung zielenden Begleitmedikation auf offene oder versteckte Anticholinergika (z. B. auch Mydriatika = Augentropfen bei grünem Star) zu achten, die ihrerseits die kognitive Leistung zusätzlich einschränken können und gleichzeitig ein erhöhtes Delirrisiko bergen. Ein weiteres Störfeld im Zusammenhang mit der Basistherapie bei Demenz sind Probleme im Bereich der Ausscheidungsfunktionen. Hier sollte eine Abklärung der Ursachen (z. B. Infektion) eine möglichst kausale Therapie nach sich ziehen, um eine unnötige zusätzliche Belastung des Patienten zu vermeiden. Nicht selten sind es Inkontinenzprobleme, die den Patienten von der gesellschaftlichen Teilhabe ausschließen und nicht so sehr die kognitive Einbuße. Ein Kontinenztraining kann auch bei dementen Patienten mit Aussicht auf Erfolg durchgeführt werden. Auch die Ernährung erfordert gezielte Aufmerksamkeit. Neben der erwähnten ausreichenden Flüssigkeitszufuhr ist eine ballaststoffreiche, kohlenhydrat- und vitaminreiche Ernährung anzustreben.

2.4.1.6.3 Psychopharmakotherapie des kognitiven Kernsyndroms

Das Ziel aller therapeutischen Bemühungen bei Demenzen besteht derzeit in einer symptomatischen Linderung der Leistungseinbuße und einer Verbesserung der Lebensqualität der Betroffenen (Gutzmann, 2002). Das Ziel einer Sekundärprävention, also etwa eine Verzögerung des Verlaufs, scheint einer Lösung nähergebracht, wenn man Untersuchungen berücksichtigt, nach denen eine Aufnahme in ein Pflegeheim durch eine geeignete Intervention bis zu einem Jahr verzögert werden kann. Abbildung 10 gibt einen Überblick über die Vertreter unterschiedlicher pharmakologischer Strategien.

Abbildung 10: Antidementiva

Substanzgruppe	Beispiele	Wirkung
Cholinesterasehemmer	Donepezil Rivastigmin Galantamin	Verbesserung der cholinergen Neurotransmission
Glutamat-antagonisten	Memantine	Glutamat-modulation
Kalzium-antagonisten	Nimodipin	Schutz gegen Kalziumüberladung
Nootropika	Piracetam	Glukoseutilisation
Antioxidantien	Vitamine A, C, D; Gingko, Idebenone	Schutz gegen Sauerstoffradikale

Notwendige und wünschenswerte Vergleichsstudien zwischen verschiedenen Substanzen fehlen bis auf wenige Ausnahmen. Auch ist der wissenschaftliche Gehalt der Untersuchungen, die jeweils zur Zulassung der Substanzen geführt haben, wegen der erst in den letzten Jahren schärfer formulierten Qualitätsstandards für die Forschung auf diesem Gebiet recht unterschiedlich. Nur für die Cholinesterasehemmer sowie Nimodipin, Memantin und den Ginkgo-Biloba-Extrakt liegen nach modernen Standards zureichende Wirksamkeitsbelege vor.

2.4.1.6.3.1 Cholinerge Therapieansätze

Die medikamentöse Behandlung demenzieller Erkrankungen im Alter hat sich an den Symptomen zu orientieren, die im Vordergrund der Beschwerden des einzelnen Patienten stehen. Bei der Alzheimer-Demenz stehen mit den Acetylcholinesterasehemmern mittlerweile Substanzen zur Verfügung, die auf den Krankheitsprozess zielen. Nervenzellen verständigen sich über bestimmte Kontaktstellen, die Synapsen. Diese mikroskopisch kleinen Saugnäpfe einer Nervenzelle haften an der Außenwand der Nachbarzelle. Hier wird die Information weitergeleitet und moduliert. An den Kontaktstellen zwischen den Nervenzellen werden verschiedene Botenstoffe eingesetzt. Wer das Gleichgewicht dieser Botenstoffe beeinflusst, der kann auch das Lernen und damit das Gedächtnis stärken oder behindern. Zu den Hirnzellen, die bei der Alzheimer-Krankheit schon zu Beginn zu Grunde gehen, gehören solche, die mit dem Botenstoff Acetylcholin arbeiten und deshalb als „cholinerg“ bezeichnet werden. Das führte zu intensiver Suche nach Arzneien, mit denen der Abbau von Acetylcholin verhindert werden kann. Heute sind diese Präparate weit verbreitet. In Deutschland sind folgende Substanzen zugelassen: Donepezil (Handelsname „Aricept“), Galantamin („Reminyl“) und Rivastigmin („Exelon“). Der Erfolg einer solchen Behandlung ist jedoch begrenzt. Sie kann die Krankheit bei jedem dritten bis vierten Patienten lindern, aber nicht wirklich stoppen. Es handelt sich also um eine für Patienten wie Angehörige notwendige, aber noch lange nicht hinreichende Maßnahme. Die überwiegende Zahl der Studien konnte bestenfalls ein Aufhalten der Progression kognitiver Defizite über den Zeitraum eines Jahres zeigen. Es ergibt sich zusätzlich ein Bedarf für eine genaue, ethisch überprüfte Beratungspraxis, in der mit den Patienten und ihren Angehörigen über Zeitpunkt und Dauer der Therapie gesprochen werden sollte. Aus ethischen Überlegungen erscheint eine nur auf den Erhalt des kognitiven Status gerichtete Therapie bei fortgeschrittener Demenz möglicherweise dann nicht geraten, wenn damit eine den Patienten quälende und den Angehörigen belastende Krankheitsetappe ohne Not verlängert wird.

Zusammenfassend lässt sich aus den bisherigen klinischen Prüfungen schließen, dass eine Gruppe von verlässlich diagnostizierten Patienten mit einer leicht bis mittel ausgeprägten Alzheimer-Demenz von einer Behandlung mit Cholinesterasehemmern im Sinne einer symptomatischen Besserung ihrer kognitiven Einbußen bei tolerablen Nebenwirkungen profitiert. In der Regel folgt in den Studien einem anfänglichen Therapieeffekt ein kognitiver Abbau, der in Umfang und Geschwindigkeit der Progredienz etwa dem der Kontrollen entspricht. Es kann also von einem durch die Therapie bewirkten Zeitgewinn gesprochen werden. Bei Therapieabbruch nähert sich die kognitive Leistung rasch der der unbehandelten Patienten. Auch nichtkognitive Störungen wie Depressivität, Wahnsymptome und psychomotorische Unruhe können durch Cholinesterasehemmer günstig beeinflusst werden. Es gibt allerdings im Einzelfall keinen sicheren Anhaltspunkt zur Vorhersage des Ansprechens einer Therapie. Ebenso wenig ist die optimale Therapiedauer bekannt. Die publizierten Langzeitstudien belegen einen Therapieeffekt bis zu mehr als einem Jahr auf mehreren Untersuchungsebenen, lassen aber noch keinen verlässlichen Schluss auf einen längerfristig überdauernden Nutzen zu, auch wenn aus offenen Therapiebeobachtungen schon Erfahrungen über zwei und mehr Jahre vorliegen. Als Faustregel kann gelten, dass eine Therapie so lange fortgesetzt werden sollte, wie ein Therapieerfolg im Sinne einer Verzögerung der Progredienz nachweisbar ist. Manche Nebenwirkungen treten wahrscheinlich spezifisch für eine Substanz und nicht für die Gesamtgruppe der Cholinesterasehemmer auf. Deshalb kann ein Wechsel zwischen zwei Medikamenten dieser Gruppe im Einzelfall sinnvoll sein.

2.4.1.6.3.2 Nicht-cholinerge Therapieansätze

Beim Entstehen von Gedächtnis spielt offenbar der Botenstoff Glutamat eine wichtige Rolle. An den Synapsen stimuliert er Andockstellen namens „Ampa“ und „NMDA“. Diese setzen ihrerseits eine Signalstaffette in Gang, die schließlich Lerninhalte im Gedächtnis verankert. Eine neue Wirkstoffgruppe namens Ampakine soll die Impulse des Botenstoffs Glutamat verstärken. Tests mit diesen oder ähnlichen Wirkstoffen stimmen die Hersteller optimistisch. Das gilt auch für Memantine (Handelsnamen „Axura“, „Ebixa“). Es fördert das Glutamat-System nicht, sondern dämpft es paradoxerweise. Auf diese Weise sollen nur die wichtigen Signale übermittelt werden. Das „Rauschen“ dagegen, das die gewünschte Information übertönt, wird vermindert. Memantine erwies sich bei Patienten mit mittelschwerer bis schwerer Alzheimer-Krankheit als hilfreich. Die bisher vorliegenden klinischen Daten sprechen dafür, dass sich der experimentell belegte Effekt auch in klinischer Wirksamkeit bei unterschiedlichen Demenzprozessen niederschlägt. Bemerkenswert ist, dass für diese Substanz als erstes auch ein Wirksamkeitsnachweis bei schweren Demenzen erbracht werden konnte (Winblad & Poritis, 1999). Beschrieben ist eine günstige Beeinflussung sowohl des Antriebs und der Vigilanz als auch der Kognition sowie des Essverhaltens, wobei ein relativ rascher Wirkungseintritt beobachtet werden kann.

Nimodipin ist ein Kalzium-Kanal-Blocker, der wegen seiner Lipidlöslichkeit die Blut-Hirn-Schranke leichter als andere Kalziumantagonisten passiert. Klinisch soll Nimodipin Lern- und Gedächtnisfunktionen verbessern. Freie Radikale vermögen als Stoffwechselprodukte des Sauerstoffs Zellmembranen und vergleichbare Strukturen zu schädigen. Sie werden bei Demenzen als ursächlich bedeutsam diskutiert. Antioxidative Substanzen sollen hier als Schutzfaktoren eingreifen. Deshalb wurde die Gabe von Radikalenfängern wie den Vitaminen A,C und E sowohl unter prophylaktischen als auch unter therapeutischen Gesichtspunkten empfohlen. Trotz des theoretisch plausiblen Wirkungsmechanismus ist ihre prophylaktische Wirkung bisher nicht hinreichend belegt. Wie oben bereits angesprochen hat die in epidemiologischen Studien aufgefallene neuroprotektive Wirkung von Östrogenen in ihrer therapeutischen Umsetzung bei der Alzheimer-Demenz enttäuscht. Auch die ebenfalls aus epidemiologischen Befunden geschöpften Hoffnungen auf mögliche therapeutische Effekte der nichtsteroidalen Antirheumatika sowie der Statine harren der therapeutischen Einlösung. Außer dem cholinergen Defizit finden sich bei der Alzheimer-Krankheit noch weitere Auffälligkeiten im Bereich der Nervenüberträgerstoffe. Besonders betroffen sind vor allem das noradrenerge, das serotonerge und das dopaminerge System. Die bisher vorliegenden klinischen Studien in dieser Richtung erscheinen noch nicht überzeugend.

Unter Nootropika werden pharmakologisch wirksame Substanzen verstanden, die höhere kortikale Funktionen verbessern sollen, ohne dass für sie ein einheitlicher Wirkungsmechanismus bekannt wäre. Es ist aber für einzelne Substanzen wahrscheinlich gemacht worden, dass der fundamentale pharmakologische Effekt auf der Ebene der Membranen- und Rezeptorsysteme zu suchen ist. In klinischen Studien ergab sich für Nootropika eine Placebo-Verum-Differenz von 15–30 % zugunsten von Verum. Nach den vorliegenden Untersuchungen ist anzunehmen, dass Ginkgo Biloba auf die gestörte Membranstabilität und Piracetam sowie Pyritinol auf den gestörten Glukose- bzw. Energiestoffwechsel einwirken. Mutterkornalkaloide – als erprobtestes sei hier das Co-Dergocrin genannt – sollen neben vasodilatatorischen auch andere Effekte (z. B. die Steigerung der Azetylcholinsynthese) aufweisen. Als günstig für sämtliche Nootropika gilt die geringe Nebenwirkungsrate.

Ob eine Kombination verschiedener Interventionsstrategien in der Zukunft die therapeutischen Resultate bringt, die man sich unter theoretischen Aspekten davon erwarten könnte, ist offen. Für ein solches Vorgehen spricht, dass es sich bei demenziellen Prozessen, auch bei der Alzheimer-Demenz, um multifaktorielle Geschehen handelt, sowie die daraus abgeleitete Annahme, dass alle bisher geschilderten therapeutischen Ansätze für sich nur jeweils einen sehr begrenzten Teil des komplexen Krankheitsgeschehens beeinflussen können. Bisherige spärliche Studien haben zunächst nur Hinweise auf weiteren Forschungsbedarf und noch nicht auf ein gültiges Therapiekonzept ergeben.

Beim heutigen Wissensstand kann bei Patienten mit einer Alzheimer-Demenz zunächst eine Behandlung mit einem Cholinesterase-Hemmer ins Auge gefasst werden, insbesondere leichte und mittlere Demenzstadien kommen dafür in Betracht. Ausreichende Wirksamkeitsnachweise existieren auch für Gingko Biloba und Memantine. Bei den übrigen Substanzen ist trotz einer bestehenden Zulassung für die Behandlung demenzieller Syndrome mehr Zurückhaltung angezeigt. Derzeit erscheint eine Behandlung um so aussichtsreicher, je früher sie beginnt, d. h. je geringer die hirnorganische Symptomatik ausgeprägt ist.

Angesichts des vielfältig auch in der Presse geäußerten Interesses an der therapeutischen Beeinflussbarkeit der Alzheimer-Demenz soll an dieser Stelle ein Blick in die Zukunft gewagt werden. An mehreren Punkten des komplexen Krankheitsprozesses, der dem klinischen Bild zugrunde liegt, erscheinen therapeutische Interventionen theoretisch viel versprechend. Eine solche Phase ist z. B. die Bildung des schädlichen ß-Amyloid. Da es sich dabei um ein Fragment des bei jedem Menschen vorhandenen Vorläufer-Proteins handelt, das durch fehlerhafte Spaltung durch Sekretasen (beta- und gamma-Sekretasen) entstanden ist, gerät der Prozess der enzymatischen Spaltung in den Blick der Forscher. Eine Hemmung der Aktivität der Spaltungsenzyme könnte verhindern, dass ß-Amyloid entsteht. Der Krankheitsprozess wäre an dieser Stelle gestoppt. Unglücklicherweise sind die Sekretasen aber an unterschiedlichsten Stellen im Körper biologisch aktiv und werden dort auch gebraucht. Eine Blockierung könnte also mit einer Vielzahl von unerwünschten und möglicherweise schwer wiegenden Folgen einhergehen. Ob eine selektive Blockierung nur am Ort des Alzheimer-Geschehens möglich sein wird, muss die Zukunft erweisen. Ein ebenfalls völlig neuartiges Interventionsprinzip stellen Versuche dar, die Immunabwehr des Körpers spezifisch gegen ß-Amyloid in Stellung zu bringen. In einer Studie wurden Patienten mit synthetischem ß-Amyloid geimpft, um die Patienten zur Bildung von Antikörpern anzuregen, die schon vorhandenes ß-Amyloid abzubauen in der Lage wären. Da etwa 7 % der Teilnehmer eine Hirnhautentzündung entwickelten, musste die Studie abgebrochen werden. Allerdings nahm bei den geimpften Patienten die Gedächtnisleistung innerhalb von einem Jahr weniger ab als bei der Kontrollgruppe. Auch fiel es ihnen leichter, den Alltag zu meistern (Hock et al., 2003). Die Impfung hatte also in der erhofften Weise gewirkt, jedoch war das Nebenwirkungsrisiko nicht tolerierbar. Die Suche nach einem besser verträglichen Impfstoff, der die Immunzellen nicht überreagieren lässt und damit Entzündungen auslöst, ist in vollem Gange. Da das Bewusstsein immer stärker wird, dass es sich bei Demenzen um schwer wiegende Erkrankungen handelt, deren erfolgreiche Therapie nicht nur für den einzelnen Patienten, sondern auch für die Gesellschaft von größter Bedeutung wäre, genießen entsprechende Forschungsbemühungen auch große öffentliche Aufmerksamkeit. In der Verantwortung der Forschung und der Publizistik liegt es gleichermaßen, nicht immer wieder voreilig Hoffnung zu wecken, wo zunächst kritische Prüfung der vorläufigen Ergebnisse angezeigt wäre.

2.4.1.6.4 Psychopharmakotherapie psychischer Begleitsymptome bei Demenzen

Bei der Behandlung nichtkognitiver Störungen muss deutlich sein, auf welche Symptome die Therapie zielen soll. Dabei kann es sich sowohl um depressive oder wahnhafte Syndrome oder um Störungen des Antriebs und des Tag-Nacht-Rhythmus handeln (Abb. 11). Auch Verhaltensstörungen bei Demenz spielen hier eine zentrale Rolle. Für sie gelten ebenfalls die hier dargestellten Empfehlungen. Zunächst sollte jede Möglichkeit nichtmedikamentöser Therapie überdacht werden, die es im Prinzip bei jeder dieser Störungen gibt. Stets muss sich der behandelnde Arzt auch fragen, ob er nicht selber durch eine medikamentöse Behandlung anderer Erkrankungen oder Störungen zum jetzigen problematischen Verhalten beigetragen hat.

Mit anderen Worten: ob es sich bei der aktuellen Symptomatik nicht vielleicht allein um die Nebenwirkung einer anderen Medikation handelt. Die Dosierung sollte einschleichend erfolgen und für alle Beteiligten übersichtlich sein. Nachdem das Therapieziel zu Anfang festgelegt worden war, muss auch in vernünftigem Abstand überprüft werden, ob ein entsprechender Therapieerfolg tatsächlich zu verzeichnen ist. Eine medikamentöse Therapie, die nicht innerhalb eines realistischen Behandlungszeitraums einen positiven Effekt zeigt, gehört abgesetzt. Ob medikamentös behandelt werden muss oder nicht, wird nicht durch die Grundkrankheit bestimmt, sondern durch das Ausmaß der Beschwerden des Patienten.

Depressive Störungen im Rahmen von Demenzen treten bei 10–15 % der Betroffenen in ausgeprägter Form auf, depressive Verstimmungszustände sind zu Beginn der kognitiven Veränderungen bei mindestens $^1/_4$ nachweisbar, scheinen im Verlauf der Erkrankung aber seltener zu werden.

Man sollte aber nicht dem Trugschluss aufsitzen, dass ein Demenzkranker nur deshalb nicht als depressiv gelten darf, weil er in Depressionsskalen, die in der Regel kognitive Ungestörtheit voraussetzen, einen entsprechenden Schwellenwert nicht erreicht. Der Arzt ist bei diesen Patienten in viel größerem Umfang neben dem Gespräch mit den Angehörigen auf sein Gespür angewiesen, als er es im Zeitalter solcher allgegenwärtiger „objektiver" Skalen noch gewohnt ist.

Abbildung 11: Pharmakotherapie psychischer Begleitsymptome

Zielsymptomatik	**Medikament/Gruppe**
Depression	Antidepressiva
Wahnsymptomatik	Neuroleptika
Unruhe	Carbamazepin, Valproat, Neuroleptika
Angst	Antidepressiva, Buspiron
Tag-Nacht-Rhythmusstörungen	Tranquilizer, Neuroleptika, Clomethiazol

Das Auftreten depressiver Störungen bei Demenz hat keinen Einfluss auf den Verlauf. Depressionen werden bei Demenz pharmakologisch nach den gleichen Richtlinien behandelt wie wenn sie ohne Demenz aufgetreten wären. Zu beachten ist allerdings, dass besonders die seit einem halben Jahrhundert bekannten trizyklischen Antidepressiva sehr leicht und in niedrigen Dosisbereichen delirante Zustände hervorrufen können, wahrscheinlich bedingt durch die anticholinergen Wirkkomponenten. Günstiger sind modernere Substanzen mit einem völlig davon abweichenden Wirkprinzip, etwa selektive Serotonin Wiederaufnahmehemmer (SSRI). Neben dem insgesamt günstigen Nebenwirkungsspektrum spricht die anxiolytische Wirkung der SSRI für die Anwendung bei den oft auch von Angstsymptomen begleiteten Depressionen dementer Patienten. Die gleichzeitige Gabe von Antidementiva und Antidepressiva ist möglich, wird auch in der Praxis häufig durchgeführt. Probleme sind zu erwarten, wenn die Dosis zu schnell gesteigert wird. Bei einer geeigneten Medikamentenauswahl und behutsamer Dosierung können Antidepressiva dem depressiven Demenzpatienten denselben Dienst erweisen wie dem „nur" Depressiven.

Die Behandlungsnotwendigkeit von psychotischen Phänomenen richtet sich in erster Linie nach ihrem subjektiven Stellenwert für den Patienten, bzw. nach den hieraus folgenden Verhaltensproblemen mit Konsequenzen für die Betreuung. Die Behandlung mit antipsychotischen Substanzen findet ähnlich wie bei Patienten ohne kognitive Einbußen statt, allerdings liegen die verwendeten Dosierungen wesentlich niedriger. Die Wahrscheinlichkeit des Auftretens extrapyramidal-motorischer Nebenwirkungen (EPMS) wie Tremor oder Parkinson-artigen Symptomen ist sowohl durch den Faktor Alter als auch durch die die Demenz begründende Hirnschädigung drastisch erhöht. So wurde gezeigt, dass bei einer Dosis von 2–3 mg Haloperidol nach einem Jahr mehr als 20 %, nach drei Jahren sogar mehr als 60 % der älteren Patienten unter EPMS litten (Jeste, Lacro, Palmer, Rockwell, Harris & Caligiuri, 1999). Als Indikationen für die neueren, nebenwirkungsärmeren atypischen Antipsychotika können ein mangelnder Therapieerfolg bei einem herkömmlichen Neuroleptikum, quälende Nebenwirkungen oder auch die Notwendigkeit einer längerfristigen neuroleptischen Behandlung angesehen werden.

Für die beiden atypischen Neuroleptika Olanzapin und Risperidon wurden 2004 den deutschen Ärzten und Apotheken von den Herstellern in Abstimmung mit dem Bundesinstitut für Arzneimittel und Medizinprodukte so genannte „Rote-Hand-Briefe" zugeschickt. Solche Briefe sind ein eingeführtes Informationsinstrument und enthalten Mitteilungen, die die Adressaten unmittelbar erreichen sollen. Sowohl auf den Briefumschlägen als auch auf den Briefen signalisiert das Symbol einer roten Hand mit der Aufschrift „Wichtige Mitteilungen über ein Arzneimittel" die Dringlichkeit der Botschaft.

Bezüglich des Olanzapins hatten eine Reihe von klinischen Prüfungen bei älteren Patienten mit Demenz eine etwa zweifach erhöhte Mortalität und eine dreifach erhöhte Rate zerebrovaskulärer Ereignisse verglichen mit Placebo gezeigt. Grundlage des Briefs für Risperidon waren die Daten aus sechs Placebo-kontrollierten Studien bei Demenzpatienten unterschiedlicher Ätiologie. Dabei ergab sich bei 3,3 % der mit Risperidon und bei 1,2 % der mit Placebo Behandelten ein Auftreten von zerebrovaskulären Ereignissen unterschiedlicher Schweregrade. Das Verhältnis der Ereignisse bei der Risperidon-Gruppe zur Placebo-Gruppe betrug etwa 3 : 1. Bei alleiniger Betrachtung der Patienten mit vaskulärer Demenz betrug dieser Wert mehr als 5 : 1, sodass hier ein besonders hohes Risiko vorliegen dürfte. Entgegen dem durch die aktuellen Studien erweckten Eindruck liegen keine verlässlichen Hinweise auf ein besonders hohes Risikopotenzial atypischer Neuroleptika im Vergleich zu Typika vor. Auch wenn, wie dargestellt, für zwei Atypika (Olanzapin und Risperidon) ein vergleichbares Risikopotenzial ermittelt wurde, könnte es sich um ein Risiko handeln, das alle Neuroleptika als Gruppe teilen. Eine Verminderung dieses Risikos kann nur eine strikte Kontrolle der vaskulären Risikofaktoren sein. Dazu zählen: Bluthochdruck, Erkrankungen der Herzkranzgefäße, Schlaganfall, TIA, Diabetes, Sichelzellenanämie, Nikotinabusus, erhöhte Blutfette, erhöhter Hämatokrit. Natürlich zählt auch eine vaskuläre Demenz zu den hier genannten Risikokonstellationen. Auf zerebrovaskuläre Ereignisse muss bei der Gabe aller Neuroleptika – also nicht nur der Atypika – sorgfältig geachtet werden. Der schwer kranke Patient, der sich oder seine Umgebung durch aggressives Verhalten gefährdet oder der durch psychotische Symptome bei Demenz erheblich beeinträchtigt ist, kann weiter neuroleptisch behandelt werden, wenn die vaskulären Risikofaktoren sorgfältig kontrolliert werden. Hochpotente Neuroleptika sind in keinem Fall großzügig einzusetzende „Verhaltensverbesserer"! Dabei ist es nachrangig, ob es sich um typische oder atypische Vertreter dieser Gruppe handelt. Wenn aber bei kritischer Abwägung von Nutzen und Risiko die Behandlungsnotwendigkeit gegeben ist, kann auch Risperidon, als in dieser Indikation einziges zugelassenes atypisches Neuroleptikum, weiterhin eingesetzt werden. Olanzapin ist für die Behandlung von schweren demenzbedingten Verhaltensstörungen nicht zugelassen.

Günstige Wirkungen einer neuroleptischen Therapie sind besonders bei motorischer Unruhe, Angst oder Erregung, bei psychotischen Phänomenen und bei durch erhöhte Reizbarkeit charakterisierten Missstimmungen zu erwarten. Eher geringe Wirkungen entfalten sie, durchaus nicht unerwartet, bei verbaler Aggressivität und bei „störendem" Sozialverhalten. Es ist immer zu berücksichtigen, dass eine neuroleptische Medikation eine zu starke Sedierung und eine zusätzliche kognitive Beeinträchtigung nach sich ziehen kann. Gleichzeitig muss auch an die möglicherweise damit einhergehende vermehrte Sturz- und Frakturgefahr gedacht werden. Aggressivität und Feindseligkeit können auch mit Carbamazepin erfolgreich gebessert werden. Eine Behandlung mit Cholinesterase-Hemmern kann ebenfalls zur Reduktion von Wahn, Halluzinationen oder Agitiertheit führen. Auch bei psychotischen Phänomenen empfiehlt sich zuerst eine genaue Betrachtung der Umgebung der Patienten, die konstant und klar strukturiert sein sollte, sowohl was die zeitlichen, personellen wie auch die materiellen Faktoren angeht (Gutzmann, 2002). Allein durch Veränderungen von Tagesstruktur, räumlicher Ordnung oder Wechsel im therapeutischen Team können Demenzpatienten in erhebliche Verwirrung gestürzt werden, aus der heraus sie dann für ihre Umgebung nicht vorhersagbar reagieren. Demente klagen weniger über körperliche Schmerzen als kognitiv Gesunde – es ist daher auch immer zu prüfen, inwieweit bislang unentdeckte körperliche Beeinträchtigungen zu Verhaltensveränderungen beitragen.

Mit dem Fortschreiten der Alzheimer-Demenz kommt es zu einer Verkürzung der Schlafphasen und zur Zunahme der Wachzeit. Mit diesen Schlafstörungen assoziiert ist häufig das „sun downing". Es handelt sich dabei um delirante Episoden, die zum Abend oder in der Nacht auftreten und sich tagsüber wieder bessern oder ganz schwinden. Pharmakologische Behandlungsstrategien bei Schlafstörungen umfassen verschiedene Hypnotika oder Tranquilizer bis hin zu antipsychotisch-sedativ wirksamen Medikamenten. Gelegentlich wird man auch in dieser Indikation kurzfristig Clomethiazol einsetzen, das sonst der Behandlung des Alkohol-Delirs vorbehalten ist. Verwirrtheitszustände, die bei dieser Substanz theoretisch gut erklärbar wären, sind bei diesem Indikationsbereich ebenso selten zu beobachten wie Abhängigkeitsentwicklungen. Diese Aussage gilt allerdings ausschließlich für den alten und dementen Patienten ohne Suchtanamnese. Die häufig in solchen Situationen eingesetzten hochpotenten Neuroleptika haben eine deutlich geringere sedierende Wirkung.

Die Regulierung des Tagesablaufs, Einschränkung von Tagesschlafpausen und die Applikation von intensivem Licht als zeitbegrenzte therapeutische Intervention („bright light") mögen als nicht-pharmakologische Interventionen hilfreich sein. Tranquilizer werden bei Schlafstörungen mit Erfolg eingesetzt, allerdings sollten wegen des beim alten Menschen veränderten Metabolismus nur Substanzen mit einer kurzen Halbwertszeit ohne pharmakologisch aktive Abbauprodukte (Metaboliten) ausgewählt werden. Probleme einer Therapie mit Benzodiazepinen bestehen in der Kumulation (Blutdrucksenkung, ataktische Gang- und Sprachstörungen, übermäßige Sedierung, weitere kognitive Verschlechterung) sowie in der Möglichkeit paradoxer Effekte und vor allem in der Gewöhnung. Bei einer Angstsymptomatik von einer Schwere und Dauer, die eine medikamentöse Therapie rechtfertigt, ist an SSRI, Tranquilizer, Buspiron und gelegentlich auch an Neuroleptika zu denken.

Stets sollte schließlich bei der Frage der medikamentösen Behandlung nichtkognitiver Störungen bei Demenzen beherzigt werden, dass viele nichtkognitive Störungen psychopharmakologisch mit Erfolg angehbar sind, wenn man dem Prinzip „start low, go slow“ (niedrige Anfangsdosierung, langsame Dosissteigerung) folgt. Häufig sind Unruhe oder Angst auch durch eine gezielte Anpassung basaler Parameter (z. B. der Schilddrüsenfunktion) dauerhaft günstig zu beeinflussen. Und schließlich werden noch viel zu oft Probleme, die durch eine Optimierung der Betreuung zu bewältigen wären, aus Unkenntnis allein medikamentös angegangen.

2.4.2 Demenz mit Lewy-Körperchen

2.4.2.1 Definition

Parkinson-Syndrome treten sowohl ohne erkennbare Ursache (idiopathisch) als auch symptomatisch und im Rahmen anderer neurodegenerativer Erkrankungen auf. Ausgeprägtere kognitive Störungen finden sich allerdings nahezu ausschließlich bei den Formen, die im mittleren und höheren Lebensalter erstmals auftreten.

Eine der häufigsten degenerativen Demenzformen ist die Demenz mit Lewy-Körperchen (DLK). Sie ist neuropathologisch durch Lewy-Körperchen charakterisiert, wie sie auch beim Parkinson gefunden werden. An der Gesamtzahl der Demenzen hat sie, geschätzt auf der Basis von Obduktionsserien, etwa einen Anteil von 15–20 % (Weiner, 1999). Nach neuropathologischen und zum Teil auch klinischen Kriterien können der idiopathische Parkinson von der Alzheimer-Demenz mit Parkinson-Syndrom und der Demenz mit Lewy Körperchen (DLK) unterschieden werden. Neuropathologisch lassen sich diese Demenzformen durch die Verteilung der Lewy-Körperchen (LK) differenzieren. Auf die Möglichkeiten dieser Unterscheidung wird im Folgenden besonders Bezug genommen.

Kasuistik 4: Demenz mit Lewy-Körperchen

Der 68-jährige Herr L. ist von Beruf Physiker und hat bis zur Abwicklung seines Betriebs vor zehn Jahren erfolgreich gearbeitet. Zunächst war er noch in einer Fördergesellschaft tätig und dann mit dem 60. Lebensjahr altersberentet. Seit sieben Jahren ist er verwitwet und lebt allein im Haushalt. Seine Tochter berichtete, dass sich der Gesundheitszustand ihres Vaters in den letzten Jahren sehr verschlechtert habe. Er sei mehrfach in der Wohnung gestürzt und hilflos aufgefunden worden. Er habe zwar sporadisch die Hausärztin aufgesucht, die verordneten Medikamente aber nicht eingenommen. Seit einem Jahr bestehe ein parkinsonartiges Gangbild mit erheblicher Sturzneigung. Etwa zum gleichen Zeitpunkt sei eine Verlangsamung im Denken, verbunden mit Selbstüberschätzung der verbliebenen Leistungsfähigkeit und eine eingeschränkte Modulationsfähigkeit im affektiven Bereich aufgefallen. Bei der Aufnahme in die Klinik berichtete der Patient, er spüre seit zwei bis drei Jahren eine „Linksdrehung des Körpers" und beschrieb optische und akustische Halluzinationen („Zwerge, die auf der Scheuerleiste umherlaufen, manchmal auch dort mit dem Motorrad fahren"). Kürzlich hätten seine drei Töchter sogar bei ihm „Hexensabbat" gefeiert, in dessen Verlauf sie viele Dinge versteckt hätten, die er bis heute nicht wieder gefunden habe (Schlüssel, Geldbörse). Das nehme er ihnen übel. Manchmal habe er das Gefühl, jemand sitze neben ihm, auch wenn dies nicht der Fall sei.

Im Aufnahmegespräch ist Herr L. unsicher orientiert und wirkt ratlos. Auffällig ist ein deutlicher Wechsel in der Leistungsfähigkeit bei der Testung. Neurologisch fällt neben einer deutlich verwaschenen Sprache eine Parkinson-Symptomatik auf. In der psychologischen Leistungsprüfung werden erhebliche Einbußen im kognitiven Tempo, den exekutiven Funktionen (speziell Handlungsorganisations- und Kontrollfunktionen) mit Störungen der Aufmerksamkeitssteuerung, in der Lernfähigkeit und dem Gedächtnis deutlich. Trotz im Vergleich dazu relativ gut erhaltener logischer Denk- und Abstraktionsleistungen muss bei der Vielfalt und Schwere der Einbußen von einer Demenz leicht bis mittelschwerer Ausprägung ausgegangen werden.

Die klinischen Befunde mit im Tagesverlauf stark wechselnder Aufmerksamkeit und Leistungsfähigkeit, den szenischen Halluzinationen, dem Parkinson-Syndrom und der im cCT zu beobachtenden vorwiegend intern betonten Hirnatrophie sprechen für das Vorliegen einer Demenz mit Lewy-Körperchen.

Die klinische Diagnose der DLK bereitet oft Probleme. In der ICD-10 wird nicht eindeutig zwischen DLK, Alzheimer-Demenz mit Parkinson-Syndrom und Demenz bei idiopathischem Morbus Parkinson unterschieden, wohl auch deshalb, weil diese Unterscheidung erst in den letzten Jahren als bedeutsam erkannt wurde. Die ICD-10 erlaubt also keine gesonderte Klassifikation dieser häufigen Erkrankungsgruppe. Für eine endgültige Diagnose einer DLK genügt es, wenn bei dem Patienten klinisch eine Demenz vorgelegen hat und nach dem Tod bei der feingeweblichen Untersuchung der Nachweis von Lewy-Körperchen zu sichern ist.

2.4.2.2 Neuropathologie

Lewy-Körperchen sind Einschlusskörperchen, die sich aus pathologisch phosphorylierten faserartigen Strukturen im Zellplasma der Nervenzelle (Neurofilament) zusammensetzen und sich in kugeligen Haufen ablagern. Bei der Parkinson'schen Erkrankung führen das Auftreten von Lewy-Körperchen und der Verlust von Neuronen in Hirnstammkernen, besonders der Substantia Nigra, zu Bewegungsstörungen. Bei der DLK treten Anhäufungen von Lewy-Körperchen auch in limbischen Regionen und im Bereich der Großhirnrinde (Neocortex) auf. Auch ist eine ausgeprägte Verarmung im Bereich der cholinergen Neurotransmission im Neocortex als ein Resultat der Degeneration von Hirnstammstrukturen und dem basalen Vorderhirn (cholinerge Projektionsneuronen) zu beobachten. „Lewy-Neuriten“ werden in der Substantia Nigra, dem Hippocampus, im Nucleus basalis Meynert sowie im transentorhinalen Cortex gefunden. Diese ausgeprägten Veränderungen an den Nervenfortsätzen (Neuriten) sind wahrscheinlich für das Krankheitsbild der DLK von größerer Bedeutung als die relativ spärlichen corticalen Lewy-Körperchen.

Manche Alzheimer-typischen Veränderungen sind ebenfalls bei der Mehrheit der Patienten mit Lewy-Körperchen-Demenz vorhanden. Senile Plaques sind in gleicher Dichte und Verteilung vorhanden wie bei der Alzheimer-Demenz. Die anderen charakteristischen Auffälligkeiten, die neurofibrillären Tangles fehlen dagegen ebenso wie die biochemischen Marker für eine Tau-Pathologie. Da für die Alzheimer-Demenz ein bestimmtes Ausmaß an neurofibrillären Tangles für die pathologische Diagnose vorhanden sein muss, dürfte die Mehrzahl der Demenzen mit Lewy-Körperchen nicht unter dieses neuropathologische Kriterium fallen, neuropathologisch also keine

Variante des Morbus Alzheimer darstellen. Gefäßveränderungen treten bei der DLK ebenfalls auf, sind aber nicht charakteristisch.

2.4.2.3 Klinik der Demenz mit Lewy-Körperchen

Der Erkrankungsbeginn liegt etwa zwischen dem 50. und 80. Lebensjahr. Männer leiden etwas häufiger als Frauen unter dieser Erkrankung. Die mittlere Überlebensrate ist vergleichbar der bei der Alzheimer-Demenz, obwohl manche Patienten mit einer DLK einen sehr raschen Verlauf zeigen und eine Überlebensrate von höchstens ein bis zwei Jahren nach Diagnosestellung aufweisen. Die kognitiven Funktionen erscheinen im gleichen Umfang und der gleichen Geschwindigkeit gestört wie bei der Alzheimer-Demenz. Die motorischen Störungen entwickeln sich sehr ähnlich den Störungen bei der Parkinson-Erkrankung: Es ist ein Abbau der motorischen Leistung von etwa 10 % pro Jahr zu verzeichnen.

Ein Demenzsyndrom ist in der Regel, durchaus aber nicht in jedem Fall, das führende Syndrom bei dieser Erkrankung. Eine Minderheit von Patienten weist zunächst ausschließlich motorische Parkinson-Symptome auf (Muskelsteifigkeit, kleinschrittiger Gang etc.), andere zeigen psychiatrische Auffälligkeiten ohne gleichzeitige Demenzsymptomatik, und wieder andere leiden unter einem niedrigen Blutdruck mit Gleichgewichtsstörungen (orthostatische Hypotension), unter vorübergehenden Bewusstseinstrübungen oder sie fallen durch vermehrte Stürze auf.

Fluktuationen in der kognitiven Leistungsfähigkeit und immer wieder auftretende Bewusstseinsstörungen sind das charakteristischste Kennzeichen dieser Erkrankung. Diese Symptome entwickeln sich häufig über den Tag von Stunde zu Stunde, gelegentlich auch in noch kürzerem Rhythmus. Die ausgeprägte Amplitude zwischen der besten und der schlechtesten Leistung unterscheidet die Demenz mit Lewy-Körperchen von den wesentlich geringer ausfallenden Schwankungen bei anderen Demenzen. Etwa zwei Drittel der Patienten berichten über visuelle Halluzinationen oft szenischen Charakters. Es handelt sich dabei in der Regel um lebensgroße Menschen oder Tiere, die meist lautlos erscheinen und verschwinden. Die emotionale Reaktion darauf seitens der Patienten reicht von intensiver Angst über Indifferenz bis hin zum gelegentlichen „Genießen" des szenisch Dargebotenen. Depressive Symptome und Syndrome sind häufig. Etwa 40 % der Patienten leiden mindestens einmal im Verlauf ihrer Erkrankung an einer eindeutig diagnostizierbaren depressiven Erkrankung. Dies ist in der Häufigkeit der Parkinson'schen Erkrankung vergleichbar und deutlich häufiger als bei der Alzheimer-Demenz.

Die Fluktuationen der kognitiven Symptome im Tagesablauf (intradian), die mit wechselnden Störungen der Aufmerksamkeit und des Antriebs einhergehen und bisweilen Verwirrtheitszuständen ähneln können, geben neben den visuellen Halluzinationen (typischerweise detailliert ausgebildet) und wahnhaften Phänomenen der DLK ihr typisches Gepräge. Man könnte also die psychopathologische Kernsymptomatik der DLK als meist mildes, fluktuierendes Delir beschreiben. Die im Rahmen der genannten Fluktuationen auftretenden Bewusstseinsstörungen, in denen die Patienten oft stumm und kaum ansprechbar für einige Minuten verharren, mögen extreme Fluktuationen der Aufmerksamkeit und Wachheit repräsentieren, werden aber oft missverstanden als vorübergehende ischämische Attacken, obwohl während dieser Episoden nie fokale neurologische Zeichen deutlich werden.

Bis zu 70 % der Patienten weisen neben der psychiatrischen Symptomatik die typischen motorischen Störungen des M. Parkinson auf: Muskelsteifigkeit (Rigidität), Bewegungsverlangsamung (Bradykinesie) und Gangstörungen. Wenn sie vorhanden sind, können die Störungen den gleichen Schweregrad aufweisen wie bei der idiopathischen Parkinson-Erkrankung. Wiederholte Stürze und Synkopen treten bei bis zu einem Drittel der Patienten auf. Möglicherweise spiegelt sich in ihnen die Beteiligung autonomer nervöser Strukturen.

Klinisch bedeutsam ist eine die Krankheit spezifisch charakterisierende (pathognomonische) Überempfindlichkeit auf Neuroleptika, die auch bei atypischen Neuroleptika auftreten kann, und zu akinetischen Krisen, im Einzelfall auch zum malignen neuroleptischen Syndrom führen kann. Selbst nach einmaliger Gabe sind solche Komplikationen beschrieben.

Der Verlauf der Erkrankung ist insgesamt wohl rascher als bei der Alzheimer-Demenz und liegt im Mittel bei etwa vier bis sechs Jahren. Dabei ist möglicherweise die Überempfindlichkeit auf Neuroleptika ein Hinweis auf die Geschwindigkeit des Voranschreitens des Krankheitsprozesses (McKeith, Fairbairn & Perry, 1992). Eine solche Hypersensibilität kann den Verlauf auf unter ein Jahr verkürzen, während ein ausgeprägter Parkinsonismus zu Anfang der Erkrankung die Überlebenszeit eher verlängert.

2.4.2.4 Diagnose und Differentialdiagnose

Es gibt vier Hauptkategorien von Störungen, die differentialdiagnostisch betrachtet werden sollen. Dies sind zunächst andere Demenzerkrankungen, andere Formen von Delirien, andere neurologische Syndrome, wie der idiopathische Morbus Parkinson, die Multisystematrophie oder der Morbus Creutzfeldt-Jacob. Schließlich müssen auch andere psychiatrische Erkrankungen, wie eine Wahnerkrankung im höheren Lebensalter, depressive Erkrankungen oder Manien differentialdiagnostisch bedacht werden. Das mit Abstand größte Gewicht kommt aber der differentialdiagnostischen Abgrenzung zur Alzheimer-Demenz und zum Morbus Parkinson zu. Die häufigste und bedeutsamste klinische Fehldiagnose ist das Verwechseln der DLK mit der Alzheimer-Demenz. Besondere Bedeutung hat bei dieser Fragestellung eine sorgfältige Anamnese- und Fremdanamneseerhebung sowie eine gründliche körperliche und psychopathologische Untersuchung.

Die differentialdiagnostischen Möglichkeiten, die eine psychopathologische Untersuchung erschließt, werden an einer Studie von Ballard und Mitarbeitern (1999) deutlich. Sie untersuchten psychopathologische Symptome, die zu irgendeinem Zeitpunkt bei später neuropathologisch gesicherten DLK-Fällen aufgetreten waren, mit einem standardisierten psychopathologischen Erhebungsinstrument und konnten eine befriedigende Differenzierung gegenüber dem Profil von Alzheimer-Demenzen belegen. Hinsichtlich des Auftretens von optischen und akustischen Halluzinationen und Fehlidentifizierungen sowie schweren depressiven Störungen dominierten die Demenzen mit Lewy-Körperchen gegenüber den Alzheimer-Patienten. Hinsichtlich des Vorliegens einer Wahnsymptomatik unterschieden sie sich jedoch nicht von ihnen. Das mittlere Manifestationsalter ist bei der Frage nach der Differentialdignose nicht von Bedeutung, Männer sind aber anscheinend etwas häufiger als Frauen betroffen. Neuropsychologisch finden sich bei gleichem Demenzschweregrad visuell-räumliche und exekutive Funktionen stärker betroffen und ähneln den kognitiven Störungen, die bei einer idiopathischen Parkinson-Erkrankung auftreten. Im Verlauf verwischen sich die Unterschiede zur Alzheimer-Demenz immer mehr.

Obwohl kein für diese Erkrankung spezifischer biologischer (d. h. Labor oder Bildgebung mit CT oder MRT) Untersuchungsbefund existiert, ist der Ausschluss anderer Erkrankungen auf diesem Wege sinnvoll. Im CT findet sich bei der Demenz mit Lewy-Körperchen eine generelle Atrophie, wobei etwa 40 % der Patienten, anders als bei der Alzheimer-Demenz, unauffällige Verhältnisse im mittleren

Schläfenlappenbereich aufweisen, also in eben denjenigen Regionen, die bei der Alzheimer-Demenz bevorzugt geschädigt sind. Keine Unterschiede gibt es zur Alzheimer-Demenz hinsichtlich der internen Hirnatrophie, der frontalen Atrophie oder dem Vorhandensein von Auffälligkeiten im Bereich der weißen Substanz im MRT. Die Fluktuation der kognitiven Symptome zeigt kein elektrophysiologisches Korrelat bei der Hirnstrommessung (EEG). Wenn man die Patienten allerdings mittels SPECT funktionell untersucht, findet sich eine bedeutsame Reduktion im Bereich des Dopamin-Transports. In diesem Punkt ist die Unterscheidung zur Alzheimer-Demenz so gravierend, dass sich dieses Verfahren als spezifisches Differentialdiagnostikum anbietet (McKeith, 2002). Die aufwendige SPECT-Untersuchung wird zur Zeit jedoch nur an spezialisierten Zentren und bei besonderer Indikation durchgeführt.

Die Konsenskriterien für die Diagnose einer Demenz mit Lewy-Körperchen (vgl. Abb. 12, S. 85) legen besonderen Wert auf das Erkennen der charakteristischen Muster kognitiver Störungen mit den Leitsymptomen Aufmerksamkeitsdefizit, visuospatiale Störung und fronto-subkortikale Funktionsstörung. Im Kontrast zur Alzheimer-Demenz findet sich oft eine relative Ungestörtheit des Kurzzeitgedächtnisses. Eine wahrscheinliche DLK kann diagnostiziert werden, wenn zwei von drei Kernsymptomen (fluktuierende Kognition, visuelle Halluzinationen, spontane motorische Störungen wie bei Parkinson) vorhanden sind. Diese Konsenskriterien sind in einer Reihe von feingeweblichen Untersuchungen hinsichtlich ihrer diagnostischen Gültigkeit erprobt worden. Sie weisen eine Spezifität von 0,9–1,0 auf. Das heißt, es werden zwischen 90 und 100 % von DLK-Patienten auch als Krankheitsfälle identifiziert. Dagegen werden bei einer Sensitivität von 0,22–0,83 nur zwischen 22 und 83 % der Nichterkrankten auch als „Nicht-Fälle" (d. h. unter dieser Diagnose nicht erkrankt) erkannt. Oder, anders herum formuliert, zwischen 18 und 78 % der Nichterkrankten wird unter Anwendung dieser Kriterien zu Unrecht eine DLK-Diagnose zugeordnet.

Dies kann noch nicht befriedigen und weist auf weitere notwendige Schärfung des diagnostischen Instrumentariums hin. Ein Problem in diesem Zusammenhang ist die Erfassung der Verlaufsbesonderheiten der DLK. Kognitive Fluktuationen zu entdecken, bietet für Kliniker erhebliche Schwierigkeiten, da sie dabei oft auf die Aufmerksamkeit und Hilfe anderer (etwa des Pflegepersonals) angewiesen sind und bisher zudem auch wenig verlässliche Instrumente zur Erfassung zur Verfügung standen. In jüngster Zeit wurden aber standardisierte Methoden für die Quantifizierung von Fluktuationen publiziert. Eines dieser Instrumente stützt sich auf die Beobachtung durch den Arzt selber, eine weiteres auf die Beobachtung durch Angehörige. Wenn dieses Kernsymptom verlässlich erfasst werden kann, erhöht sich die diagnostische Präzision für die Demenz mit Lewy-Körperchen erheblich.

Zusammenfassend kann festgehalten werden, dass die Abgrenzung zur Alzheimer-Demenz nur auf Basis des klinischen Bildes und der bildgebenden Diagnostik erfolgen kann. Auf einen Morbus Parkinson kann dagegen meist unter Berücksichtigung des Verlaufs und des Zeitpunktes des Auftretens kognitiver Symptome geschlossen werden. Die diagnostische Zuordnung ist dann klar, wenn eindeutige zeitliche und klinische Unterschiede in der Manifestation vorhanden sind (z. B. Parkinson-Syndrom im Anschluss an eine mehrjährige Demenz-Entwicklung, Demenz-Manifestation nach langjährigem idiopathischen Morbus Parkinson).

2.4.2.5 Therapie

2.4.2.5.1 Antipsychotische Therapie mit Neuroleptika

Eines der Hauptprobleme im Umgang mit Patienten, die an einer DLK leiden, ist die Therapie der gelegentlich sehr ausgeprägten, den Patienten und seine Umgebung belastenden, psychotischen Symptome. Diese gegenüber der kognitiven Einbuße oft im Vordergrund stehenden Auffälligkeiten führen auch eher als diese dazu, dass die Patienten in enger betreuende Einrichtungen eingewiesen werden. Für psychotische Symptome im Rahmen von Demenzprozessen sind Neuroleptika im Allgemeinen Mittel der Wahl. Bei der Demenz mit Lewy-Körperchen gestaltet sich der Umgang mit ihnen aber dadurch besonders problematisch, weil eine erhöhte neuroleptische Sensitivität zu schweren, gelegentlich irreversiblen Parkinson-Symptomen führen kann, auch Bewusstseinsstörungen können auftreten und gravierende Reaktionen des autonomen Nervensystems werden beobachtet, die an ein so genanntes malignes neuroleptisches Syndrom erinnern mit dramatischen Erhöhungen der Körpertemperatur, Rigor, Bewusstseinsstörungen, gelegentlich auch schwere Erregung. Eine derartige Neuroleptika-Überempfindlichkeit tritt etwa bei der Hälfte der DLK-Patienten auf. Sie ist mit einer zwei- bis dreifachen Erhöhung der Mortalität verknüpft. Auch für so genannte atypische Neuroleptika wie Risperidon und Olanzapin werden solche Unverträglichkeitsreaktionen berichtet, wenn auch seltener als für „klassi-

Abbildung 12: Klinische Kriterien für eine Demenz mit Lewy-Körperchen (DLK)

Es handelt sich um ein progredientes Demenzsyndrom:
Gedächtnisstörungen als frühes Leitsymptom nicht zwingend
Störungen von visuell-räumlichen Fähigkeiten und Aufmerksamkeit können dominieren

Wahrscheinliche DLK: 2 der folgenden Störungen
Mögliche DLK: 1 der folgenden Störungen
Fluktuierende kognitive Leistungen mit ausgeprägten Schwankungen von Wachheit und Aufmerksamkeit (oft Störungsschwerpunkt frontale Funktionen)
wiederkehrende (oft detaillierte) visuelle Halluzinationen
spontane motorische Parkinson-Symptomatik

Die Verdachtsdiagnose wird gestützt durch
Extreme Neuroleptikaempfindlichkeit, Stürze, Synkopen, Halluzinationen in anderen Sinnesbereichen, Depressivität

(McKeith, et al., 1996; McKeith, Perry & Perry, 1999)

sche“ Neuroleptika wie Haloperidol. Am seltensten scheint es solche Auswirkungen noch bei dem ältesten atypischen Neuroleptikum Clozapin zu geben. Wenn sich eine neuroleptische Behandlung dieser Patienten nicht durch andere Interventionen verhindern lasst, gilt es derzeit als Mittel der ersten Wahl. Eine Therapie mit diesem Medikament unterliegt mit dem Blick auf mögliche Blutbildschäden in Deutschland besonderen Regularien, sie sollte zudem mit niedrigen Dosen begonnen und nur vorsichtig gesteigert werden.

2.4.2.5.1.1 Cholinesterase-Hemmer

Viele Fallberichte schildern deutliche Veränderungen von Kernsymptomen der DLK unter der Therapie mit Cholinesterase-Hemmern. Dazu zählen neben kognitiven Störungen besonders Halluzinationen und delirante Episoden. Aber auch Antriebsstörungen wie Apathie auf der einen und Agitiertheit auf der anderen Seite werden durch sie günstig beeinflusst. In einer größeren internationalen Studie an 120 Patienten mit DLK (McKeith et al., 2000) bestätigten sich erste positive Eindrücke dieses Therapieprinzips für den Cholinesterase-Hemmer Rivastigmin. Die Patienten wurden 20 Wochen mit einer mittleren Dosis von 9,4 mg Rivastigmin behandelt.

Etwa doppelt so viele Patienten als unter Placebo zeigten unter der Prüfsubstanz eine nicht nur statistisch, sondern auch klinisch bedeutsame Verbesserung ihrer kognitiven und nichtkognitiven Störungen. Zum jetzigen Zeitpunkt kam man mit Grund vermuten, dass Cholinesterase-Hemmer für Patienten mit DLK nicht nur günstig für die Behandlung der kognitiven Störungen sind, sondern dass sie darüber hinaus auch die nichtkognitiven Störungen nachhaltig zu beeinflussen vermögen. Dies ist deshalb von besonderer Bedeutung, weil, wie oben angemerkt, andere Therapieprinzipien, wie etwa Neuroleptika, bei dieser Klientel nur mit höchster Vorsicht und sehr eingeschränkt einzusetzen sind.

2.4.2.5.1.2 Andere Pharmaka

Andere Substanzgruppen, wie Antidepressiva, Antiepileptika oder Benzodiazepine wurden bei Patienten mit DLK bisher nicht systematisch untersucht. Insbesondere die Parkinson-Symptomatik und die häufig auftretenden psychotischen Phänomene bei Vorliegen einer hohen Neuroleptika-Empfindlichkeit bereiten in der klinischen Betreuung von DLK-Patienten, wie oben dargestellt, die größten Schwierigkeiten. Die neuroleptische Therapie des einen Syndroms (Halluzination) kann eine inakzeptable Verschlechterung des anderen (motorisches Parkinson-Syndrom) bewirken. Obwohl zahlreiche Berichte nur ein begrenztes Ansprechen der Symptomatik auf L-Dopa belegen, wird diesem Therapieprinzip wohl doch in Zukunft größere Aufmerksamkeit geschenkt werden müssen. Es ist gut vorstellbar, dass ein bisher mangelnder Therapieerfolg auch darauf zurückzuführen ist, dass angesichts der spezifischen Sensibilität von DLK-Patienten für das Entwickeln von psychotischen Zustandsbildern häufig L-Dopa zu niedrig dosiert worden ist.

2.4.3 Fronto-temporale Demenzen

2.4.3.1 Definition

Bereits vor mehr als 100 Jahren wurde von Arnold Pick über Patienten berichtet, die klinisch gleichzeitig eine Sprachstörung (Aphasie) und ein demenzielles Bild boten und bei denen bei der Autopsie Degenerationen in umschriebenen Bereichen des Frontal- und Temporallappens gefunden wurden. Über lange Zeit wurde diesen Beobachtungen wissenschaftlich keine größere Bedeutung beigemessen und Patienten, die mit solchen Symptomen zur Behandlung kamen, wurden in der Regel zunächst der unspezifischen diagnostischen Kategorie „senile Demenz", später dann, ebenfalls in diesem Zusammenhang nur unspezifisch, der einer „Alzheimer-Demenz" zugeordnet. Eine sehr kleine Teilgruppe dieser Patienten fand dadurch eine gewisse Aufmerksamkeit, dass in ihren Gehirnen so genannte „Pick-Körper" gefunden wurden, kleine Nervenzelleinschlüsse, die sich mit einer speziellen Silberfärbung darstellen ließen. Für diese Patienten wurde der Begriff der „Pick'schen Krankheit" geprägt. Weniger als fünf Prozent aller Demenz-Patienten dürften dieser Gruppe zuzurechnen sein. Der heute gängige Begriff der fronto-temporalen Demenz (FTD) beschreibt eine bezüglich der Genetik und der feingeweblichen Hirnuntersuchung heterogene Gruppe von Erkrankungen, deren Gemeinsamkeit durch eine fortschreitende Demenz, eine Lokalisierung der Atrophie im fronto-temporalen Bereich und ein Vorkommen von senilen Plaques und Neurofibrillenveränderungen abgesteckt wird. Letztere sind bekannt von der Alzheimer-Demenz, dort finden sie sich jedoch erheblich ausgeprägter als bei der FTD. Erst in den letzten Jahren wurde dieses Krankheitsbild „wieder entdeckt" (Gustafson, 1987; Neary et al., 1998). Es wurden auch klinische und neuropathologische diagnostische Kriterien formuliert (vgl. Abb. 13). Die FTD sowie eine Reihe von selteneren degenerativen Erkrankungen des Gehirns werden von einigen Autoren (z. B. Kertesz & Munoz, 1998) als Subtyp einer größeren Gruppe fokaler kortikaler Atrophien angesehen und unter dem Begriff des Pick-Komplex zusammengefasst. Hierzu zählen als klinische Erscheinungsformen neben der FTD die progrediente Aphasie und die semantische Demenz. Mindestens die Hälfte der hier zusammengefassten Fälle zeigt eine positive Familienanamnese. Im Moment muss festgehalten werden, dass sich die klinische und die biologische Einteilung nicht decken und man von einem im Wandel begriffenen Klassifikationssystem mit den Polen Klinik einerseits und Biologie andererseits ausgehen muss. In dieser Situation empfiehlt sich für Kliniker (und sicher auch für den Leser) eine pragmatische Sicht. Die von der Konsensusgruppe (Neary et al., 1998) vorgelegte Einteilung fußt auf der Erkenntnis, dass die Lokalisation der Atrophie im fronto-temporalen Bereich für das klinische Erscheinungsbild wichtiger ist als die zugrunde liegende feingewebliche Veränderung oder genetische Abweichungen. Die ICD erlaubt keine gesonderte Klassifikation dieser häufigen Erkrankungsgruppe. Es ist deshalb der Vorschlag gemacht worden, die im ICD mögliche Diagnose eines Morbus Pick (ICD 10: F02.0), der letztlich eine – seltene – pathologische Diagnose darstellt, mangels einer schlüssigen Alternative auf die zahlenmäßig bedeutsame Gruppe der fronto-temporalen Demenzen auszudehnen.

Abbildung 13: Klinische Kriterien für Frontallappendemenzen

Allgemein	schleichender Beginn Verlust der Krankheitseinsicht
Verhaltensstörungen	frühe Enthemmung geistige Inflexibilität Hyperoralität, Stereotypien
Affektive Störungen	Depression, Angst „Wurstigkeit“
Sprachstörungen	Reduktion, Stereotypie, Echolalie, Perseverationen
Körperlich	früh: Primitivreflexe, Inkontinenz spät: Rigidität, Akinese, Tremor

(Neary et al., 1996)

2.4.3.2 Klinik und Verlauf

Bei Patienten im mittleren Lebensalter ist die fronto-temporale Demenz die zweithäufigste Form einer primär degenerativen Demenz nach der Alzheimer-Demenz. Etwa 20 % aller präsenilen Demenzen dürfte dieser Gruppe zuzurechnen sein. Der Erkrankungsbeginn liegt in der Regel zwischen dem 45. und 65. Lebensjahr, es wurden aber auch schon Fälle mit einem Beginn vor dem 30. Lebensjahr, gelegentlich aber auch erst im Senium, berichtet. Die mittlere Erkrankungsdauer beträgt acht Jahre; es wird eine Spanne von zwei bis 20 Jahren berichtet. Etwa in der Hälfte der Fälle liegt eine familiäre Belastung im Sinne einer Demenz-Anamnese vor.

Die FTD ist gekennzeichnet durch einen schleichenden Beginn und ein langsames Voranschreiten der Symptomatik mit einer markanten Veränderung des Verhaltens und der Persönlichkeit. Die Krankheitseinsicht ist schon früh erheblich gestört, was die Quelle vieler Konflikte im häuslichen, aber auch im öffentlichen Bereich sein kann. Häufig kommt es zu einer emotionalen Verflachung mit Apathie, auch enthemmte Verhaltensweisen sowie Urteilsstörungen gravierendster Art können frühe Zeichen sein. Der Patient kann Impulsen, Objekte anzufassen und wahllos in den Mund zu stecken (Hyperoralität) – oder sie mindestens entgegen ihrem ursprünglichen Zweck zu nutzen – nicht widerstehen. Diese Störungen fallen früh besonders deshalb auf, weil sie vor dem Hintergrund relativ erhaltener Funktionen, wie Gedächtnis, Orientierung und Wahrnehmung auftreten. Sehr früh, nicht selten die ersten Verhaltensauffälligkeiten begleitend, treten Störungen der Sprache auf. Zunächst verringert sich der aktive Wortschatz, Kompensationsversuche im Sinne des vermehrten Gebrauchs stereotyper Redewendungen, die sich nicht ohne Weiteres aus dem Kommunikationszusammenhang erschließen, sind zu beobachten. Später stellt sich ein Haftenbleiben an eigenen Worten oder Silben (Palilalie) oder ein Nachsprechen von Worten und Sätzen (Echolalie) ein. Den Angehörigen fallen oft früh die Abweichungen im Sozialverhalten auf, die sich scharf (und schmerzlich) absetzen von den für den Patienten früher charakteristischen Umgangsformen. Wirken sie anfangs nur vergröbert und plump, werden sie rasch in der Verletzung basaler sozialer Regeln für die Angehörigen peinlich und inakzeptabel; etwa wenn sie in unangemessener – oder auch gänzlich ohne – Kleidung in die Öffentlichkeit gehen. Nicht selten sind Bagatell-Delikte wie das Mitgehenlassen von Süßwaren im Supermarkt. Auch kommt es bei krankheitsbedingt mangelnder Selbstkritik zu grob fehlerhaftem Verhalten im Straßenverkehr. Während im Rahmen der eben geschilderten Situationen enthemmten Verhaltens eher Antriebssteigerungen beobachtet werden, so sind bei einem Teil der Patienten auch erhebliche Antriebsminderungen bis hin zur Apathie über lange Phasen charakteristisch für ihr Krankheitsbild.

Auffällig ist bei vielen Patienten auch der affektive Bereich. Während depressive Symptome gelegentlich in ähnlicher Form wie bei der Alzheimer-Demenz auftreten können, aber dabei oft weniger affektive „Ladung“ aufweisen, so ist eine emotionale Verflachung wesentlich häufiger. So reagieren Patienten in Situationen, in denen sie bei Alltagsaufgaben mit eigenen Leistungseinbußen konfrontiert werden, oft nicht primär depressiv sondern vielmehr mit unangemessenen Witzeleien, einer groben „Wurstigkeit“ oder gar mit unerwarteter Aggressivität. Wahnsymptome oder Halluzinationen wurden bei der FTD beschrieben, können aber nicht als typische psychopathologische Auffälligkeiten gelten.

Gesonderte Aufmerksamkeit verdient eine nicht seltene Veränderung der Ernährungsgewohnheiten. Typischerweise nimmt die Nahrungsaufnahme drastisch zu, wobei eine Bevorzugung süßer Speisen zu beobachten ist. Auffällig sind auch immer wiederkehrende Verhaltensweisen (Perseverationen) und stereotype Bewegungsmuster. Diese können von nicht enden wollenden Silbenwiederholungen über Summen und Brummen, Händereiben, Klatschen, mit den Füßen scharren bis hin zu eher komplexen Verhaltensweisen reichen. Dazu zählen Umarmungen und Küsse ebenso wie aggressive Attacken, wobei bei beiden Verhaltensweisen die üblicherweise vorhandene affektive Ladung fehlt.

In späteren Erkrankungsphasen werden die oben angesprochenen Sprach-Stereotypien abgelöst von zunehmendem Verstummen. Erst im späteren Verlauf erweisen sich auch die Gedächtnisfunktionen als zunehmend gestört. Je nach Bevorzugung einer Hirnseite beim atrophischen Prozess treten zunächst entweder die Sprachstörungen (linksseitige Betonung der Atrophie) oder die emotionalen Auffälligkeiten (rechtsseitige Betonung der Atrophie) in Erscheinung. Früh kommt es zur Inkontinenz. Halluzinationen sind nicht selten. Während in frühen Phasen der Erkrankung typischerweise neurologische Auffälligkeiten fehlen, nur Primitivreflexe werden gelegentlich auch schon früher im Verlauf der Erkrankung beobachtet, tauchen später parkinsonartige Symptome auf, wie Bewegungsarmut (Hypokinesie) und Rigidität.

Im Computertomogramm (CT) zeigt sich bei fronto-temporalen Demenzen eine je nach Krankheitsstadium frontale oder fronto-temporale Atrophie, diese ist meist gleichseitig ausgebildet. Sie kann sich im Einzelfall aber auch asymmetrisch darstellen, was dann zu den oben angesprochenen klinischen Akzentuierungen führen kann. Am besten lassen sich die atrophischen Prozesse bei der fronto-temporalen Demenz mit der Magnetresonanz-Tomographie (MRT) darstellen. Funktionale Bildgebungsverfahren, wie die Single-Photon-Emission-Computed-Tomography (SPECT) machen fronto-temporale Störungen in Durchblutung und Stoffwechsel schon früher deutlich.

2.4.3.3 Differentialdiagnose

Bathgate und Mitarbeiter (2001) verglichen die Verhaltensbesonderheiten von Patienten mit fronto-temporalen Demenzen mit denen bei Alzheimer- und vaskulären Demenzen. Als besonders charakteristisch für fronto-temporale Demenzen kennzeichneten sie den Verlust affektiver Schwingungsfähigkeit und eine eigentümliche Gefühlskälte. Hinzu traten eine Einbuße an Krankheitseinsicht, Enthemmungsphänomene einschließlich „Fressanfälle“ und ein exzessiver Genuss von Süßspei-

Kasuistik 5: Fronto-temporale Demenz
Die 65-jährige Frau F. wurde wegen einer medikamentös nicht beeinflussbaren Unruhe mit Weglauftendenzen, „Fressattacken" und starker Gewichtszunahme bei einem demenziellen Leiden bisher nicht geklärter Ursache von dem Heim, in dem sie seit zwei Jahren lebte, in eine gerontopsychiatrische Abteilung eingewiesen. Vor der Aufnahme habe sie auch nachts nicht mehr geschlafen. Verschiedene Psychopharmaka (Neuroleptika, Benzodiazepine) hätten keinen Einfluss auf die Symptomatik gehabt. Frau F. ließ bei der Aufnahme auf Grund einer starken psychomotorischen Unruhe, wegen des erheblich gestörten Auffassungsvermögens sowie einer reduzierten Sprachproduktion schlecht befragen. Außer Geburtsdatum und Namen konnte sie keine persönlichen Angaben machen. Sie erschien gehobener Stimmung und sang im Aufnahmegespräch in ständiger Wiederholung „aber bitte mit Sahne". Gefragt, ob sie auch so fröhlich sei, wie sie wirke, antwortete sie, sie sei traurig und verlangte im gleichen Atemzug spontan vom untersuchenden Arzt einen „Drops, hops, hops, hops, hops…". In unbeobachteten Momenten steckte sie mehrfach auf dem Schreibtisch liegende Gegenstände in den Mund. Schließlich lief sie, immer wieder die gleiche Liedzeile singend, aus dem Aufnahmegespräch auf den Flur und bewegte sich dort rhythmisch tanzend und im Wechsel in die Hände und auf ihren Bauch klatschend. Die wohlbeleibte Frau F. wies keine anderen körperlichen Erkrankungen auf. Im cCT fand sich eine erhebliche externe Hirnrindenatrophie mit frontaler Betonung. Eine psychologische Leistungstestung war nicht möglich. Die strukturierte klinische Beobachtung ergab ein mittelschweres Demenzsyndrom, bei dem die immer wieder aufscheinende Möglichkeit zu rationalem Handeln (Hilfe bei einfachen Stationsverrichtungen) sich scharf von den meist dominierenden und bis zur Erschöpfung ausgeführten perseverierenden Leerlaufhandlungen abhob.

Das durch eine erhebliche Antriebssteigerung mit vielfältigen Perseverationen, eine ausgeprägte Hyperoralität und eine frontale Betonung der Hirnatrophie gekennzeichnete Krankheitsbild legt die Diagnose einer Fronto-temporalen Demenz nahe.

sen. Auch Selbstvernachlässigung, Unruhezustände, motorische und sprachliche Stereotypien, eine Abnahme des Schmerzempfindens und sprachliche Phänomene wie Echolalie und schließlich Verstummen (Mutismus) trugen zur Differenzierung bei. Vermehrte Ablenkbarkeit, Hyposexualität und eine Vermehrung des Schlafbedürfnisses fielen dagegen differentialdiagnostisch gegenüber den anderen Demenzen nicht ins Gewicht. Schon unter alleiniger Berücksichtigung der affektiven Störungen, der Besonderheiten der Nahrungsaufnahme und der Stereotypien waren die Autoren in der Lage, in mehr als 90 % der Fälle eine korrekte diagnostische Zuordnung zu treffen.

2.4.3.4 Neuropathologie

Bei der Sektion findet sich eine beidseitige Atrophie der Frontal- und Temporallappen und des Streifenkörpers (Corpus striatum), eines Kerngebietes, dessen Funktion von zentraler Bedeutung für das extrapyramidalmotorische System (unwillkürliche Bewegungen und Haltungen) ist. Strukturelle Schädigungen in diesem Bereich führen z. B. zu motorischen Störungen wie bei der Parkinson'schen Erkrankung. Die häufigste feingewebliche Auffälligkeit ist charakterisiert durch einen Verlust der großen kortikalen Nervenzellen und einer schwammartigen Degeneration der äußeren Rindenschichten. Charakteristische Veränderungen an den verbleibenden Nervenzellen finden sich bei diesem mit 60 % am häufigsten vertretenen histologischen Typ in der Regel nicht. Ein zweites histologisches Muster (Pick-Typ) ist bei etwa 25 % der Fälle zu beobachten. Es ist charakterisiert durch den Verlust großer kortikaler Nervenzellen ohne schwammförmige Degenerationen. Die verbleibenden Neuronen sind häufig aufgequollen und weisen Einschlusskörperchen auf. Das Corpus striatum ist deutlich mehr betroffen als bei dem anfangs erwähnten histologischen Typ. In 15 % der Fälle mischen sich diese beiden histologischen Typen.

2.4.3.5 Subtypen der fronto-temporalen Demenz

Wie oben angesprochen, gibt es Hinweise auf eine ausgeprägte Heterogenität der klinischen Auffälligkeiten. Manche Patienten zeigen vorwiegend Enthemmungsphänomene, sind überaktiv, leicht ablenkbar, zeigen sozial inakzeptable Verhaltensweisen und fallen durch ein ausgeprägtes Fehlen an Krankheitseinsicht auf. Ein völlig anderes klinisches Bild zeigen Patienten, die still, antriebsarm ohne wahrnehmbare Initiative sich durch relativ rigide, wie absichtslos erfolgende stereotype Phänomene in Wort oder Handlung auszeichnen. Bei Patienten, deren klinische Auffälligkeiten sich durch Enthemmungsphänomene auszeichnen, finden sich die pathologischen Auffälligkeiten vorwiegend im vorderen oberen Bereich des Frontallappens. Bei den Patienten mit charakteristischem Antriebsmangel finden sich die pathologischen Veränderungen eher gleichmäßiger im Frontallappen verteilt und übergreifend auf fronto-temporale Regionen; auch das Striatum ist bei diesen Patienten häufig stärker mitbetroffen. Wie oben angesprochen, können auch asymmetrische Verteilungen der Schädigungen zu besonderen klinischen Auffälligkeiten führen. So sind Schädigungen im Bereich der rechten Hemisphäre häufig verknüpft mit ausgeprägteren Störungen im Sozialverhalten und – wie angesprochen – in der Affektivität.

2.4.3.6 Weitere klinische Syndrome

Sehr viel seltener als die fronto-temporale Demenz sind andere klinische Syndrome, die ebenfalls feingewebliche Veränderungen der genannten Art aufweisen. Dazu zählen die semantische Demenz und die progressive, nicht-flüssige Aphasie. Bei der semantischen Demenz handelt es sich um eine Störung der Erfassung des Bedeutungserhalts (Semantik) und des Sinnes von Wörtern, aber auch von Objekten, Gesichtern, Gerüchen, Geschmackswahrnehmungen und taktilen Reizen. Insgesamt liegt also eine Minderung der Fähigkeit vor, den Bedeutungsgehalt zu entziffern, den die Umgebung in unterschiedlichen Sinnesbereichen bereithält. Bei der unflüssigen Aphasie handelt es sich um eine gestörte Sprachproduktion mit verkürzten Sätzen (Telegrammstil), auch mit Wortfindungs- und Objektbenennungsstörungen. Diese Syndrome sind weniger häufiger als die fronto-temporale Demenz und höchstens bei einem Viertel der Patienten mit einer Degeneration im Bereich der Frontal- und des Temporallappens des Gehirns zu diagnostizieren.

2.4.3.7 Therapie

Angesichts der Unkenntnis über die Krankheitsursache muss sich jegliche Therapie an den Symptomen, die beeinflusst werden sollen, orientieren. Systematische Therapiestudien für einzelne Zielsymptome liegen allerdings kaum vor. Kasuistiken legen nahe, dass Antidepressiva vom Typ der selektiven Serotonin-Wiederaufnahmehemmer (SSRI) bei den geschilderten Affektstörungen mit Aussicht auf Erfolg eingesetzt werden können. Cholinesterase- Hemmer hingegen dürften wenig Wirkung zeigen, da bei dieser Erkrankungsgruppe kein cholinerges Defizit vorliegt. Wie bei anderen Demenzen kommt auch bei der fronto-temporalen Demenz der psychotherapeutischen Beratung und Betreuung der Angehörigen eine entscheidende Rolle zu. In einer aktuellen deutschen Studie an stationär behandelten Patienten wurde deutlich (Gutzmann, Koch, Wolfersdorf & Ibach, 2002), dass pharmakotherapeutische Interventionen doppelt so häufig eingesetzt wurden, wie Versuche, die Patienten mittels psycho- oder soziotherapeutischen Interventionen zu beeinflussen. Bei den pharmakotherapeutischen Behandlungsversuchen dominierten die Neuroleptika, etwa drei Viertel der Patienten wurden mit ihnen behandelt. Antidementiva unterschiedlichster Gruppen wurden bei der Hälfte der Patienten eingesetzt. Benzodiazepine und SSRI bei jeweils etwa einem Viertel. Bei knapp der Hälfte der Patienten wurde pharmakologische und nicht-pharmakologische Intervention kombiniert. Bemerkenswert ist in diesem Zusammenhang, dass sich die Anzahl der Medikamente, die der einzelne Patient bekam, deutlich reduzierte, wenn gleichzeitig nicht-pharmakologische Interventionen stattfanden.

2.5 Vaskuläre Demenzen

2.5.1 Definition und Diagnoseprozess

In der ersten Hälfte des vorigen Jahrhunderts erschien die Demenz des höheren Lebensalters als ein recht einheitliches Krankheitsbild. Die in der überwiegenden Mehrzahl der Fälle zugrunde liegende Ursache wurde in einer Arteriosklerose des Gehirns gesehen, die man in griffiger, aber nicht zulässiger Verkürzung auch als Grundsubstrat des Alterns bezeichnete. Erst in den 1960ern und frühen 1970er Jahren wurde diese Auffassung dank neuropathologischer Forschungsergebnisse und mit der Einführung der Computertomographie in Frage gestellt. Dies dokumentiert sich diagnostisch im Übergang von der vaskulären Demenz als Hauptursache im Alter auftretender Demenzerkrankungen zur Alzheimer-Demenz. Unbezweifelt konnten aber in einer Großzahl der Hirne von Demenzpatienten auch vaskuläre Auffälligkeiten gefunden werden, eine Beobachtung, die schließlich in das Konzept der Multi-Infarkt-Demenz als zweithäufigste demenzielle Erkrankung mündete.

Das Hauptproblem, das die in der Folgezeit entwickelten operationalisierten Diagnosesysteme im Bereich der Demenz mit sich brachten, war das Bestreben „reine" Demenzursachen voneinander zu differenzieren, so dass die Identifizierung vaskulärer bzw. alzheimertypischer Befunde bei der feingeweblichen Untersuchung die jeweils andere Diagnose nahezu ausschloss. Dieses Vorgehen führte auch dazu, dass die auf diese Weise diagnostisch hoch selektiven Gruppen ausgesprochen klein wurden und man schon allein dem zahlenmäßigen Problem, das die Demenz im Alter mit sich bringt, immer weniger gerecht wurde. Außerdem geriet bei dieser Sichtweise aus dem Blick, welche potentiell wichtigen Einflussfaktoren bei der jeweils als „rein" gesehenen Grunderkrankung im Einzelfall eine Rolle spielen. Der Anspruch, eine „reine", also hoch selektive, Diagnose stellen zu wollen, ist für die vaskulären Demenzen außerdem erheblich problematischer als für die Alzheimer-Demenz. Während Letztere immerhin eindeutig differenzierbare und quantifizierbare neuropathologische Charakteristika aufweist, ist dies bei der Gruppe der vaskulären Demenzen sehr viel weniger der Fall.

Kasuistik 6: Vaskuläre Demenz
Die Einweisung der 79-jährigen Frau V. in die gerontopsychiatrische Abteilung erfolgte wegen Verwirrtheitszuständen mit Fehlhandlungen, unzureichender Nahrungsaufnahme und aggressivem Verhalten im Pflegeheim. In den letzten drei Tagen vor Aufnahme hatte sich eine akute Verschlechterung ergeben. Der Patientin selbst musste das Essen angereicht werden, während sie ihrerseits Mitpatienten mit einem Messer zu füttern versuchte und diese dabei erheblich gefährdete. Dabei sei sie auch handgreiflich gegen Mitbewohner geworden. Frau V. war bei Aufnahme der Meinung, sie würde noch als Krankenschwester arbeiten und müsse ihrer Mutter im Haushalt helfen, helfen sei überhaupt ihre Lieblingsbeschäftigung. Von den Angehörigen wird ein seit drei bis vier Jahren bestehendes dementielles Syndrom beschrieben, wobei ein kontinuierliches Fortschreiten durch erhebliche Fluktuationen (besonders der Wachheit) überlagert wird. In den letzten zwei Monaten hatte sich der Zustand erheblich verschlech-

tert. So vergaß die Patientin etwa das Frühstück oder die Insulin-Injektionen, die sie („ich bin doch vom Fach“) sich selbst verabreicht hatte, auch musste an den Wäschewechsel erinnert werden. Bezüglich der Begleiterkrankungen ist neben dem seit Jahren bekannten Diabetes mellitus Typ II ein medikamentös eingestellter Arterieller Hypertonus von besonderer Bedeutung. Im Kernspintomogramm findet sich eine schwere subkortikale vaskuläre Enzephalopathie mit ausgedehnten flächigen Marklagerschädigungen beidseits bis weit in den Schläfenlappen reichend und ausgedehnten flächigen Veränderungen der kleinen Blutgefäße im Bereich der Brücke. Zusätzlich findet sich ein kaum eine Woche alter Hirninfarkt im Bereich des Schläfenlappens rechts. Der Wert im Mini Mental Status Test (10 Punkte) und die objektivierten Defizite in den Bereichen Orientierung, Aufmerksamkeit und Gedächtnisfunktionen halfen, ein schweres Demenzsyndrom zu sichern.

Der phasenweise durch abrupte Verschlechterungen gekennzeichnete Verlauf, die neuroradiologischen Hinweise auf erheblich chronische (vaskuläre Encephalopathie) und akute (Insult) Gefäßschädigungen und das Vorliegen von vaskulären Risikofaktoren (Diabetes, Hypertonus) stützen die Diagnose einer vaskulären Demenz.

Es ist davon auszugehen, dass bei den meisten älteren Menschen arteriosklerotische Veränderungen der extra- und intrakraniellen Arterien vorliegen. Diese müssen jedoch nicht ursächlich mit dem Vorliegen oder der Abwesenheit eines dementiellen Syndroms in Beziehung stehen. Es besteht zwar eine recht enge Verknüpfung zwischen dem Zustand der extrazerebralen und der intrazerebralen Arterien, im Einzelfall ist jedoch ein Analogieschluss ohne Stützung durch andere klinische Befunde nicht zulässig. Während eine gesicherte Arteriosklerose peripherer Gefäße nur bedingt Auskunft über die intrazerebralen Gefäße geben kann, muss ein arterieller Hypertonus – neben dem Alter – als ein primärer Risikofaktor für eine vaskuläre Demenz gelten. In einer großen Studie wurde darüber hinaus das Vorliegen eines Diabetes und einer Hypercholesterinämie als Risikofaktoren für eine Demenz prospektiv identifiziert (Stewart, 1998). In diesem Zusammenhang ist auch der Befund bemerkenswert, dass Patienten, die im mittleren Lebensalter einen zu hohen Blutdruck aufwiesen, später, beim Auftreten und Fortschreiten einer dementiellen Symptomatik, wieder eine Normalisierung ihrer

Blutdruckwerte zeigten, so dass sich die Beziehung zwischen aktuellem Blutdruckwert und Demenzsymptomatik im Einzelfall als durchaus lose darstellen kann. Ähnliches wurde auch für die Hypercholesterinämie gefunden. Beide Befunde dürften insofern nachhaltige Konsequenzen für prophylaktische und therapeutische Strategien beinhalten, dass allein der frühen Intervention eine demenzprotektive Bedeutung zukommt.

Abbildung 14: Diagnosekriterien einer vaskulären Demenz

A.) Entwicklung multipler kognitiver Defizite in Form von:
1) Störungen des Kurz- und Langzeitgedächtnisses **und**
2) Eine oder mehrere der folgenden Funktionsstörungen:
   Aphasie
   Apraxie
   Agnosie
   Störungen der Handlungsfähigkeit (Planung, Organisation, abstraktes Denken)

B.) Die kognitiven Defizite der diagnostischen Kriterien A1 und A2 verursachen eine signifikante Beeinträchtigung sozialer Funktionen und führen zu einer signifikanten Verschlechterung vor Erkrankungsbeginn bestehender Fähigkeiten.

C.) Fokale neurologische Symptome (z. B. Reflexsteigerung, Gangstörung, Paresen ...) oder technische Zusatzuntersuchungen, die eine zerebovaskuläre Erkrankung anzeigen (z. B. multiple Infarkte) und die als ursächlich für die Erkrankung angesehen werden.

D.) Die Symptomatik besteht nicht ausschließlich im Verlauf eines Delirs.

(nach DMS-IV TR)

Grundlage der Diagnose einer vaskulären Demenz ist die Identifizierung eines dementiellen Syndroms. Hierzu gehört eine die Alltagsaktivitäten beeinträchtigende Abnahme der Gedächtnisleistungen und weiterer kognitiver Fähigkeiten, die in neuropsychologischen Untersuchungen objektivierbar sein müssen. Sie sollten über einen Zeitraum von mindestens sechs Monaten bestanden haben. Darüber hinaus liegt eine Reihe von Kriterien vor, die es erlauben, die Diagnose einer vaskulären Demenz klinisch wahrscheinlich zu machen. In Abbildung 14 sind die Kriterien der aktuellen textlichen Revision des diagnostischen und statistischen Manuals der amerikanischen Psychiatrischen Gesellschaft (DSM-IV TR, 2003) dargestellt. Zur endgültigen Klärung der Diagnose ist, ebenso wie in der ICD-10, neben dem Demenzsyndrom gleichzeitig das Vorliegen einer umschriebenen neurologischen Symptomatik und der Nachweis ischämischer Schädigungen mittels bildgebender Verfahren (z. B. CT) obligat. Zu den Kriterien für die Diagnose einer vaskulären Demenz, die sich in der Hauptsache auf den klinischen, anamnestischen oder radiologischen Nachweis einer zerebrovaskulären Erkrankung beziehen, kommt die Forderung nach einem plausiblen zeitlichen Zusammenhang zwischen dem Beginn oder einer deutlichen Verschlechterung der zerebrovaskulären Erkrankung und dem Beginn des dementiellen Syndroms. Die kritische Frage lautet daher stets, ob die vaskulären Schädigungen in einem ursächlichen oder aber nur in einem zufälligen zeitlichen Zusammenhang mit der Demenz stehen. Allein der erste Fall erlaubt die diagnostische Klassifizierung als vaskuläre Demenz. Die diagnostische Forderung nach einem zeitlichen Zusammenhang trägt der Tatsache Rechnung, dass eine schlüssige ursächliche Zuordnung bei der vaskulären Demenz häufig schwierig ist. Dies auch deshalb, weil eine leichte zerebrovaskuläre Erkrankung im Alter sowohl als isolierte Störung als auch in Verbindung mit einer Alzheimer-Demenz durchaus häufig ist. Gerade radiologische Zeichen, die auch bei einer vaskulären Demenz auftreten, liegen in großer Zahl oft auch bei gesunden älteren Menschen vor. Bei der Alzheimer-Demenz wird bei gleichzeitigem Vorliegen von Zeichen einer zerebrovaskulären Erkrankung auch von einer so genannten gemischten Demenz gesprochen, die eine eigenständige diagnostische Klassifizierung erfordert. Als Alternative oder als Ergänzung der Klassifizierung durch ein diagnostisches Standardinstrumentarium wurden in den letzten Jahren eine Reihe von spezialisierten Systemen zur Diagnose vaskulärer Demenzen entwickelt, von denen die NINCDS/AIREN (National Institute of Neurological Disorders and Stroke – Association Internationale pour la Recherche et l'Enseignement en Neurosciences, 1993) (Roman et al., 1993) und die ADDTC-Kriterien (California Alzheimer's Disease Diagnostic and Treatment Centers; Chui, Victoroff, Margolin, Jagust, Shankle & Katzman, 1992) die bekanntesten sind. In Abbildung 15 sind einige Kriterien der NINCDS/AIREN aufgeführt.

Abbildung 15: Klinische Kriterien für eine vaskuläre Demenz

Notwendige Symptome	Erhebliche Fluktuationen im Verlauf Demenz setzt nach zerebralem Insult ein Fokale neurologische Störungen Strategische zerebrale Infarkte Periventrikuläre Aufhellungen im cCT
Unterstützende Symptome	Urininkontinenz Gangstörungen Hypertonus (auch anamnestisch) Transitorische ischämische Attacken (TIA's)

(nach NINCDS-AIREN, Roman et al., 1993)

Klinische Skalen, die zur Differenzierung vaskulärer Demenzen gegenüber dem gesunden Alter eingesetzt werden könnten, liegen derzeit nicht vor. Dagegen kann klinisch sehr wohl eine Differenzierung vaskulärer Demenzen gegenüber Demenzen anderer Verursachungen vorgenommen werden. Für diese klinische Unterscheidung bietet sich eine Reihe von recht gut abgrenzbaren Anhaltspunkten in den Bereichen Symptomatik und Verlauf an (vgl. Abbildung 16). Auf der Basis dieser Beobachtungen wurde mit dem „Ischemic Score“ (Hachinski et al., 1975) ein Instrument vorgeschlagen, das sich trotz vielfacher Kritik an der fehlenden Operationalisierung seiner Merkmale und der damit verbundenen Gefahr des Überdiagnostizierens vaskulärer Demenzen in seiner ursprünglichen Version, in seinen Modifikationen nach Rosen (Rosen, Terry, Fuld, Katzman & Peck, 1980) oder seiner Erweiterung unter Einschluss von CT-Parametern durch Loeb und Gandolfo (1983) immer noch einiger Beliebtheit erfreut. Dies wohl besonders deshalb, weil dadurch der Blick des Untersuchers auf wesentliche klinische Merkmale dieser Erkrankung gelenkt wird. In den aufgeführten Skalen werden einzelne Items nach ihrem diagnostischen Gewicht mit einem oder zwei Punkten bewertet. Ein Summenwert von 7 und höher weist auf das Vorliegen einer vaskulären Demenz hin.

Abbildung 16: Ischämieskalen

	Hachinski	Rosen	Loeb
Plötzlicher Beginn	2	2	2
Schrittweise Verschlechterung	1	2	
Fluktuierender Verlauf	2		
Nächtliche Verwirrtheit	1		
Erhaltene Persönlichkeit	1		
Depression	1		
Somatische Beschwerden	1	1	
Emotionale Inkontinenz	1	1	
Hypertonie	1		
Schlaganfälle in der Anamnese	2	2	1
Begleitende Arteriosklerose	1		
Fokale neurologische Beschwerden	2	2	2
Fokale neurologische Zeichen	2	2	2
Ein hyperdenses Areal im cCT			2
Multiple Foci im cCT			3

(nach Hachinski et al., 1975; Rosen et al., 1980; Loeb & Gandolfo, 1983)

Es soll an dieser Stelle nicht verschwiegen werden, dass der konkurrierende Einsatz unterschiedlicher Skalen bei derselben Patientengruppe zu höchst unterschiedlichen Ergebnissen führen kann. So wurden in einer Studie von Verhey und Mitarbeitern (1996) in einer Gruppe von 124 Demenz-Patienten je nach Instrument zwischen 8 und 36 % als vaskulär dement identifiziert. Auch die Anwendung verschiedener Diagnosesysteme bei denselben Patienten führt zu erheblichen Differenzen in der ermittelten Erkrankungsprävalenz. In einer Vergleichsuntersuchung von Wetterling und Mitarbeitern (1996) zeigte sich, dass bei einer Gruppe dementer Patienten nach DSM-IV 52,3 %, nach ICD-10 32,9 %, nach ADDTC 27,1 % und nach NINDS/AIREN-Kriterien nur 14,1 % die Diagnose einer vaskulären Demenz erhalten hätten. Dieser Befund legt die Forderung nahe, dass die Validität diagnostischer Klassifikationssysteme für vaskuläre Demenzen dringend einer vergleichenden empirischen Prüfung unterzogen werden sollte. Ein höheres Maß an diagnostischer Sicherheit kann bei vaskulären Demenzen nur eine entsprechende feingewebliche Untersuchung bringen. Allerdings finden sich auch bei diesem Vorgehen bei etwa einem bis zwei Drittel Mischbilder im Sinne gleichzeitiger vaskulärer und alzheimertypischer Veränderungen. Also ist in vielen Fällen eine eindeutige diagnostische Zuordnung der Demenz auch mit Hilfe des Mikroskops nicht möglich.

2.5.2 Epidemiologie

Aufgrund uneinheitlicher Diagnosekriterien und der hohen Zahl von Mischformen schwanken die Angaben zur Prävalenz der vaskulären Demenz stark. Sie scheint jedoch in Europa und den Vereinigten Staaten die zweithäufigste Form der dementiellen Erkrankungen zu sein. Für Asien hatten frühere Studien sie als häufigste Demenzform ausgewiesen. Neuere Studien konnten diesen Befund nicht mehr bestätigen, so dass nun auch dort die Alzheimer-Demenz als häufigste, die vaskuläre Demenz als zweithäufigste Demenzform gilt. Dabei steigt mit dem Alter das Risiko, nicht nur an einer Alzheimer-, sondern auch an einer vaskulären Demenz zu erkranken. Neuere Studien, die engen diagnostischen Kriterien folgen, geben den Anteil der vaskulären Demenz mit 15–20 % an der Gesamtzahl demenzieller Erkrankungen an.

2.5.3 Mechanismen der Krankheitsentstehung

Im Prinzip lassen sich bei vaskulären Schädigungen vier verschiedene Ursachen unterscheiden: Ischämien (Minderdurchblutung durch gestörte Blutzufuhr), Hämorrhagien (Blutungen), Ödembildungen und Gefäßschädigungen durch chronisch erhöhten Blutdruck (Hypertonus). Eine vaskuläre Demenz kann also durch unterschiedliche Mechanismen ausgelöst werden, deren jeweilige Bedeutung allerdings kontrovers diskutiert wird. Es erscheint gegenwärtig wahrscheinlich, dass Schädigungen der kleinsten arteriellen Blutgefäße durch Hypertonus und zerebrale Infarkte (Schlaganfall) sowie Mischformen aus beiden besonders häufig sind. Es ist unverzichtbar, durch eine differenzierte Diagnostik das Gewicht beider Mechanismen zu beurteilen, um nach dieser Einschätzung eine therapeutische Strategie entwickeln zu können. Lokalisation und Ausdehnung der Schädigung spielen dabei eine zentrale Rolle. Nicht jeder Schlaganfall führt zu einer vaskulären Demenz, wobei neben der Lokalisation und dem Ausmaß des infarzierten Gebietes auch individuelle Faktoren eine Rolle spielen dürften. Dabei ist beim zerebralen Insult besonders zu beachten, dass unterschiedliche Lokalisationen oft ein charakteristisches klinisches Bild aufweisen, je nachdem, welche Funktion in dem geschädigten

Gebiet angesiedelt war (z. B. Sensibilität, Motorik, Sprache). Die Häufung einzelner kleinerer Infarkte kann eine **Multiinfarktdemenz** (MID) verursachen. Typische Ursachen sind entweder Gefäßverschlüsse oder eine pathologisch verstärkte Blutgerinnung.

Weiterhin können **strategische Insulte** auf der Basis sklerotischer Gefäßwandveränderungen zu einem dementiellen Syndrom führen. Strategisch bedeutet in diesem Zusammenhang, dass eine kleine Schädigung in einer besonders wichtigen Schaltzentrale des Gehirns zu unverhältnismäßig großen Ausfällen führt. Diese Insulte betreffen also spezifische Hirngebiete, wie etwa der beidseitige Infarkt des Thalamus (er gilt als Sammelstelle für Sinnesreize, als „Tor zum Bewusstsein"), der zu ausgeprägten Gedächtnisstörungen führt.

Neben diesen Schädigungen können auch **multiple lakunäre Insulte** zu einem dementiellen Syndrom führen. Lakunen sind kleine (Durchmesser zwischen weniger als einem bis zu zwei cm) Schädigungen (Läsionen), die in der Regel in unterschiedlichen Regionen auftreten können. Häufiger sind dabei etwa die Basalganglien, der Thalamus, die Pons, die Capsula interna und die weiße Substanz betroffen. Die klinische Bedeutung bleibt angesichts der großen Anzahl gesunder älterer Menschen, die ebenfalls lakunäre Veränderungen aufweisen, umstritten. Unbedingt erforderlich ist daher eine Quantifizierung und Lokalisation der lakunären Infarkte. Unter Berücksichtigung des Ausmaßes der Läsionen wurde ein Schwellenmodell entwickelt, das einen Zusammenhang zwischen der Ausprägung der Lakunen und dem Beginn einer kognitiven Störung nahe legt (Boone et al., 1992).

Wesentlich ist die Differenzierung zwischen regional umschriebenen lakunären Läsionen und eher diffusen, auf die weiße Substanz (Nervenfasern) begrenzten vaskulären Veränderungen, die vorwiegend das Hirngewebe betreffen, in das die Ventrikel (Hirnwasserkammern) eingebettet sind. Diese Schädigungen der weißen Substanz werden im Computertomogramm als Aufhellungen deutlich (‚White Matter Lesions' = **WML**) und als Dichteminderungen (Hypodensitäten) interpretiert. Die White Matter Lesions sind wohl diejenigen vaskulären Befunde, die am häufigsten in eine ursächliche Beziehung zu einer dementiellen Entwicklung gebracht werden können. Allerdings ist dieser neuroradiologische Befund auch bei etwa 10 % gesunder Älterer nachzuweisen. Bei den über 85-Jährigen liegt diese Rate schon bei 30 %. Kernspintomographisch lassen sich solche Auffälligkeiten sogar bei nahezu allen 85-Jährigen zeigen. Entscheidend für das Demenzgeschehen ist also nicht das Vorhandensein, sondern vielmehr das Ausmaß und die Verteilung der WML, die sich bei etwa 70–90 % der Patienten mit vaskulären Demenzen finden.

Das als Morbus **Binswanger** bekannte Krankheitsbild zeigt ischämische Läsionen im Bereich des Hirngewebes, das unmittelbar an die Ventrikel grenzt, sowie eine Aufweitung der die Blutgefäße umgebenden (perivaskulären) Räume und einer Ausziehung der kleinsten Arterien. Bei Patienten, die an einem Morbus Binswanger erkranken, liegen auffällig häufig vaskuläre Risikofaktoren wie ein Hypertonus oder eine diabetische Stoffwechsellage vor.

Darüber hinaus kommen in seltenen Fällen auch noch andere Ätiologien einer vaskulären Demenz in Betracht. Dazu zählen zerebrale Gefäßentzündungen infolge einer Autoimmunerkrankung oder einer systemischen Infektion. Typische Grunderkrankungen sind der Lupus erythematodes, die Panarteriitis nodosa, die Wegnersche Granulomatose, die Arteriitis cranialis Bing-Horton sowie postentzündliche oder entzündliche Gefäßerkrankungen (Lues zerebrospinalis, Herpes zoster, Lyme Borreliose). Eine seltene, bevorzugt bei jüngeren Patienten (ab 30–40 Jahre) auftretende Variante der vaskulären Demenz mit genetischer Belastung ist die „cerebrale autosomal dominante Arteriopathie mit subkortikalen Infarkten und Leukenzephalopathie“ (CADASIL). Es handelt sich um eine autosomal-dominant vererbte Mutation des Chromosoms 19.

2.5.4 Klinik der vaskulären Demenz

Eine Reihe von allgemeinen Merkmalen ist geeignet, vaskuläre Demenzen klinisch zu charakterisieren. Hierzu gehört in erster Linie der Verlauf, der im typischen Fall gekennzeichnet ist von einem plötzlichen Beginn mit einer nachfolgenden fluktuierenden oder schubweisen Verschlechterung der Symptomatik. Eine vaskuläre Demenz kann schon nach einer einzelnen ischämischen Episode abrupt auftreten. Dies ist allerdings selten. Gerade bei subkortikal betonten vaskulären Demenzen kann es auch zu einem schleichenden Verlauf kommen. Vor Eintreten der eigentlichen Demenzsymptomatik sind in der Regel einige Vorläufersymptome zu beobachten wie Kopfschmerzen, Schwindel oder gar ein flüchtiger ischämischer Insult (transitorische ischämische Attacke = TIA).

Auch nach Eintritt der dementiellen Kernsymptomatik, bei der die mnestischen Störungen zunächst vorwiegend das Kurzzeitgedächtnis betreffen, bleibt die Persönlichkeit im Gegensatz zur Situation bei den degenerativen Demenzen oft erhalten, während in Abhängigkeit von der Lokalisation affektive Veränderungen früh dominieren können. So kommt es zu einer Minderung des Antriebs im Sinne eines hochfrontalen Antriebsmangelsyndroms und zu Störungen des Affekts, die sich sowohl in depressiven wie hypomanischen Zustandsbildern als auch in affektivem Kontrollverlust manifestieren können. Früh im Verlauf der Erkrankung können Gangstörungen mit Sturzneigung sowie eine Inkontinenz auftreten. Ebenfalls in frühen Stadien kommt es oft zu Störungen der Tagesrhythmik, die sich in Tagesmüdigkeit, Schlafstörungen und nächtlichem Umherwandern äußern können.

Zusätzlich zu den genannten Veränderungen sind neurologische Symptome regelmäßige Zeichen einer vaskulären Demenz. Diese können sich, in Abhängigkeit von der Lokalisation, als Hemiparese (Halbseitenlähmung), als extrapyramidales Syndrom mit einer Tonussteigerung und Akinese, aber auch mit Störungen der Sprachbildung oder Schluckstörungen darstellen. Hinzu kommen schließlich neuropsychologische Syndrome, die je nach Lokalisation und Ausmaß der vaskulären Läsion variieren. Bei ausgedehnten oder strategisch gelegenen vaskulären Läsionen sind auch symptomatische Anfallsleiden nicht selten, die ein äußerst vielfältiges klinisches Bild aufweisen können.

Für die Differentialdiagnose gegenüber primär-degenerativen Demenzformen ist, neben affektiven und fokal-neurologischen Symptomen, ein Beginn, der einen plausiblen zeitlichen Zusammenhang mit einem vaskulären Ereignis aufweist, hilfreich. Für das Multi-Infarkt-Syndrom sind zusätzlich ein eher stufenförmiger Verlauf der Symptomatik sowie ausgeprägte Diskrepanzen zwischen verschiedenen Leistungsbereichen charakteristisch.

2.5.4.1 Multiple Infarkte der großen hirnzuführenden Arterien (Multiinfarktdemenz)

Wenn multiple Insulte im Stromgebiet der großen zerebralen Arterien auftreten, entwickelt sich fast regelhaft ein demenzielles Syndrom. Diese als Multiinfarktdemenz bekannte Störung zeigt oft einen akuten Beginn, der zeitlich mit einem Infarktgeschehen in engem Zusammenhang steht. Die bei diesem Syndrom vorliegenden kognitiven Defizite zeichnen sich durch einen fluktuierenden Verlauf aus, der besonders zu Beginn auch mit Störungen der Aufmerksamkeit und des Bewusstseins einhergeht, die innerhalb weniger Stunden oder Tage fluktuieren können. Diese Störungen der Aufmerksamkeit können besonders in den Abendstunden auffällig werden oder nachts zu deliranten Episoden führen. In diesen Fällen ist die Differentialdiagnose zum Delir und zur Demenz bei Lewy-Körperchen-Krankheit oft schwierig. Schlaganfallartige Ereignisse begleiten den Verlauf einer solchen vaskulären Demenz, deren Symptomatik sich dann oft rapide und abrupt verschlechtert. Es sind allerdings auch Episoden der Symptombesserung möglich. Im Fortschreiten der Erkrankung kommt es je nach Lokalisation der Infarkte auch zu Störungen des Sprachvermögens. Oft sind früh Gangstörungen deutlich, die den kognitiven Defiziten sogar vorangehen können. Die Persönlichkeit bleibt, insbesondere bei Aussparung frontaler Strukturen, oft bis in späte Phasen der Erkrankung erhalten. Häufig kommt es jedoch zu emotionalen Störungen, die sich als Affektlabilität, aber auch als depressives Syndrom äußern können.

Die Untersuchungsbefunde von Patienten mit einer Multiinfarktdemenz weisen in fast allen Fällen auf eine generalisierte Arteriosklerose hin, etwa auf eine koronare Herzkrankheit (KHK), einen abgelaufenen Herzinfarkt oder eine hochgradige Verengung der Halsschlagader (Karotisstenose). Eine besonders enge Verknüpfung zum hier diskutierten Krankheitsbild zeigt das Vorhofflimmern (VHF), das mit einer hohen Emboliegefahr einhergeht. In Lumbalpunktionen konnte in etwa einem Viertel der Fälle ein erhöhtes Liquorprotein gefunden werden. Im EEG können fokale Zeichen erhöhter Erregbarkeit oder Zeichen einer Seitenbetonung vorliegen, die bisweilen ein symptomatisches Anfallsleiden ankündigen. Auch eine den Befunden bei Alzheimer-Demenz ähnliche Verschiebung der Aktivität in niederfrequente Bereiche kann auftreten. Im cCT zeigen sich die klassischen Zeichen abgelaufener kortikaler und subkortikaler Insulte, die bei Fortschreiten der Erkrankung auch als subkortikal betonte Atrophie imponieren können.

2.5.4.2 Strategische Infarkte

Strategische Infarkte können sehr rasch zu einem dementiellen Syndrom führen, wenn sie die Bereiche des Gehirns betreffen, die für bestimmte kognitive Fähigkeiten eine zentrale Rolle spielen. Dazu gehören in erster Linie Infarkte der Arteria cerebri posterior, die den mittleren Temporallappen, und Infarkte der Arteria cerebri anterior, die besonders in der Tiefe gelegene Anteile des Stirnhirns betreffen, sowie der beidseitige Thalamusinfarkt. Bei Läsionen im Bereich des medialen Temporallappens kommt es zu einer Schädigung des Hippokampus, die als umgrenzte Gedächtnisstörung (amnestisches Syndrom) auffällt, die im Fortschreiten aber auch motorische Fähigkeiten betreffen kann, für deren Ausführung ein erlerntes Schema notwendig ist. Darüber hinaus kann ein Infarkt in diesem Areal zu einem symptomatischen Anfallsleiden führen. Schädigungen im Bereich des Frontallappens führen zu einer Störung der Fähigkeit, mehrere Stimuli gleichzeitig zu integrieren und nachfolgend eine kontrollierte Handlung durchzuführen. Diese als dysexekutives Syndrom bekannte Störung kann mit Persönlichkeitsveränderungen und Antriebsstörungen einhergehen. Der beidseitige Thalamusinfarkt führt nahezu schlagartig zu einem zumindest mittelschweren dementiellen Syndrom. Aufgrund des Verlusts der Integration kortikaler Assoziationsbahnen kommt es zu Gedächtnisstörungen, begleitet von der Schwierigkeit, komplexe Handlungen auszuführen. Auch der Sprachablauf kann Schaden nehmen. Hingegen bleibt der Affekt hier oft ausgespart, gelegentlich kann es sogar zu einer leicht gehobenen Stimmung (Hypomanie) kommen. Klinisches Kennzeichen der strategischen Infarkte ist neben dem Vorliegen einer vaskulären Grunderkrankung der überaus rasche Verlauf sowie das Vorliegen einer Schädigung mit spezifischer Lokalisation in einem bildgebenden Verfahren.

2.5.4.3 Multiple lakunäre Infarkte

In der Folge multipler lakunärer Infarkte stellen sich oft neben den Symptomen einer Demenz so genannte lakunäre Syndrome ein. Diese sind allerdings durchaus nicht obligat, vielmehr verläuft ein Teil der lakunären Infarkte stumm und zeigt keine weitere neurologische Symptomatik. Beim lakunären Syndrom handelt es sich meist entweder um Lähmungen ohne sensible Beteiligung oder um isolierte Sensibilitätsstörungen einer Extremität ohne Lähmung. Andere neurologische Störungen sind seltener (z. B. Artikulationsstörungen mit begleitenden Feinmotorikstörungen). Kognitive Defizite, die einem dementiellen Prozess entsprechen, treten oft erst dann auf, wenn sich einzelne Lakunen zu größeren Hohlräumen vereinigen (Status lacunaris). Die kognitiven Defizite folgen einer allgemeinen Verschlechterung des körperlichen Zustandes, meist nur sehr leicht ausgeprägten fokalneurologischen Defiziten oder einem kleinschrittigen Gang. Dabei können diese Defizite oft lange kompensiert werden, so dass sie nur in Ermüdungssituationen deutlich werden. Auch stellt ihre starke Fluktuation im Verlauf oft eine diagnostische Klippe dar. Das neuroradiologische Korrelat dieses Krankheitsgeschehens ist eine Marklagerveränderung („Leukoaraiose"), die vor allem im MRT als fleckige Aufhellungen imponiert. Allerdings können viele verschiedene Erkrankungen zu ähnlichen radiologischen Auffälligkeiten führen. Verwechslungen liegen also nahe. Bei dieser Form der vaskulären Demenz sind vaskuläre Risikofaktoren, insbesondere ein Hypertonus oder ein Diabetes mellitus, häufig.

2.5.4.4 Subkortikale arteriosklerotische Enzephalopathie (SAE, Morbus Binswanger)

Der Morbus Binswanger ist eine seltene aber recht spezifische Erkrankung, die ebenfalls meist bei Patienten mit einer Hypertonie auftritt. Die Abgrenzung des Morbus Binswanger von multiplen lakunären Infarkten ist allerdings nicht unumstritten. Binswanger beschrieb 1894 acht Patienten, bei denen eine schleichend progressive Demenz mit betonten Veränderungen des Affekts und des Antriebs beobachtet worden war. Pathologisch fanden sich Läsionen des Marklagers bei deutlich aufgeweiteten Ventrikeln (Binswanger, 1894). Bei typischen Fällen dieser Erkrankung ist eine schleichend progressive Symptomatik auffällig.

Der Beginn der Erkrankung liegt oft schon in der fünften oder sechsten Lebensdekade. Angesichts eines allmählichen Beginns und der schleichenden Progression ist die Differentialdiagnose zur Alzheimer-Demenz oft schwierig. Bei Patienten mit einem Morbus Binswanger zeigen sich jedoch zusätzlich typische Zeichen einer subkortikalen Demenz, also Störungen des Affekts, neurologische Defizite oder Veränderungen des Gangbildes und der unwillkürlichen Motorik (z. B. Muskeltonus, Bewegungsabläufe). Dabei ist das entscheidende Kriterium der wenig dramatische Verlauf der neurologischen Defizite, die zudem fluktuieren können. Nach einer Untersuchung von Caplan und Schoene (1978) ist es dieses Merkmal, das Patienten mit einem Morbus Binswanger klinisch von Patienten mit einer Multiinfarktdemenz oder mit multiplen lakunären Infarkten unterscheidet. Die kognitiven Defizite unterliegen bei dieser Erkrankung einer hohen Variabilität, so dass bereits fortgeschrittene dementielle Syndrome ohne neurologische Defizite, andererseits aber auch fokale neurologische Defizite noch ohne deutliche kognitive Störung vorliegen können. Die klinische Diagnose ergibt sich aus dem Verlauf, der Anamnese mit Hypertonus – hinweisgebend ist besonders ein bereits längeres Bestehen dieser Störung sowie häufige Blutdruckspitzen – sowie charakteristischen Befunden in der Bildgebung. Im cCT oder MRT liegt in Abwesenheit größerer oder konfluierender vaskulärer Läsionen eine subkortikal betonte, bilaterale Atrophie vor.

2.5.5 Sekundäre depressive Symptomatik bei vaskulärer Demenz

Die Prävalenz affektiver Störungen bei vaskulärer Demenz liegt bei etwa 30 % (Robinson, Kubos, Starr, Rao & Price, 1984). Dabei ist zu unterscheiden zwischen affektiven Störungen, die einem zerebralen Insult folgen, und affektiven Störungen, die sich im Verlauf einer dementiellen Erkrankung entwickeln können. Depressive Störungen nach einem zerebralen Insult sind gerade in den ersten sechs Monaten nach dem apoplektischen Ereignis häufig. Hier wurde lange Zeit eine reaktive Depression auf erlebte Einbußen in den Alltagsfähigkeiten angeschuldigt. Untersuchungen, die den Grad der Behinderung mit berücksichtigten, konnten jedoch zeigen, dass über den Verlust an Kompetenz hinaus eine depressive Symptomatik deutlich war, die nicht allein auf den Grad der Behinderung zurückgeführt werden konnte (Folstein, Maiberger & McHugh, 1977). Insbesondere die Lokalisation des Infarktes scheint hier eine Rolle zu spielen. So konnten etwa Robinson und Mitarbeiter (l.c.) zeigen, dass ein linkshemisphèrieller Infarkt zu einer Depression stärker prädisponiert als eine Läsion der rechten Gehirnhälfte, insbesondere dann, wenn die Distanz zwischen linkem Frontalpol und Läsion relativ kurz ist. In diesem Zusammenhang wurde auch die These aufgestellt, dass es bei einer Minderdurchblutung der frontalen Hirnrinde durch eine vaskuläre Erkrankung zu einer chronifizierenden depressiven Symptomatik kommen kann, die als Kernsymptom eine Antriebsminderung aufweist (Förstl & Sahakian, 1991).

Ungeachtet der unterschiedlichen ätiologischen Hypothesen sollte angesichts der Häufigkeit des Syndroms bei vaskulären Demenzen deshalb immer auch eine genaue Abklärung einer möglichen depressiven Symptomatik erfolgen. Bei der psychopathologischen Untersuchung ist insbesondere auf einen schleichenden Beginn, eine ausgeprägte Antriebsminderung sowie, besonders bei fortgeschrittener Demenz, auf Symptome wie Nahrungsverweigerung und allgemeine Freud- und Lustlosigkeit zu achten. Allerdings ist die Lebenswelt dementer Patienten oft nicht die geeignete Umgebung, in der ein Mangel an Lebensfreude auffällt. Die Therapie folgt den Prinzipien der Behandlung einer sekundären Depression, wobei insbesondere modernen Antidepressiva wie den selektiven Serotonin-Wiederaufnahme-Hemmern eine besondere Bedeutung zukommt. Auch bei diesen Patienten gilt allerdings, dass auf nichtmedikamentöse Interventionen wie eine aktivierende Psycho- oder Ergotherapie keinesfalls verzichtet werden sollte.

2.5.6 Differentialdiagnose

Unter den degenerativen Demenzformen ist vor allem die Alzheimer-Demenz differentialdiagnostisch von Bedeutung. Bei der Alzheimer-Demenz wird bei der Anamneseerhebung im Gegensatz zur vaskulären Demenz meist über einen schleichenden Beginn berichtet (eine Ausnahme stellt der Morbus Binswanger dar), fokalneurologische Defizite liegen, insbesondere zu Beginn der Erkrankung, nicht vor. Es kommt schon frühzeitig zu einer Veränderung der Persönlichkeit, während affektive Symptome meist später im Verlauf auftreten. Bei Patienten mit vaskulärer Demenz imponiert oft ein gut erhaltenes Langzeitgedächtnis, während bei Patienten mit Alzheimer-Demenz auch das Langzeitgedächtnis vergleichsweise früh betroffen ist.

Oft kann jedoch eine klare Differenzierung nicht erfolgen. Da sowohl die Alzheimer-Demenz als auch die vaskuläre Demenz altersassoziierte Erkrankungen sind, kommt es gerade im höheren Alter häufig zu Überschneidungen. Diesem Umstand tragen Klassifikationssysteme wie die ICD-10 Rechnung, die die Diagnose einer gemischten Demenz vorsehen. Die Häufigkeit der Überschneidungen entbindet jedoch nicht von einer gründlichen Diagnostik.

Schwierigkeiten kann die Abgrenzung zur hypertensiven Enzephalopathie machen. Hier kommt es aufgrund von Blutdruckspitzen zum Versagen der zerebrovaskulären Autoregulation mit perivaskulärer Ödembildung, die sich neuroradiologisch oft als diffuse oder fokale Marklagerveränderungen darstellen können. Klinisch imponieren neben fluktuierenden kognitiven Defiziten Kopfschmerzen, Übelkeit und ein obligater fluktuierender Hypertonus. Während bei der vaskulären Demenz die kognitiven Symptome jedoch auch nach einer erfolgreichen Blutdruckregulierung bestehen bleiben oder fortschreiten, kommt es bei der hypertensiven Enzephalopathie nach Normalisierung der Blutdruckwerte zu einer Rückbildung.

Gerade bei subkortikalen vaskulären Demenzen kann sich aus dem klinischen und neuroradiologischen Bild der Verdacht eines Normaldruckhydrozephalus (normal-pressure-hydrocephalus = NPH) ergeben. Die klassische klinische Trias des Normaldruckhydrozephalus (Demenz, Gangstörung, Inkontinenz) überschneidet sich

Vertiefung 2: Differentialdiagnostische Hinweise

- während ein plötzlicher Beginn eher für eine vaskuläre Demenz spricht, ist ein schleichend progredienter Verlauf eher Kennzeichen der Alzheimer-Demenz;
- akute Episoden mit Störungen der Aufmerksamkeit und des Bewusstseins sprechen für eine vaskuläre Demenz, sind aber andererseits auch differentialdiagnostisch gegen ein Delir abzugrenzen;
- während bei der Alzheimer-Demenz Persönlichkeitsveränderungen im Vordergrund stehen, sind es bei der vaskulären Demenz affektive Störungen;
- die Differenzierung beider Erkrankungen ist durch bildgebende Verfahren deutlich erleichtert worden; hervorzuheben ist die Möglichkeit, mittels der Magnetresonanztomographie vaskuläre Läsionen spezifischer darzustellen, die im konventionellen Computertomogramm schwer interpretierbar sind.

hier mit dem Bild der vaskulären Demenz. Die radiologischen Zeichen eines Normaldruckhydrozephalus (erweiterte innere Ventrikelräume bei erhaltener kortikaler Furchenzeichnung) können auch bei einer subkortikal betonten vaskulären Demenz auftreten. Bei einer dergestalt unklaren diagnostischen Situation sind zunächst eine Magnetresonanztomographie, bei der sich in tiefer gelegenen Ventrikelanteilen ein Strömungsphänomen (fluid void sign) darstellen kann und schließlich eine Liquorpunktion erforderlich. Sollte sich nach Entnahme von etwa 40 ml Liquor eine klinische Besserung abzeichnen, so ist dies ein wichtiger diagnostischer Hinweis.

Bei multiplen periventrikulären Lakunen oder einer ausgedehnten Leukoaraiosis ist eine konsequente Überprüfung möglicher Risikofaktoren (Hypertonus, Diabetes mellitus, Hyperlipidämie) erforderlich. Neben der sonographischen Untersuchung der hirnversorgenden Gefäße (z.B: Arteria Carotis) ist gerade bei jungen Patienten die Abklärung einer CADASIL Erkrankung mittels Hautbiopsie und DNA-Untersuchung erforderlich. Treten multiple subkortikale Infarkte als Ursache einer vaskulären Demenz auf, sollte immer auch an systemische Erkrankungen und chronische Gefäßentzündungen gedacht werden.

2.5.7 Weiterführende Diagnostik

Als erster Schritt in der weiterführenden Diagnostik hat der Einsatz bildgebender Verfahren zu gelten. Hierzu zählen neuroradiologische Untersuchungstechniken wie die craniale Computertomographie (cCT) oder die craniale Magnetresonanztomographie (MRT). Während sich in der cCT besonders fokale Läsionen gut darstellen, bewährt sich die MRT beim Nachweis mikroangiopathischer, meist subkortikaler Veränderungen. Es erlaubt eine verbesserte Unterscheidung frischer von älteren vaskulären Läsionen und ermöglicht es eher als die cCT, zeitliche Zusammenhänge von kognitiver und vaskulärer Veränderung zu bestimmen. Die Magnetresonanztomographie ist auch aufgrund ihrer höheren Auflösung dem Computertomogramm überlegen.

Gerade bei ausgedehnten vaskulären Läsionen oder mittelschweren bis schweren dementiellen Syndromen ist auch eine elektroenzephalographische Untersuchung (EEG) unerlässlich. Häufig treten bei vaskulären Demenzen, insbesondere bei Multiinfarktdemenzen, symptomatische Anfallsleiden auf, die eine vielschichtige neurologische und psychiatrische Symptomatik aufweisen können. So sind sekundenlange Bewusstseinstrübungen (Absencen), psychomotorische Anfälle, komplex-fokale und generalisiert Anfälle nicht selten. Bisweilen ist aufgrund von spastischen Paresen oder aufgrund von allgemeiner Immobilität das klinische Bild wenig eindeutig und kann deshalb leicht übersehen werden. Auch delirant anmutende Bilder können differentialdiagnostisch Schwierigkeiten bereiten.

Nach Klärung einer vaskulären Ätiologie eines dementiellen Syndroms ist immer auch die weiterführende Untersuchung des kardiovaskulären Systems erforderlich. Gerade bei Patienten mit einer mittelschweren bis schweren Demenz ist davon auszugehen, dass sie Symptome von Seiten des Herz-Kreislauf-Systems nicht verlässlich berichten können, auch wenn sie akut auftreten. Hier ist vom Arzt besondere Sorgfalt gefordert.

2.5.8 Prävention und Therapie

Zu den Faktoren, die das Risiko für eine vaskuläre Demenz erhöhen, zählen neben dem Alter und dem Geschlecht (Männer haben eine höhere Prävalenz für vaskuläre Demenzen) vor allem allgemeine vaskuläre Risikofaktoren. Darüber hinaus sind Umstände von Bedeutung, die das Risiko eines zerebrovaskulären Insults spezifisch erhöhen, wie etwa potentielle kardiale Emboliequellen und Herzklappenveränderungen. Anders als bei degenerativen Demenzformen wie der Alzheimer-Demenz ist prinzipiell die Möglichkeit der primären und sekundären Prävention gegeben. Sie muss daher, wie für andere zerebrovaskuläre Erkrankungen auch, genutzt werden. Diät, Sport, Salzreduktion und Nikotinabstinenz sind wirksame präventive Maßnahmen im Hinblick auf eine vaskuläre Demenz. Zur Behandlung potentieller Grunderkrankungen gehört die Behandlung eines Hypertonus. Eine sorgfältige Einstellung ist notwendig, die insbesondere hypotone Blutdruckwerte vermeidet, da hier eine weitere Verschlechterung bestehender vaskulärer Schäden aufgrund der zerebralen Durchblutungssituation zu erwarten ist und zudem noch das Risiko orthostatischer Komplikationen steigt. Auch das Nebenwirkungsprofil und häufig bestehende andere kardiale Erkrankungen, wie etwa eine Herzinsuffizienz oder eine koronare Herzerkrankung, bestimmen die Wahl des Antihypertensivums. Weiterhin zeigen die Einstellung eines Diabetes mellitus sowie die Behandlung einer Hyperlipidämie zumindest theoretisch potentiellen Nutzen. Für die Behandlung mit Lipidsenkern und die Einstellung des Diabetes liegen jedoch noch keine gesicherten Daten vor. Neben dem Einsatz von Digitalispräparaten ist auch an Medikamente zu denken, die die Blutgerinnung hemmen. Es sind jedoch im Alter eine Reihe von Kontraindikationen zu berücksichtigen, die den Einsatz problematisch erscheinen lassen. Zu denken ist dabei besonders an eine erhöhte Sturzgefährdung. Wenn eine erhebliche (mehr als 70 %ige) Einengung der Halsschlagadern vorliegt, kann eine operative Versorgung von Nutzen sein. Dies setzt jedoch ein strenges Abwägen des Operationsrisikos voraus, auch im Hinblick auf eine mögliche Verschlechterung der kognitiven Symptomatik und die Komplikation eines postoperativen Delirs.

Grundsätzlich ist zu berücksichtigen, dass eine Präventivtherapie frühzeitig erfolgen sollte und Kontraindikationen, wie sie im Alter häufig sind, berücksichtigt werden müssen. Auch gilt es, bei fortschreitender Demenz abzuwägen, welche präventiven Maßnahmen den Verlauf noch positiv beeinflussen können und welchen Einfluss sie auf die Lebensqualität des Patienten haben können. So ist etwa eine strikte Diät vielfach nicht angemessen. Auch die Behandlung der Hyperlipidämie mit Lipidsenkern scheint bei bereits bestehender Demenz kein ausgewogenes Nutzen-/Risiko-Verhältnis aufzuweisen.

Die Behandlung einer vaskulären Demenz ist mit Antidementiva im Prinzip möglich. Es wurde eine Reihe von Substanzen auf ihre Wirksamkeit hin überprüft, wobei ein nachhaltiger Nutzen nicht generell dargestellt werden konnte. Gefäßerweiternde Mittel wie Hydergin haben möglicherweise kurzfristig einen positiven Effekt, auch bei Pentoxifyllin konnte ein bescheidener Zugewinn an kognitiver Leistungsfähigkeit gezeigt werden. Gleiches gilt für Piracetam und den Kalziumantagonisten Nimodipin. Etwas besser ist die Datenlage für Memantine. Angesichts des auch bei vaskulären Demenzen beobachteten cholinergen Defizits in der Größenordnung von 30–50 % in verschiedenen Hirnregionen und der hohen Anzahl von Mischformen degenerativer und vaskulärer Demenzen ist auch ein Therapieversuch mit Cholinesterasehemmern gerechtfertigt. Angesichts des Umstands, dass Acetylsalicylsäure („Aspirin“) bei einer großen Anzahl von Patienten mit kognitiven Störungen (bei Vorliegen vaskulärer Risikofaktoren) eingesetzt wird, stellt sich die Frage nach dem überprüfbaren therapeutischen Effekt dieser Intervention. Williams und Mitarbeiter (2003) waren in einer sorgfältigen Studie nicht in der Lage, einen hinreichenden Beleg für diese gebräuchliche Therapie zu finden.

Neben dem Versuch der medikamentösen Beeinflussung der kognitiven Symptome ist die Behandlung von sekundären psychiatrischen Syndromen, die im Verlauf einer vaskulären Demenz auftreten, eine – möglicherweise derzeit sogar *die* – therapeutische Option. Hierzu zählt in erster Linie die Behandlung affektiver Störungen, wobei sich gerade bei der vaskulären Demenz selektive Serotonin-Wiederaufnahmehemmer (SSRI) bewährt haben. Bei der Behandlung von Störungen des Antriebs können auch Noradrenalin-Wiederaufnahmehemmer (NARI) oder gelegentlich auch trizyklische Antidepressiva sinnvoll sein, wobei hier insbesondere kardiale Nebenwirkungen zu beachten sind. Für die Therapie der Verhaltensstörungen bei vaskulärer Demenz können die bei der Alzheimer-Demenz gemachten Hinweise gelten. Es muss jedoch beachtet werden, dass bei vaskulärer Demenz eine hohe Rate an symptomatischen Anfallsleiden beobachtet werden kann. Aus klinischen Erwägungen ist bei Vorliegen des Verdachts auf ein symptomatisches Anfallsleiden immer ein Therapieversuch mit Antiepileptika (Carbamazepin, Valproinsäure) indiziert. Hier muss jedoch besonders auf unerwünschte Wirkungen, insbesondere medikamenteninduzierte Delirien, geachtet werden, die sowohl im Rahmen einer Überdosierung, als auch im Sinne eines Dosissteigerungseffektes auftreten können. Als effektiv haben sich deshalb Medikamente erwiesen, die eine niedrige anticholinerge Potenz haben und deren therapeutische Breite durch Blutspiegeluntersuchungen kontrolliert werden kann.

Auch für die vaskuläre Demenz gilt, dass eine sinnvolle Therapie nur eine Kombination aus Prävention, Pharmakotherapie, Psychotherapie, Familienberatung und begleitender Therapie sein kann. Eine alleinige pharmakotherapeutische Intervention ist nicht ausreichend.

2.5.9 Prognose

Längsschnittstudien der vaskulären Demenz gehen von einer etwa im Vergleich zur Alzheimer-Demenz deutlich erhöhten Mortalität aus. So konnte in einer Studie eine Fünf-Jahres-Mortalität von 63,3 % gezeigt werden. Auch die Hospitalisierungsrate bei Patienten mit einer vaskulären Demenz ist höher als bei anderen Demenzen (31,8 % innerhalb von fünf Jahren (Brodaty, McGilchrist, Harris & Peters, 1993). Insgesamt ist von einer schnellen Progression auszugehen, wobei angesichts der hohen Variabilität im Syndrommuster auch eine hohe Variabilität im Verlauf anzunehmen ist, der entscheidend von der Güte der präventiven und therapeutischen Strategien abhängig ist. Die Prognose einer vaskulären Demenz kann durch geeignete therapeutische Interventionen nachhaltig verbessert werden. Dies gilt insbesondere für die Behandlung kardialer Grunderkrankungen. Noch immer sterben über 50 % der Patienten mit einer vaskulären Demenz nicht an der Demenz selbst beziehungsweise an einer typischen Folgeerkrankung wie einer Lungenentzündung, sondern an einer begleitenden koronaren Herzerkrankung.

2.6 Zusammenfassung und Kontrollfragen

Zusammenfassung Kapitel 2, zweiter Teil (Abschnitte 2.4 ff)

Die Diagnose der häufigsten Demenzform, der Alzheimer-Demenz, ist eine Ausschlussdiagnose. Die unmittelbare Untersuchung des Patienten, das Gespräch mit den Angehörigen oder anderen Bezugspersonen, sowie die körperliche Untersuchung und psychometrische oder neuropsychologische Testergebnisse stellen die wesentlichen Informationsquellen für den Arzt dar. Eine definitive Diagnose kann nur neuropathologisch erfolgen, wenngleich die Übereinstimmung von klinischer und histologischer Diagnose befriedigt. Für die überwiegende Mehrheit, bei denen der Krankheitsbeginn nach dem 65. Lebensjahr liegt, ist eine komplexe Bedingungskonstellation anzunehmen, die sowohl genetische als auch Umgebungsfaktoren mit einbezieht. Nach dem Alter dürfte eine familiäre Belastung den schwerwiegendsten Risikofaktor darstellen. Einen einheitlichen therapeutischen Ansatz für alle Demenzerkrankungen gibt es nicht. Für die Alzheimer-Demenz, die Demenz mit Lewy-Körperchen und für vaskuläre Demenzen liegen therapeutische bzw. präventive Strategien vor. Die am besten etablierte pharmakologische Therapie bei der Alzheimer-Demenz stellen reversible Hemmstoffe der Acetyl-Cholinesterase dar. Insbesondere leichte und mittlere Demenzstadien kommen dafür in Betracht. Derzeit erscheint eine Behandlung umso aussichtsreicher, je früher sie beginnt. Wegen der praktischen Bedeutung der nichtkognitiven Störungen kommt es nicht allein darauf an, die kognitive Störung in Ausmaß und Auswirkungen zu beschränken. Zu den wesentlichen nichtkognitiven Problemfeldern dementieller Erkrankungen zählen psychomotorische Unruhe, Wahn und Halluzinationen, Depressivität, Angst und Störungen des Schlaf-Wach-Rhythmus. Die Behandlungsnotwendigkeit aller dieser Störungen richtet sich in erster Linie nach ihrem subjektiven Stellenwert für den einzelnen Demenzkranken und den Konsequenzen für die Pflegesituation.

Kontrollfragen zu den Kapiteln 2.4 und 2.5

1. Welche Charakteristika unterscheiden primär degenerative von vaskulären Demenzen?
2. Welche nichtkognitiven Störungen sind bei der Alzheimer-Demenz besonders häufig?
3. Für welche medikamentösen Therapiemöglichkeiten bei der Alzheimer-Demenz liegen ausreichende Wirksamkeitsnachweise vor?
4. Welche Medikamenten-Gruppe ist bei der Demenz mit Lewy-Körperchen zu vermeiden?
5. Welche Risikofaktoren für Demenzen können als gesichert gelten?

Weiterführende Literatur:

Beyreuther, H., Einhäupl, K.M., Förstl, H., Kurz, A. (2002). *Demenzen – Grundlagen und Klinik*. Stuttgart: Thieme.

Maier,W., Engel, R.R., Möller, H.-J. (Hrsg.) (2000). *Methodik von Verlaufs- und Therapiestudien in Psychiatrie und Psychotherapie*. Hogrefe: Göttingen.

Wächtler, C. (Hrsg.) (2002). *Demenzen*. 2. Völlig überarbeitete Aufl. Thieme: Stuttgart.

Teil II: Psychosoziale Interventionsmöglichkeiten und gesellschaftliche Rahmenbedingungen

3 Psychosoziale Interventionsmöglichkeiten bei Demenzpatienten

3.1 Das Erleben von Demenzpatienten

Die Symptome der Demenzen sind in Kapitel 2 genau beschrieben worden. Dennoch soll hier der Versuch gemacht werden, sich den Symptomen nochmals auf eine andere Art und Weise anzunähern, nämlich aus der Binnenperspektive der Erkrankten. Wir wissen über die innere Welt der Demenzkranken wenig, da kognitive Einbußen charakteristisch für diese Patienten sind. Die Kommunikation wird zunehmend schwieriger, das Sprachvermögen ist beeinträchtigt und im fortgeschrittenen Stadium kann der vollständige Verlust des sprachlichen Ausdrucks eintreten. Langfristige Beobachtungen des Verhaltens, die Kenntnis der Biographie des Erkrankten mit Vorlieben und Abneigungen sowie der Versuch, die Sinnhaftigkeit scheinbar sinnlosen Tuns zu erraten, sich in den Kranken einzufühlen, bleiben die einzigen Zugangswege. Darüber hinaus bleiben die Kranken Personen mit individuellen Lebens- und Krankheitsverläufen, so dass pauschalisierende Beurteilungen über die innere Welt der Erkrankten natürlich grundsätzlich zu vermeiden sind.

Bisher sind Erkenntnisse über die innere Welt der Erkrankten lediglich für die frühen Krankheitsstadien wissenschaftlich fundiert. Im Anfangsstadium erleben die Betroffenen ihre Vergesslichkeit, Konzentrationsschwierigkeiten, Fehlurteile häufig bewusst und reagieren mit Angst, Verunsicherung und Depressionen. Ereignisse oder die Umgebung lassen sich schwer einordnen, das Erlernen neuen Wissens ist beeinträchtigt oder unmöglich sowie die lebenslang selbstverständliche Bewältigung neuer Situationen geht verloren. Manche Patienten erleben sich wie in einem dunklen Tunnel (Wetherell, Gatz, Johansson & Pedersen, 1999). Die Schwere der Beeinträchtigungen der kognitiven Leistungen und ihre Auswirkungen auf die Bewältigung von Alltagsanforderungen werden von den Erkrankten häufig unterschätzt. Sie versuchen ihre Defizite zu verbergen (Aufrechterhaltung einer Fassade), entwickeln Kompensationsstrategien und reagieren gereizt auf die Konfrontation mit Defiziten (Vierter Altenbericht der Bundesregierung, 2002). Auf das so genannte Fassadenverhalten wird in Vertiefung 3 besonders eingegangen.

Vertiefung 3: Fassadenverhalten
Der Ausdruck des Fassadenverhaltens ist unter Gerontopsychiatern und in der Altenpflege weit verbreitet. Es bezieht sich auf bewusste und unbewusste Strategien der Erkrankten, ihre Defizite zu verbergen. So berichtete ein Patient, der zu Beginn seiner Erkankung noch berufstätig war, dass er heimlich ein Tonband zu Mitarbeiterbesprechungen mitnahm. Die Arbeitsaufträge, die aus diesen Besprechungen resultierten, konnte er nicht behalten und die Tonbandmitschnitte halfen, die Fassade des unbeeinträchtigten Mitarbeiters aufrechtzuerhalten. (Man könnte dieses Verhalten übrigens auch als geschickte Kompensation seiner Defizite betrachten). Entscheidend ist das mitunter verzweifelte Bestreben der Kranken, die Außenwelt von den unheimlichen, beschämenden Veränderungen und Situationen des Versagens nichts merken zu lassen. Dieses Verhalten hat auch bei Begutachtungen des medizinischen Dienstes im Auftrag der Pflegeversicherung am Anfang zu vielen Konflikten geführt. Die Erkrankten erzählten den häufig im Umgang mit Demenzkranken unerfahrenen Gutachtern davon, dass sie alleine einkaufen, den Haushalt versorgen und die Wäsche waschen würden, selbst wenn sie seit langem zu keiner dieser Tätigkeiten in der Lage waren. Menschen mit höherer Bildung und entwickeltem Sprachvermögen gelingt es besonders gut, diese Fassade über lange Zeit aufrechtzuerhalten. Dennoch sollten Sie als Studierende und in der Praxis Tätige sehr vorsichtig mit diesem Begriff umgehen. Die Erkrankten, aber auch ihre Angehörigen fühlen sich durch diesen Ausdruck mitunter sehr verletzt. Sei es, dass sie die Ausmaße der Defizite nicht realistisch wahrnehmen. Sei es, dass das Wort „Fassade" auch als diskriminierend im Sinne von (bösartiger) Schauspielerei oder einfach als beleidigend wahrgenommen wird. Dieses Verhalten ist keinesfalls ein böswilliges „hinters Licht führen", sondern Ausdruck eines Bewältigungsversuchs großer Bedrohung.

Die Fähigkeit zu schwerwiegenden Entscheidungen und moralischen Urteilen kann auch im frühen Stadium stark beeinträchtigt sein, aber dies muss nicht in jedem Einzelfall so sein und ist mitunter schwierig zu beurteilen. So sehen sich beispielsweise Gerichte zunehmend mit der Frage konfrontiert, ob Testamentsänderungen von demenziell Erkrankten Gültigkeit haben. Zu Beginn der Krankheit können die Patienten ihre Defizite kompensieren, indem sie sich möglichst in vertrauter Umgebung aufhalten, Reizüberflutung durch andere Personen oder ungewohnte Situationen vermeiden und vertraute, gleich bleibende Tagesabläufe realisieren. Diese Kompensationsversuche gelingen dann besonders gut, wenn vertraute und verständnisvolle Personen hilfreich zur Seite stehen (Ehepartner, Kinder, Freunde). Es gibt jedoch eine Vielzahl von demenziell Erkrankten, die ohne Unterstützung allein und selbständig zu Hause leben. Die Erkrankungen dieser Menschen bleiben häufig lange Zeit unerkannt und unbehandelt.

Bei fortschreitender Erkrankung werden die kognitiven Störungen nicht mehr wahrgenommen oder geleugnet. Es wird vermutet, dass dies Ausdruck einer veränderten Selbstwahrnehmung ist (Vierter Altenbericht, 2002). Zwar gibt es fundierte Hinweise, dass Angaben zur eigenen Stimmung und Lebensqualität von den Betroffenen korrekt und zuverlässig gegeben werden können (Leipold & Zank, 2002), aber eigene Fähigkeiten und Handlungskompetenzen werden erheblich überschätzt. Dies führt häufig zu Konflikten mit Angehörigen oder professionellen Pflegepersonen, weil pflegerische Maßnahmen durch die Patienten abgelehnt werden. Im mittleren Stadium erleben die Erkrankten, dass ihnen das Leben aus der Hand gleitet und einfache Alltagstätigkeiten (Einkaufen, Zubereitung von Mahlzeiten, An- und Auskleiden) zum Problem werden. Sie erleben zunehmende Hilflosigkeit, ein Fremdsein in der bisher vertrauten Umwelt, das Panik oder depressive Symptome hervorrufen kann. Die Patienten fühlen sich in ihrer Existenz bedroht und reagieren misstrauisch bis paranoid auf eine undurchschaubare, bedrohliche Umwelt. Hier sind andere Menschen, die behutsam und verständnisvoll mit den Kranken umgehen, von größter Wichtigkeit. Die Kranken sind auf der Suche nach ihrer Identität, die für gesunde Personen selbstverständlich und verlässlich vorhanden ist. Ihnen fehlen innere Sicherheit, Geborgenheit, Vertrautheit. Die häufige körperliche Unruhe hat möglicherweise ihre Ursache in diesen Entfremdungserlebnissen.

Im mittleren und auch im letzten Krankheitsstadium kommt es häufig zu Verhaltensweisen, die für die Umwelt sehr störend sein können. Das unaufhörliche Umherwandern (vielfach nachts), Lärmen, Schreien, Weinen, sexuelle Verhaltensauffälligkeiten, „Spielen“ mit Exkrementen sind nur einige Beispiele. Möglicherweise handelt es sich bei diesen Verhaltensweisen um Bewältigungsversuche einer immer undurchschaubareren Situation. Eine große psychische Belastung stellt für die Erkrankten ihre zunehmende Blasen- und Darminkontinenz dar. Harn- und Darmdrang werden nicht wahrgenommen, die Toilette wird nicht mehr gefunden oder es wurde vergessen, wie man eine Toilette benutzt. Schränke, Waschbecken, Stühle, aber auch Teppiche können entsprechend umfunktioniert werden. Selbstverständlich stellen diese Verhaltensweisen für pflegende Angehörige und professionelle Pflegende harte Herausforderungen dar. Die Kranken erleben Angst und Scham durch die Inkontinenz und reagieren mitunter aggressiv auf pflegerische Maßnahmen wie Säubern oder Windeln.

Die Kranken verfügen jedoch auch bei schwerer Beeinträchtigung über Kompetenzen. Lebenslang geübte Fertigkeiten wie beispielsweise Geschirr abtrocknen oder Bügeln können als Teilleistung vollständig erhalten bleiben. Da das Langzeitgedächtnis weniger beeinträchtigt wird, werden Volks- und Kinderlieder erinnert und mitgesungen. Musik- und Malangebote sind auch für Schwerdemente eine Möglichkeit, sich auszudrücken. Die Kranken empfinden und äußern bis an ihr Lebensende Emotionen, die die Betreuenden leider nicht immer richtig verstehen können oder wollen. Eine Hilfe zur Entschlüsselung von Emotionen durch korrekte Interpretation des mimischen Ausdrucks wird zur Zeit an der Universität Heidelberg entwickelt (Kruse, Re & Schröder, 2003).

Im vierten Altenbericht der Bundesregierung (2002) werden die Bewältigungsstrategien der Erkrankten in die Kategorien Bagatellisieren, Kompensation, Fassadenverhalten, Vermeidungsstrategien und Projektionen auf die Umwelt zusammengefasst.

„Dies ist das eigentliche Thema, um das es in der Demenz geht: Ein oft verzweifeltes Ringen um das Personsein und die Subjekthaftigkeit. Dabei kann man nicht deutlich genug betonen: Demenz allein muss für die Menschen kein furchtbares Unglück sein, wenn Milieu und Beziehungen stimmen und sich entsprechend dem Menschen anpassen (der dies selbst nicht mehr kann). Es gibt genügend Beispiele von Menschen, die der Demenz zum Trotz relativ glücklich gelebt haben“ (Müller-Hergl, 2000, zitiert nach dem vierten Altenbericht, 2002, S. 178).

Diese Bedingungen für eine möglichst hohe Lebensqualität demenziell Erkrankter sollen im Folgenden genauer beleuchtet werden. Möglichkeiten und Grenzen der medikamentösen Behandlung wurden in Kapitel 2 ausführlich beschrieben. Hier wird es nun um die Gestaltung der Lebenswelt der Erkrankten gehen. Welche psychosozialen, therapeutischen Möglichkeiten im weitesten Sinne gibt es, die den Erkrankten bei der Bewältigung ihres Schicksals helfen? Die folgenden Interventionsmöglichkeiten zielen auf unterschiedliche Merkmale der Patienten oder seiner Umwelt. Interventionen zur Beeinflussung der Krankheitsbewältigung, der kognitiven Fähigkeiten oder des Identitätsgefühls arbeiten mit dem Erkrankten direkt. Ökologische Interventionen beziehen sich auf die räumliche und/oder soziale Umwelt des Patienten.

Im Folgenden werden die wichtigsten Interventionskonzepte, die in der Praxis verbreitet sind, vorgestellt. Bitte ziehen Sie die allgemeine Einführung in die Interventionsgerontologie und das Schema zur Handlungsreflexion im Einführungskapitel dieses Buches zur kritischen Würdigung heran. Die wissenschaftliche Absicherung der Effektivität dieser Konzepte ist bedauerlicherweise nicht immer gegeben, darauf wird im Einzelnen hingewiesen. Die Konzepte unterscheiden sich in ihrem Anspruch und in ihrer Reichweite, sie können jedoch alle als therapeutische Interventionen verstanden werden.

3.2 Therapeutische Interventionen

3.2.1 Psychotherapie

Da der Begriff Psychotherapie für diverse psychosoziale Interventionen und Maßnahmen gebraucht (mitunter missbraucht) wird, beginnen wir mit einer Definition:

„Psychotherapie ist ein bewusster und geplanter interaktioneller Prozess zur Beeinflussung von Verhaltensstörungen und Leidenszuständen, die in einem Konsensus (möglichst zwischen Patient, Therapeut und Bezugsgruppe) für behandlungsbedürftig gehalten werden, mit psychologischen Mitteln (Kommunikation) meist verbal, aber auch averbal in Richtung auf ein definiertes, nach Möglichkeit gemeinsam erarbeitetes Ziel (Symptom-Minimierung und/oder Strukturveränderung der Persönlichkeit) mittels lehrbarer Techniken, auf der Basis einer Theorie des normalen und pathologischen Verhaltens. In der Regel ist dazu eine tragfähige Beziehung notwendig" (Strotzka, 1975 zitiert nach Heuft, Kruse und Radebold, 2000, S. 210).

Psychotherapien werden bei psychischen und psychosomatischen Störungen (z. B. Depressionen, Ängsten, Somatisierungsstörungen) durchgeführt und die Wirksamkeit dieser Behandlungen ist eindeutig belegt. Es gibt viele psychotherapeutische Schulen, die Darstellung in diesem Abschnitt beschränkt sich auf wissenschaftlich evaluierte Verfahren, die in Deutschland von den Krankenkassen bezahlt werden. Diese Verfahren sind Psychoanalyse/Analytische Psychotherapie/Tiefenpsychologische Ansätze und die Verhaltenstherapie. Viele Wissenschaftler und Praktiker aller therapeutischen Schulen hielten es lange Zeit für undenkbar, mit älteren Patienten Psychotherapien durchzuführen (vgl. auch Band 19 der Reihe Grundriss Gerontologie). Sie begründeten diese Ablehnung mit angeblicher Entwicklungsunfähigkeit alter Menschen und der begrenzteren Zeitperspektive. Diese Ablehnung galt natürlich ganz besonders für demenzielle Patienten, da Psychotherapiepatienten über gute kognitive Funktionen wie Aufmerksamkeit, Gedächtnis, Orientierung, Wahrnehmung und Konzentration verfügen sollten. Es hat sich jedoch gezeigt, dass bei manchen Demenzkranken insbesondere zu Beginn ihrer Erkrankung, eine Psychotherapie sehr sinnvoll sein kann. So verlaufen Demenzprozesse vom Alzheimer-Typ häufig sehr langsam, so dass Kompetenzen und Ressourcen des Erkrankten gut nutzbar sind. Psychotherapeuten können den Erkrankten dabei helfen, die durch eine Demenzdiagnose verursachte Krise, Depressionen und Ängste zu bearbeiten und einen Weg zu finden, mit dieser Erkrankung möglichst konstruktiv umzugehen. Der langfristige Erfolg hängt natürlich sehr vom Krankheitsverlauf ab, aber in einer Therapie können auch „worst-case-szenarios" durchgesprochen werden und der Patient kann beispielsweise überlegen und sich informieren, welche Hilfsmöglichkeiten es gibt und in welche Institution er notfalls aufgenommen werden wollte.

Aus psychoanalytischer Sicht können alte Menschen unverändert an ungelösten innerpsychischen Konflikten, pathologischen Beziehungserfahrungen und Traumatisierungen leiden, da das Unbewusste zeitlos ist. Insofern unterscheidet sich das höhere Alter nicht von Erwachsenen in anderen Altersphasen. Dies bedeutet, dass je nach theoretischer Ausrichtung, dieselben Kriterien für Diagnose und Indikation zur Psychotherapie gelten wie bei jüngeren Erwachsenen (Radebold & Bäurle, 2000). In der Regel bedarf es mehrerer Erstgespräche, um die erforderlichen Informationen für eine Querschnitt- und eine Längsschnittdiagnose zu bekommen, die in der Vertiefung 4 näher erläutert werden.

Vertiefung 4: Benötigte Informationen für Quer- und Längsschnittsdiagnose

Querschnittdiagnose (momentaner Zustand):
- Positiv-Diagnose einer behandelbaren psychischen Störung
- Aktuelle soziale Lebenssituation
- Vorliegende Beeinträchtigungen und Funktionsstörungen, medizinische Behandlungen
- Beurteilung psychischer Funktionen (depressive/demenzielle Symptomatik)
- Interessen, Fähigkeiten, Potentiale, Kompetenzen, Ressourcen
- Veränderungen und Verluste, bisherige Bewältigungsstrategien
- Einstellung der familialen und sozialen Umwelt

Längsschnittdiagnose (Lebensverlauf)
- Frühere psychische Erkrankungen, Behandlungen, Suizidversuche
- Manifestationsdauer und -form der Erkrankungen, Chronifizierung
- Bisherige Lösungsstrategien bei Erkrankungen und Verlusten

(nach Radebold & Bäurle, 2000)

Als Kontraindikatoren für eine analytische Psychotherapie werden fehlende Mitarbeit bzw. mangelnde Motivation, Chronifizierung der Erkrankungen, Bettlägerigkeit, fortgeschrittene Demenz und erhebliche Schwerhörigkeit genannt. Prinzipiell setzt das chronologische Alter keine Grenzen für Psychotherapien, wie Behandlungsberichte von über 90-Jährigen zeigen (Settlage, 1998). Bei den leicht demenziell Erkrankten und den über 80-Jährigen stehen die Akzeptanz des gelebten Lebens und die Auseinandersetzung mit Tod und Sterben vielfach im Vordergrund. Dies ist jedoch kein Grund, eine Psychotherapie auszuschließen.

Neben den genuin psychoanalytischen Therapiezielen wie Verarbeitung bisher unbewusster innerpsychischer Konflikte, Traumatisierungen und/oder Entwicklung durch eine bedeutsame Beziehungserfahrung benennen Heuft et al. (2000) folgende schulübergreifende Therapieziele, die in Abbildung 17 aufgeführt sind.

Die klassische Verhaltenstherapie versucht eine Veränderung beobachtbaren Verhaltens durch spezielle Übungen. Die heute dominierende kognitive Verhaltenstherapie zielt auf eine Veränderung kognitiver Strukturen, wie Gedanken, Einstellungen, Bewertungen ab, die Verhalten und Erleben entscheidend beeinflussen. Sie geht davon aus, dass beispielsweise depressives Erleben durch dysfunktionale Grundannahmen (z. B. Ich muss immer alles perfekt machen) und verzerrte Wahrnehmungs- und Bewertungsmuster verursacht und aufrechterhalten werden.

Abbildung 17: Schulübergreifende Psychotherapieziele bei Älteren

- Fördern von Selbständigkeit und Eigenverantwortung
- Verbessern sozialer Fähigkeiten
- Stärkeres Berücksichtigen des Körpers (in Krankheit und auch Gesundheit)
- Klären intra- und intergenerationeller Schwierigkeiten
- Akzeptanz des gelebten Lebens
- Bearbeitung der Verlustthematik
- Auseinandersetzung mit Altern, Sterben und Tod
- Fördern des Gegenwartsbezugs
- Erarbeiten praktischer Lösungen

(Heuft et al., 2000)

Für eine Verhaltenstherapie mit Alzheimer-Patienten werden folgende Ziele formuliert: Erstens soll der Patient bei der Bewältigung der Belastungen unterstützt werden, die sich aus der Demenzdiagnose ergeben. Zweitens soll depressiven Symptomen entgegengewirkt werden und drittens sollen vorhandene Ressourcen aktiviert werden, um Kompetenzdefizite so gering wie möglich zu halten (Plattner & Ehrhardt, 2002). Ein Beispiel für eine kognitiv-verhaltenstherapeutische Intervention bei leichten Demenzen ist das „Verhaltenstherapeutische Kompetenztraining“, das in Abbildung 18 dargestellt ist (Ehrhardt & Plattner, 1999; Plattner & Ehrhardt, 2002). Das Programm umfasst sechs Module (Verhaltensanalyse und Therapieplanung, Psychoedukation, Aktivitätsaufbau, emotionale Bewältigung, Modifikation dysfunktionaler Kognitionen und Einsatz externaler Gedächtnishilfen), die variabel eingesetzt werden können. Die Einbeziehung von Angehörigen ist möglich und üblich.

Abbildung 18: Therapiemodule des verhaltenstherapeutischen Kompetenztrainings (VKT)

Psychotherapie-module	**Ziele**	**Techniken**
1. Therapie-planung und Verhaltens-analyse	Beschreibung der Probleme Selektion von Therapiezielen	Non-direktive Exploration Systematische Verhaltens-beobachtung, Ana-mnese, Fremd-anamnese, standard. gerontopsychiatrische Messverfahren
	Planung der Therapie Evaluation des Therapieerfolgs	7-Phasen-Modell nach Kanfer, Reinnecker & Schmelzer (1996).
2. Psycho-edukation	Aufklärung und Information Einbezug der Angehörigen	Interaktive didaktische Methoden
3. Aktivi-tätenaufbau	Registrierung des Aktivitätsniveaus und dessen Zusam-menhang mit dem Affekt	Selbstbeobachtungs-aufgaben Tagesprotokolle Aktivitätenlisten
	Planung und schritt-weiser Aufbau von befriedigenden Aktivitäten	Selbstverstärkung
4. Emotionale Bewältigung	Emotionale Bewälti-gung der Erkran-kung und der Diagnosestellung Komplettieren unterbrochener Emotions-expressionen	Evokation von Affekt, Emotionsexpression

Psychotherapie-module	Ziele	Techniken
5. Modifikation dysfunktionaler Kognitionen	Identifikation und Analyse dysfunktionaler Kognitionen und Kontrollüberzeugungen Einüben angemessener Kognitionen	Sokratischer Dialog Realitätstestung Reattribution
6. Einsatz externaler Gedächtnishilfen	Verbesserung der Alltagsbewältigung Einschleifen zu erinnernder Informationen Erleichterter Abruf bereits gespeicherter Informationen	Identifikation von Gedächtnisproblemen im Alltag Anpassen der Gedächtnishilfen an den Patienten Vereinbaren von Routinehandlungen

(nach Plattner & Ehrhardt, 2002)

Zusammenfassend lässt sich sagen, dass Psychotherapien bei Patienten mit einer beginnenden Demenz sinnvoll und effektiv sein können, wenn die allgemeinen Voraussetzungen für eine Psychotherapie gegeben sind. Einschränkend muss konstatiert werden, dass diese Einschätzung auf gut dokumentierten Einzelbehandlungen beruht. Empfehlungen oder Kriterien für die Indikation liegen noch weitgehend in der Kompetenz des Psychotherapeuten und sind von einer evidenz-basierten Entscheidungsgrundlage, wie sie in der Medizin zum Standard gehören, noch weit entfernt. Dennoch zeigen die Berichte, dass die Behandlungsangebote als entlastend, partiell problembewältigend und symptomreduzierend wirken (Ehrhardt & Plattner, 1999; Heuft et al., 2000; Maercker, 2002). Eine Stabilisierung der Betroffenen hat ebenfalls Effekte auf die pflegenden Angehörigen, so dass die häusliche Pflegesituation erleichtert wird und Heimunterbringungen möglicherweise verhindert oder herausgezögert werden.

3.2.2 Kognitive Trainingsprogramme

Kognitive Trainingsprogramme sind fester Bestandteil der geriatrischen und gerontopsychiatrischen Interventionspraxis. Sie sind vergleichsweise häufig unter kontrollierten Studienbedingungen durchgeführt und evaluiert worden. Ein bedeutender Anteil an kognitiven Interventionen bezieht sich auf Gedächtnisfunktionen. Daneben sind vor allem Aufmerksamkeit, Verarbeitungsgeschwindigkeit, induktives Denken sowie Kombinationen aus verschiedenen kognitiven Funktionsbereichen Gegenstand von Trainingsprogrammen gewesen.

Das Nachlassen der Gedächtnisfunktion ist eine verbreitete Klage älterer Menschen, was vermutlich die Vielzahl entsprechender Trainingsprogramme erklärt. Neben dem gezielten Training, d. h. dem Einüben durch mehrfache Wiederholung, umfassen Gedächtnistrainingsprogramme kompensatorische Strategien, bei denen durch den Einsatz von internalen oder externalen Gedächtnishilfen der Umgang mit den bestehenden Gedächtnisproblemen erleichtert werden soll. Mit Hilfe internaler Gedächtnisstrategien wird die Information nach logischen, hierarchischen oder chronologischen Gesichtspunkten so geordnet, dass der Inhalt später über diese Ordnung wieder abgerufen werden kann. Ein Beispiel für eine entsprechende Mnemotechnik stellt die Methode der Orte dar, die auf der Tatsache beruht, dass der Mensch sich an vertraute Orte besonders gut erinnert. Diese Orte, z. B. Stationen auf einem vertrauten Weg, werden als Hinweisreize genutzt, um Informationen ins Gedächtnis zurückzurufen, die in einem vorangegangenen Schritt mit ihnen verknüpft worden sind.

Externale Hilfen sind z. B. Kalender oder Karteikarten, deren Nutzung bei stärker beeinträchtigten Menschen zur besseren Bewältigung von gedächtnisbezogenen Alltagsanforderungen beitragen.

Von entscheidender Bedeutung für den Erfolg kognitiver Trainingsmaßnahmen ist es, ob wahrgenommene Defizite milde Verschlechterungen im Rahmen eines normalen Altersabbaus darstellen und geringe Alltagsrelevanz besitzen, oder ob sie als Symptome einer beginnenden oder fortgeschrittenen Demenzerkrankung gesehen werden müssen. Verschiedene neuropsychologische Trainings, vor allem solche zur Verbesserung des episodischen Gedächtnisses, wurden zunächst bei älteren Menschen ohne klinisch relevante kognitive Beeinträchtigungen eingesetzt. Die Ergebnisse entsprechender Studien zeigen, dass bei hirnorganisch gesunden älteren Menschen Verbesserungen der kognitiven Leistungsfähigkeit direkt, aber auch noch Monate nach einem Training festzustellen sind (Erhardt & Plattner,

1999). Dies gilt nicht nur für das Training fluider Intelligenzfaktoren wie Mnestik, Aufmerksamkeit oder induktives (schlussfolgerndes) Denken. Auch für kristalline Intelligenzkomponenten, d h. inhaltsreiche, kulturbedingte und erfahrungsgebundene Leistungen (z. B. Weisheit) sind derartige Trainingseffekte nachgewiesen worden.

Die Wirksamkeit isolierter kognitiver Trainings bei demenzkranken Patienten ist umstritten. Lassen sich überhaupt Trainingserfolge nachweisen, so sind die Effekte von kurzer Dauer und besitzen geringe Alltagsrelevanz. Trainingserfolge und Generalisierungen, d. h. Übertragungen der Trainingseffekte auf andere als die direkt trainierten Aufgaben und Transferleistungen in den Alltag sind maximal von Demenzpatienten im Frühstadium zu erwarten. Dies gilt speziell für das Training mit alltagsfernen Materialien. Wenn sich jemand nicht mehr zuverlässig merken kann, wo er seine Brieftasche aufbewahrt, ist das Einprägen von Zahlenreihen oder Wortfolgen, wie es beispielsweise in isolierten Gedächtnistrainings praktiziert wird, wenig hilfreich. Zu bedenken ist, dass sich Demenzerkrankungen ja gerade dadurch auszeichnen, dass sich die Fähigkeit, Neues zu lernen schon in einem frühen Krankheitsstadium beeinträchtigt zeigt.

Günstiger als das isolierte Training einzelner betroffener Funktionen scheinen für Demenzkranke und andere hirnorganisch beeinträchtigte Patienten (Schlaganfall-Patienten, Korsakoff-Patienten) alltagsnahe und kombinierte Trainingsprogramme zu sein, die auch Übungen zum Gebrauch externaler Gedächtnishilfen mit einbeziehen. Alltagsrelevante Übungen beziehen sich beispielsweise auf das Erinnern von Inhalten aus Zeitungsartikeln, das Wiedererkennen von Gesichtern, die zeitliche und örtliche Orientierung oder die Diskussion aktueller gesellschaftlicher Themen (vgl. Ermini-Fünfschilling & Meier, 1995). Oswald, Rupprecht & Gunzelmann (1996) berichten, dass sich eine Kombination aus alltagsbezogenem Gedächtnistraining und psychomotorischem Training im Vergleich zu isolierten Einzeltrainings für Personen mit leichter demenzieller Symptomatik als deutlich effektiver erwies und die Trainingserfolge bezüglich Kognition und Psychomotorik auch nach einem trainingsfreien Jahr noch nachweisbar waren. Die Autoren erklären dies über die neurophysiologische Wechselwirkung, die das psychomotorische Training im Zusammenwirken mit der kognitiven Aktivierung durch das Gedächtnistraining auf den Hirnstoffwechsel hat (Hirnleistungs-Aktivierungs-Hypothese).

Grundsätzlich zeigt sich in Bezug auf Demenzkranke, dass alltagsnahe und multimodale Ansätze kurz- und mittelfristig dazu beitragen, den aktuellen Leistungsstand zu erhalten und einen weiteren

Abbau hinauszuzögern. In einigen Studien wurde auch eine Verbesserung der Alltagskompetenz und des subjektiven Wohlbefindens gefunden. Derartige Erfolge beziehen sich jedoch nur auf Patienten mit beginnender bzw. leichter Demenz. Für Patienten in weiter fortgeschrittenen Krankheitsstadien sind komplexere Behandlungsansätze angezeigt, die die Stärkung emotionaler und sozialer Ressourcen sowie die kompensatorische Funktion der Umwelt stärker in den Vordergrund stellen (s. u.). Die im Alltagsverständnis immer noch verbreitete Auffassung, kognitive Demenzsymptome ließen sich durch isolierte kognitive Trainings oder populär gewordene Maßnahmen wie „Gehirnjogging" maßgeblich beeinflussen, findet empirisch keine Bestätigung. Vielmehr ist zu befürchten, dass die Erkrankten durch diese Trainingsmaßnahmen wiederholt schmerzlich mit ihren Defiziten konfrontiert werden.

3.2.3 Realitäts-Orientierungs-Training

Das Realitäts-Orientierungs-Training (ROT) baut auf lerntheoretischen und milieutherapeutischen Grundsätzen auf (Weitzel-Polzer, 1987). Dem Trainingsgedanken in Form von „drill and practice" kognitiver Funktionen (Orientierung und Gedächtnis) kommt dabei eine zentrale Rolle zu. Das ROT wird vorwiegend in Altenheimen eingesetzt und hat zwei Komponenten: das 24-Stunden-ROT und das Classroom-ROT. Bevor das ROT in einer Einrichtung durchgeführt werden kann, müssen die Pflegenden eine entsprechende Einführung durch Fortbildungen bekommen haben.

Im Rahmen des 24-Stunden-ROT vermittelt das Pflegepersonal dem demenzkranken Bewohner bei möglichst jeder Interaktion Informationen, die seine zeitliche, örtliche und personale Orientierung fördern sollen. Entsprechend wurden Prinzipien der Kommunikation entwickelt. Hierzu gehören:

- Kurze, einfache Sätze verwenden
- Antworten und Wiederholungen ermutigen
- Erinnerungen aus der Vergangenheit als Brücke zur Gegenwart nutzen
- Konversation an spezifischen Dingen orientieren
- Humor einsetzen
- Ereignisse kommentieren

Verwirrte und unzusammenhängende Äußerungen werden korrigiert, während orientiertes Verhalten positive Verstärkung erfährt. Dem Patienten sollen möglichst Erfolgserlebnisse vermittelt werden.

Daneben wird die räumliche Umgebung möglichst anregend, angenehm und überschaubar gestaltet. Überdimensionale Kalender und Uhren dienen als externale Gedächtnis- und Orientierungshilfen. Räume sind durch Schilder, Zeichen und Farbgebung deutlich gekennzeichnet. Die Patienten werden systematisch auf diese Orientierungshilfen hingewiesen und in ihrer Anwendung trainiert.

Das Classroom-ROT ist ein 30- bis 60-minütiges Gruppenprogramm, in welchem die Funktionsbereiche Gedächtnis, Orientierung, Wahrnehmung und soziale Kompetenz trainiert werden. Das Training beinhaltet Aufgabenstellungen wie Märchen erzählen, Gegenstände einer Kategorie (z. B. Obst) benennen oder die pantomimische Darstellung alltäglicher Handlungsabläufe (z. B. Gesicht waschen). In Deutschland wird die Version von Rasehorn, Weitzel-Polzer & Kimbel (1986) eingesetzt. Es bietet die Zusammenstellung der Trainingseinheiten in einer Kartei, die Karteikarten sind nach Bereichen (personelle, räumliche, zeitliche und situative Orientierung, Gedächtnis und geistige Fähigkeiten, Wahrnehmungen und soziale Kompetenz) und nach Schwierigkeitsgrad geordnet.

Das ROT wird in vielen Institutionen eingesetzt. Das Classroom-ROT wurde vielfach mit widersprüchlichen Ergebnissen evaluiert. Dies bedeutet, dass in einigen Studien positive Effekte auf die Heimbewohner nachgewiesen wurden, die sich in anderen Studien nicht bestätigen ließen. Einen Überblick zu den Evaluationsstudien bieten Kaschel, Zaiser-Kaschel & Mayer (1992), Noll & Haag (1992) sowie Scanland & Emershaw (1993). Da das Classroom-ROT viele Elemente anderer kognitiver Trainingsprogramme enthält, ist der mangelnde Wirksamkeitsnachweis nicht weiter verwunderlich. In einer Studie wird von einer abgesunkenen Lebenszufriedenheit nach ROT-Sitzungen berichtet (Baines, Saxby & Ehlert, 1996). Dies mag auf die bereits oben erwähnte Problematik zurückzuführen zu sein, die Erkrankten durch das Training mit ihren Defiziten zu konfrontieren.

Das 24-Stunden-Rot mit seinen interpersonellen-interaktiven und stützend-umgebungsbezogenen Komponenten wurde bisher leider kaum untersucht. Die Evaluation einer so komplexen Intervention ist schwierig und würde einen sehr hohen Aufwand erfordern.

3.2.4 Validation

Die Validations-Therapie (Feil, 1992) stellt einen Ansatz dar, der sich aus der kritischen Abgrenzung am eher leistungsorientierten, korrigierenden Realitäts-Orientierungs-Training entwickelt hat. Den theoretischen Annahmen liegen Prinzipien aus der analytischen und humanistischen Psychologie zugrunde. In der Grundannahme dieses Ansatzes ist die demenzielle Symptomatik Ausdruck unverarbeiteter innerpsychischer Konflikte und ungelöster Entwicklungsaufgaben. Das scheinbar verwirrte Verhalten wird im Sinne einer Flucht aus der schmerzlichen, durch Abbau und Verlust gekennzeichneten Realität verstanden. Verhaltensweisen, die der äußeren Realität nicht angepasst sind, werden vor diesem Hintergrund verständlich und lassen auf zugrunde liegende Gefühle von Angst, Trauer oder Scham schließen. Prinzipien des Umgangs mit demenziellem Verhalten leiten sich aus der Überlegung ab, dass unbeachtete schmerzliche Gefühle wirksam bleiben, offen gelegte, ausgesprochene, nachempfundene Gefühle dagegen an Intensität verlieren. Den Betreuungspersonen kommt die Aufgabe zu, den hintergründigen Emotionen des Demenzkranken Raum zu geben und diese zu benennen oder nonverbal zum Ausdruck zu bringen. Der Therapeut hat in diesem Sinne die Funktion eines Hilfs-Ichs, welches dem Demenzkranken eigene Gefühle widerspiegelt und diese erfahrbar macht. Grundsätzlich ist die Validation kein korrigierender, sondern ein verstehender Ansatz, der dem Demenzkranken in seine subjektive Wirklichkeit folgt und so eine zwischenmenschliche Begegnung ermöglicht.

Obwohl der Ansatz von in der Praxis Tätigen intensiv aufgegriffen wurde und sich entsprechende Validations-Ausbildungsgänge für Pflegende etabliert haben, ist er – vor allem wegen seiner Sichtweise von verwirrtem Verhalten als Versuch der Aufarbeitung innerpsychischer Konflikte – erheblich kritisiert worden. Zwar ist nicht auszuschließen, dass psychische Faktoren – wie bei anderen somatischen Erkrankungen – auch bei der Entstehung von Altersdemenzen eine Rolle spielen. Angesichts der Fülle von Hinweisen auf biologische und genetische Bedingungen von (Alzheimer-) Demenzen ist ein rein psychogenetisches Erklärungsmodell, wie es der Validations-Ansatz postuliert, nicht haltbar. Es gibt bisher auch keine wissenschaftlichen Evaluationsstudien, die die geäußerten Bedenken entkräften würden. Allerdings haben sich die von Feil ausgearbeiteten grundlegenden Prinzipien eines verstehenden Umgangs mit demenzkranken Menschen in der praktischen Arbeit bewährt und finden sich auch in zahlreichen neueren Behandlungskonzepten.

3.2.5 Erinnerungstherapie

Die Berücksichtigung der individuellen Biographie im Rahmen der Interventionsgerontologie ist aus unterschiedlichen Blickwinkeln von Bedeutung: Ganz allgemein ermöglicht die biographische Perspektive einen Zugang zum älteren Menschen, indem sie durch die Beleuchtung des individuellen lebensgeschichtlichen Hintergrundes Verständnis für das „Gewordensein" des Gegenübers, seine Ressourcen, Defizite, Eigenheiten, Normen und Wertvorstellungen schafft.

Aktivierende Ansätze orientieren sich an der individuellen Biographie des älteren Menschen, um mit entsprechenden Angeboten an lebenslangen Interessen, Vorlieben und Neigungen anzuknüpfen. Wer nie im Leben eine Neigung für Handarbeit, hauswirtschaftliche Tätigkeiten oder sportliche Aktivitäten gezeigt hat, wird sich auch im Alter kaum davon angesprochen fühlen. Insbesondere bei demenzkranken Menschen, die nur noch eingeschränkt Aussagen zu bedeutsamen biographischen Ereignissen, eigenen Vorlieben und Neigungen machen können, ist die Einbeziehung der Angehörigen, um den individuellen biographischen Hintergrund zu eruieren, unabdingbar.

Ein biographisch orientierter Ansatz, der eher eine Variante der emotional-kognitiven Aktivierung darstellt, als ein konzeptuell eigenständiges therapeutisches Verfahren, ist die Erinnerungstherapie („Reminiszenz"), die das Erinnern angenehmer vergangener Lebensereignisse oder Gefühle fokussiert (Woods, 2002). Die Erinnerungstherapie wird häufig mit der Lebensrückblick-Therapie verwechselt, die deshalb in der Vertiefung 5 behandelt wird.

Reminiszenz zielt auf die Stärkung des Selbstvertrauens durch eine positive Bilanzierung des eigenen Lebens und die Stützung des Identitätserlebens ab. Es sollen also die positiven Erlebnisse in Erinnerung gerufen werden und nicht – wie beim Lebensrückblick – positive und negative Ereignisse. Der Einsatz der Erinnerungstherapie bei Demenzpatienten ermöglicht eine Stimulation des Altgedächtnisses durch die Wiederbelebung individuell bedeutsamer biographischer Ereignisse. Dabei wird nicht allein die verbale Ebene genutzt, hohe Bedeutung haben Medien wie Bilder, Fotos, Musik und körperliche Aktivitäten (z. B. Tanzen). Es gibt bisher nur Evaluationsstudien zu den Effekten der Erinnerungstherapie, die aufgrund methodischer Mängel wenig Aussagekraft haben. Unzweifelhaft kann es in entsprechenden Gruppen zum lebhaften Austausch über Erlebnisse insbesondere aus Kindheit, Jugend und frühem Erwachsenenalter kommen. Dies zeigt eine kurzfristige Aktivierung und wenn es positive Erinnerungen sind, erhöht es sicherlich die Le-

Vertiefung 5: Der Lebensrückblick (Life review)
Der Lebensrückblick zählt zu den psychodynamischen (tiefenpsychologischen) Ansätzen. Nach Butler (1963) handelt es sich um einen normativen Prozess, den alle Menschen am Ende ihres Lebens durchlaufen. Die individuelle Lebensgeschichte mit ihren Höhen und Tiefen sowie den begleitenden Gefühlen wird nochmals erlebt. Ziel des Lebensrückblicks ist die Auseinandersetzung mit ungelösten Konflikten in der Vergangenheit und der eigenen Endlichkeit. Darüber hinaus geht es auch darum, Problemlösestrategien und Fertigkeiten aus früheren Lebensabschnitten für die aktuelle Situation nutzbar zu machen (Coleman, 1997). Maercker (2002) benennt als Hauptaspekte der Lebensrückblickintervention für Patienten mit posttraumatischen Belastungsstörungen die Bilanzierung von positiven und negativen Erinnerungen mit dem Ziel einer Erhöhung der Kontrollmöglichkeit über den bewussten Zugriff auf positive bzw. negative Erinnerungen. Die mit negativen Emotionen besetzten traumatischen Erinnerungen sollen elaboriert und zu einer erzählbaren Geschichte verarbeitet werden. Schließlich soll die Möglichkeit eröffnet werden, das Trauma mit Sinn zu versehen. Lebensrückblickinterventionen sollten nur gut ausgebildete Psychologen/Psychotherapeuten/Ärzte durchführen, da die Wiederbelebung schmerzlicher/traumatischer Erinnerungen durch unqualifizierte Personen zu Retraumatisierungen und erheblichen psychischen Belastungen führen kann.

bensqualität der Erkrankten. Einschränkend ist jedoch festzuhalten, dass die Fokussierung auf positive Erinnerungen für die Gruppenleiterin nicht ganz einfach ist. So können fröhliche Geschichten über das Kriegsende („endlich fielen keine Bomben mehr“) schnell umschlagen in die Wiederbelebung von Traumata (als der Bruder/Verlobte/Freund/Ehemann nicht mehr heimkam).

3.2.6 Person-zentrierte Therapie

Der Selbst-Erhaltungs-Therapie (SET) Ansatz nach Romero und Eder (1992), der sich speziell auf die Behandlung von Alzheimerkranken richtet, verbindet Elemente kognitiver Aktivierung auf verhaltenstherapeutischer Basis mit dem verstehenden Zugang aus der Validation. Übergeordnetes Ziel ist der Erhalt der personalen

Identität. Die Autorinnen sehen das Selbst der Alzheimerkranken durch vier Prozesse gefährdet:

- Veränderungen im Leben und im Selbstverständnis verletzen die personale Kontinuität.
- Sekundäre Erlebnisarmut bedroht das Identitätsgefühl.
- Kognitive, emotionale und motivationelle Einbußen erschweren die Wahrnehmung von Sinn und Kohärenz.
- Amnestische Störungen beeinträchtigen das Selbstwissen.

Die SET umfasst Betreuungsprinzipien, Übungsprogramme zur Erhaltung des Selbstwissens und psychotherapeutische Interventionen. Sie knüpft explizit an die Ressourcen des Patienten an und bezieht die räumliche und soziale Umwelt in die therapeutischen Maßnahmen ein. Bisher liegen keine Evaluationsstudien vor, die wissenschaftlichen Kriterien genügen.

3.2.7 Musik- und Maltherapie

Musik- und Maltherapien zielen auf Emotionalität und Kreativität der Erkrankten. Da die verbale Kommunikationsfähigkeit der Patienten abnimmt, bietet der Umgang mit Farben und Formen die Möglichkeit eigenen Gestaltens und ist ein Mittel zur Kommunikation. So gibt es beispielsweise eine Methode, in der verschiedene Wachsfarben auf ein kleines Bügeleisen aufgetragen werden. Damit bügelt der Patient anschließend auf Papier, die Farben mischen sich, bilden je nach Bewegung Muster und Formen. Dieses Verfahren ist auch bei sehr beeinträchtigten Patienten anwendbar und führt zu beeindruckenden Resultaten, die jedoch auf Einzelberichten beruhen. Musha, Kimura, Kaneko, Nishida & Sekine (2000) zeigen mit einer „Emotion Spectrum Analysis Method", die auf EEG-Untersuchungen basiert, die positive emotionale Reaktion einer Patientin auf Maltherapie.

Dass Musik emotionale und physische Reaktionen hervorruft, ist allgemein bekannt. Für an Alzheimer Erkrankte gibt es Belege, dass Musik das Essverhalten verbessern, die Stimmung positiv beeinflussen und das Erinnern von Informationen aus dem Langzeitgedächtnis erleichtern kann. Die wissenschaftliche Evaluation der Effekte von Mal- und Musikinterventionen ist noch nicht sehr umfangreich. Meei-Fang Lou (2001) konnte in einem Überblicksartikel sieben Studien identifizieren, die sich mit den Auswirkungen von Musik auf das agitierte Verhalten von Demenzpatienten beschäftigen. Die Studien belegen überwiegend positive Effekte, halten aber nur z.T. wissenschaftlichen Kriterien stand.

3.2.8 Ökologische und soziale Interventionen

Diese wichtigen Ansätze in der Interventionsgerontologie richten den Blick auf die Bedeutung der Umweltbedingungen für die Aufrechterhaltung des psychophysiologischen Wohlbefindens älterer Menschen (Wahl, 2000). Hier finden sowohl Aspekte der dinglich-räumlichen als auch der sozialen Umwelt Beachtung. Demenzkranke mit ihren vielfältigen Defiziten sind besonders auf eine beschützende materielle und soziale Umwelt angewiesen, die größtmöglichste Autonomie ohne Überforderung gewährleistet. Lawton (1981) hat frühzeitig auf den Zusammenhang von Umweltbedingungen und Handlungskompetenz hingewiesen. In einer Übersicht fassen Lawton und Mitarbeiter die wichtigsten Gesichtspunkte einer prothethischen Umwelt für chronisch Kranke, insbesondere Demenzkranke, zusammen (Lawton, Weisman, Sloane & Calkins, 1997). Sie sind in Abbildung 19 aufgeführt.

Was ist im Einzelnen mit diesen Anforderungen gemeint? Übersichtlichkeit bezieht sich auf die Raumgröße, die weder unüberschaubar groß (Krankensäle) sein darf noch zu klein für die Anzahl der Bewohner. Der Raum soll einen schützenden Charakter haben. Funktionsfähigkeit und Kompetenzerhaltung unterstützen und maximale Bewegungsfreiheit gewährleisten bezieht sich auf den freien Zugang zu den Räumen und möglichst auch in einen (gesicherten) Garten, damit dem Bewegungsdrang der Patienten entsprochen wird. Etwaige Barrieren z. B. durch komplizierte Türklinken sollten beseitig werden. Darüber hinaus sollte versucht werden, Geborgenheit zu vermitteln. Der Kranke soll auch in einer Institution das Gefühl haben, zu Hause zu sein. Dies bedeutet, dass alle Räume betreten und die darin befindlichen Dinge genutzt werden dürfen. Weiterhin sollten die Räume, Flure, Gartenanlagen etc. Anregungen bieten. Glaswände zwischen Aufenthalts- und Therapieräumen und Fluren, leise Musik, verschiedene Pflanzen können beispielsweise stimulierend wirken. Die Kontinuität zum bisherigen Leben sollte durch eigene Möbel, Bilder und Kleidung bewahrt werden. Physikalische Umweltfaktoren beziehen sich z. B. auf Beleuchtung, dezente Musik, Temperatur, die alle eine möglichst angenehme Atmosphäre unterstützen sollten. Die Orientierung wird durch eindeutige Kennzeichnung verschiedener Raumarten (Toiletten, Küche, Aufenthaltsraum), leicht zu benutzende, gewohnte Armaturen in den Badezimmern u.ä. gefördert. Dabei ist es mitunter günstiger, nicht den allerneusten Stand der Technik oder Innenarchitektur zu benutzen, sondern vertraute, „altmodische“ Lichtschalter, Armaturen oder Toilettenspülungen zu verwenden.

Abbildung 19: Anforderungen an eine optimale materielle Umgebung

- Übersichtlichkeit
- Funktionsfähigkeit und Kompentenzerhaltung unterstützen, maximale Bewegungsfreiheit
- Sicherheit und Geborgenheit vermitteln
- Stimulation
- Kontinuität zum bisherigen Leben gewährleisten
- Physikalische Umweltfaktoren
- Orientierung unterstützen
- Soziale Interaktionen fördern
- Erfahrungen mit Tieren ermöglichen
- Rückzugsmöglichkeiten bieten

(nach Lawton, Weisman, Sloane & Calkins, 1997)

Sehr wichtig ist die Förderung sozialer Interaktionen sowohl zwischen den Heimbewohnern als auch zwischen den Angehörigen und den Heimbewohnern, z. B. durch die Bereitstellung von Übernachtungsgelegenheiten für die Angehörigen. Der Kontakt zu Tieren ist eine weitere Möglichkeit zur Erhöhung der Lebensqualität der Erkrankten. Besonders beliebt sind Katzen und Hunde, aber auch Kaninchen oder Vögel. Schließlich sollten Rückzugsmöglichkeiten bereitgestellt werden (Heeg, 2000).

Über die Auswirkungen architektonischer Maßnahmen auf die Demenzkranken liegen viele Erfahrungsberichte, aber bislang nur wenige wissenschaftliche Untersuchungen vor. Die wissenschaftlichen Studien zu einzelnen Maßnahmen sind im Vierten Altenbericht (2002) aufgeführt.

So wichtig die beschriebenen räumlich-dinglichen Komponenten sind, entscheidend für das Wohlbefinden der Erkrankten scheint die soziale Umgebung zu sein. Die Demenzerkrankung bewirkt bereits zu Beginn eine Verunsicherung der Patienten, die bei fortschreitendem Krankheitsverlauf Angst bis zur Panik bewirken kann. Viele Kranke, die keine Sprache mehr verstehen und keine Gesichter erkennen (selbst ihre nächsten Angehörigen nicht) fühlen sich existentiell bedroht und hoffnungslos allein. Die einzige Chance zur Hilfe und Befriedigung grundlegender Bedürfnisse liegt in der Gestaltung der sozialen Umgebung. Den Kranken kann zumindest teilweise Sicherheit und Geborgenheit vermittelt werden durch die ständige Anwesenheit verständnisvoller und kompetenter Bezugspersonen. Die Zugehörigkeit zu einer Gruppe (z. B. im betreuten Wohnen, in Heimen, in einer Tagespflegestätte) kann soziale Kontakte, Gespräche, gemeinsame Aktivitäten, körperliche Nähe und Zärtlichkeit ermöglichen. Weiterhin kann bei manchen Kranken das Selbstwertgefühl durch behutsamen Umgang gestärkt werden. Die Befriedigung dieser basalen Bedürfnisse erfordern von der sozialen Umwelt therapeutische Fähigkeiten, deren Grundlage zunächst im Wissen über die Krankheit besteht. Dies ist gerade für die pflegenden Angehörigen ein schwieriger und schmerzhafter Prozess, die besonders zu Beginn der Erkrankung häufig überhaupt nicht wissen, dass das ungewöhnliche Verhalten ihres Angehörigen durch eine Krankheit verursacht ist. Die Neigung vieler Kranker, ihre Defizite zu bagatellisieren oder eine Fassade aufrechtzuerhalten kann dann einen negativen Kreislauf begünstigen mit hohen Frustrationen, Verdächtigungen, Beschimpfungen von beiden Seiten. Doch auch das Wissen um die Krankheit ist nur ein erster Schritt, denn die fortschreitende Verschlechterung zumindest bei Alzheimer-Kranken erfordern ständige Adaptationen an neue Defizite und Verhaltensauffälligkeiten, die für die pflegenden Angehörigen (und auch für professionell Pflegende) eine große Herausforderung darstellen. Hierauf werden wir in den Kapiteln 4 und 5 genauer eingehen.

3.2.9 Therapeutischer Umgang mit den Erkrankten

Zu Beginn des Abschnitts zu therapeutischen Interventionen haben wir bewusst der Darstellung psychotherapeutischer Ansätze breiteren Raum gegeben, damit diese Möglichkeit bei beginnenden Demenzerkrankungen größere Berücksichtigung in der Praxis findet. Wenn die Krankheit weiter fortgeschritten ist, werden andere Maßnahmen nötig, von denen bereits einige in den vorangegangenen Abschnitten beschrieben wurden. Dies können jedoch nur Bausteine eines therapeutischen Milieus sein, das dem jeweiligen Schweregrad der Erkrankung angepasst werden muss.

Oberstes Ziel ist ein möglichst normales, selbständiges Leben. Die Lebensqualität der Betroffenen kann durch die Schaffung eines entsprechenden Milieus deutlich verbessert werden. In einer Untersuchung zu Tagespflege konnte nachgewiesen werden, dass der Besuch solcher Einrichtungen das Wohlbefinden der Patienten im Vergleich zu einer Kontrollgruppe deutlich erhöht (Zank & Schacke, 2002; vgl. auch Vertiefung 6).

Im Rahmen eines solchen therapeutischen Milieus stehen die Aktivitäten des täglichen Lebens im Rahmen einer Gemeinschaft im Mittelpunkt. Dies bedeutet Einkaufen, Mahlzeiten vorbereiten, Mahlzeiten gemeinsam einnehmen, Abwasch usw., wobei die Kranken je nach ihren verbliebenen Kompetenzen eingebunden werden. Sie werden aktiviert und begleitet durch Betreuungspersonen, die über Geduld, Ruhe, gute Beobachtungsgabe und Kreativität verfügen sollten. Die oben beschriebenen Interventionsformen wie z. B. Validität, Reminiszenztherapie oder Realitätsorientierungstraining werden in die Bewältigung der Aktivitäten des täglichen Lebens integriert oder individuumszentriert eingesetzt.

Der Umgang mit den Erkrankten wird durch die unrealistische Einschätzung ihrer Fähigkeiten durch die Betroffenen erschwert. Manche leiden unter apraktischen, agnostischen und aphasischen Störungen (vgl. 2.2.3) und sie können die Absichten Anderer nicht mehr richtig einschätzen. Deshalb wirkt Sprache als Informationsträger mitunter verwirrend, es sollten in jedem Fall nur kurze, eindeutige Sätze benutzt werden. Diese Sprache verbunden mit Körpersprache, modellhaftem Vormachen der Tätigkeit sowie Bilder erleichtern die Kommunikation. Wesentlich ist die Vermittlung des Gefühls, verstanden zu werden, durch verbale und nonverbale Kommunikation. Ein wichtiges therapeutisches Mittel ist hierbei auch das Lächeln und gemeinsames Lachen in der Gruppe, das Geborgenheit und Sicherheit signalisiert.

Die Erkrankten reagieren auf Verbote, direkte Aufforderungen oder Befehle mit Aggression und Widerstand. Dies hat vermutlich eine Schutzfunktion. Die objektive Realität wird nicht mehr oder nur eingeschränkt wahrgenommen, der Kranke lebt in seiner eigenen Welt der Erinnerungen bzw. in einer bestimmten Lebensepoche, die den Betreuenden nicht unmittelbar zugänglich ist. Ein weiterer Grund, weshalb die Kenntnis der Biographie für die Pflegenden so wichtig ist. Logische Erklärungen aus der Realität der Pflegenden stoßen hier an ihre Grenzen, verunsichern die Kranken und bewirken Aggressionen. Es ist also besser, den Kranken in ihre Welt zu folgen, sich in sie einzufühlen. Die Erkrankten mit ihren Defiziten und Fehlhandlungen zu konfrontieren, ist brutal und nutzlos. Es ist besser, diese Defizite zu übersehen, die Schuld an Missgeschicken nicht den Kranken zu geben und, wenn möglich, die Betroffenen um

Unterstützung bei der Lösung etwaiger Probleme zu bitten (Vierter Altenbericht, 2002).

Nach psychoanalytischem Verständnis ist ein allgemeiner, d. h. prinzipiell in jedem Menschen auslösbarer Mechanismus die Regression, ein psychischer Vorgang, der eine Rückkehr zu früheren Entwicklungsformen, zu früheren Beziehungserfahrungen und zu früheren Verhaltensweisen beinhaltet. Dieses Konzept hat in der gerontologischen Praxis (Ärzte und Pflegepersonen in Krankenhäusern, Alten- und Pflegeheimen) große Beachtung zur Beschreibung und Behandlung abhängiger Verhaltensweisen gefunden (Balint, 1973; Radebold, 1992). Die Vermutung regressiver Prozesse bei alten Menschen beruht auf der Beobachtung, dass insbesondere demenziell Erkrankte abhängige Verhaltensweisen zeigen, die von ihren Betreuern als kindlich beschrieben werden (z. B. ständige Suche nach Versorgung und Pflege, Verlust von Urin- und Stuhlkontrolle, inadäquate Gefühlsreaktionen). Dieses Verhalten wird als Übertragungsangebot verstanden, d. h. der alte Mensch macht an die Betreuer das Übertragungsangebot eines Kleinkindes an einen fürsorglichen Elternteil. Die regressiven Prozesse beruhen bei demenziell Erkrankten auf krankheitsbedingt geschädigten Ich-Funktionen. Das Ich der Kranken ist nicht mehr fähig, intra- und interindividuelle Konflikte, psychosoziale Aufgaben oder Veränderungen zu bewältigen. Das Konzept der Regression beinhaltet prinzipiell die Reversibilität dieser Prozesse. Der hirnorganische Abbau ist zwar irreversibel, er führt jedoch nicht zwangsläufig zur Regression, sondern wird vom Verhalten der Pflegepersonen maßgebend beeinflusst. Vor diesem Hintergrund wird ein Behandlungskonzept formuliert, das aus folgenden Teilaspekten beruht (Radebold, 1992):

- Kennenlernen der Älteren in ihrer bisherigen Identität als Erwachsene einschließlich ihrer Fähigkeiten und Interessen (Ich-Leistungen);
- fortgeführte oder erneute stabile und verlässliche Beziehungen mit einem positiven Übertragungsangebot;
- zur Verfügungstellen einer vertrauten, Sicherheit vermittelnden und überschaubaren Umwelt;
- Vermeidung regressionsfördernder Maßnahmen

Zu den regressionsfördernden Maßnahmen zählen fehlende direkte Ansprache, Ansprache ohne Namensnennung und allgemein übliche Höflichkeitsformen. Weiterhin Pflege nach der Maxime „Satt und Sauber“ ohne Abstimmung unter den Professionellen über einen immer wieder zu überprüfenden Behandlungsplan sowie Vermeidung jeglicher Anforderung und damit Förderung der eingeschränkten Aktivität, ohne die Älteren an alltäglichen Entscheidungsprozessen zu beteiligen. Es sollte darauf geachtet werden, dass eine erwachsenengerechte Interaktion zwischen Pflegenden und Erkrankten gewährleistet wird unter Berücksichtigung der oben beschriebenen Kommunikationsmittel.

3.3 Wissenschaftliche Evaluation therapeutischer Interventionen

Wir haben im vorigen Abschnitt eine Reihe von Interventionen beschrieben, die in der Praxis sehr verbreitet sind. Leider musste bei vielen Verfahren festgestellt werden, dass keine wissenschaftlichen Evaluationsstudien vorliegen. Dies hat mehrere Gründe. Zum einen sind Evaluationsstudien mit Demenzkranken aufgrund ihrer kognitiven Defizite schwierig. Zudem stellen sich ethische Fragen nach der Legitimation von Forschung bei kognitiv schwer beeinträchtigten Menschen. Zum anderen gibt es insgesamt einen erheblichen Mangel an Forschungen mit sehr alten Menschen (Smith & Zank, 2002) und die Demenz ist überwiegend bei Hochaltrigen anzutreffen.

Wir halten wissenschaftliche Evaluationen von Interventionen für unverzichtbar und werden dies im Folgenden genauer begründen. Wir hoffen, dass die heutigen Studierenden, also Sie, unserer Einschätzung folgen und in ihren Diplom- und Doktorarbeiten dazu beitragen werden, diesen Mangel an fundierten Studien zu beheben. Deshalb wird Ihnen im Folgenden ein erster Überblick über die Evaluationsforschung gegeben, den Sie im Lehrbuch von Bortz & Döring (2002) vertiefen können.

3.3.1 Bedeutsamkeit von Evaluation

Wie bereits im Einführungskapitel beschrieben, bedeutet jede Intervention einen Eingriff in das Leben anderer Menschen. Bedauerlicherweise können auch die besten Absichten mitunter negative Auswirkungen auf die Betroffenen haben. Vielfältige Gründe mögen dafür verantwortlich sein. Die durchgeführte Maßnahme hat einen Effekt, schränkt aber beispielsweise die Freiheit des Betroffenen ein. Oder die Intervention braucht mehr Zeit als geplant, um wirksam zu sein. Manche Interventionen haben auch Nebenwirkungen, an die vorher keiner gedacht hat. Weiterhin beanspruchen viele Interventionen Ressourcen, z. B. Zeit von Pflegenden oder finanzielle Mittel. Deshalb sollten möglichst nur Interventionen durchgeführt werden, deren Wirksamkeit auch belegt ist. Sie mögen diese Forderung vielleicht für übertrieben halten, weil sie aus Ihrem Alltag selbstverständliches Wissen haben, ob eine Intervention funktioniert oder nicht. Beispielsweise weiß Schwester Monika, dass sich die leicht erregbare Frau Kunze zuverlässig mit Volksmusik ablenken und beruhigen lässt. Sie hat dieses Wissen über Jahre immer wieder erfolgreich im Umgang mit dieser Patientin eingesetzt. Wir wollen ein solches Alltagserfahrungswissen auch nicht in Abrede stellen. Diese Intervention funktioniert bei dieser Patientin und wahrscheinlich auch bei einigen anderen, aber sie kann auch Unruhe- und aggressionssteigernd bei Personen wirken, die Volksmusik entsetzlich finden. Das Musik generell ein sehr wirksames Mittel ist, um Emotionen hervorzurufen z. B. zu beruhigen, zu trösten, traurig zu machen, gute Stimmung zu erzeugen, ist fundiertes Wissen der Menschheit. Und wir haben auch wissenschaftlich gesicherte Erkenntnisse, dass Musik positiv bei Demenzkranken wirkt (vgl. 3.2.7). In diesem Fall könnte man vielleicht argumentieren, dazu bedürfe es keiner Wissenschaft. Aber bedenken Sie andere Interventionen, z. B. Psychotherapie oder kognitive Trainingsprogramme. Sollte man diese zum Teil aufwändigen Maßnahmen durchführen ohne einen Wirksamkeitsnachweis? In der Medizin ist die Einführung neuer Medikamente an strenge Wirksamkeitsnachweise gebunden und die Nebenwirkungsbeschreibungen mancher Präparate haben eine beeindruckende Länge. Psychosoziale Interventionen können prinzipiell ebenso wirksam sein wie Medikamente und leider ebenso sehr schaden. Deshalb die Forderung nach sorgfältigen Wirksamkeitsnachweisen, d. h. der wissenschaftlichen Evaluation (Bewertung) von Interventionen.

3.3.2 Methoden

Wissenschaftliche Evaluation unterscheidet sich von Alltagsbewertungen hauptsächlich durch die Systematik, mit der eine Intervention betrachtet wird. Zur Beurteilung werden systematisch Daten mit speziellen Erhebungsinstrumenten erhoben. Vor der Überprüfung wird definiert, welche Wirksamkeit eine Intervention haben soll (Evaluationskriterien). Diese Kriterien werden nach einem bestimmten Plan (Design) und mit spezifischen Erhebungsmethoden (Erhebungsinstrumente) erhoben. Diese Kernbegriffe der Evaluationsforschung werden im Folgenden genauer betrachtet.

3.3.2.1 Evaluationskriterien

Zunächst stellt sich die Frage nach den Kriterien, anhand derer psychosoziale Interventionen, psychiatrische Einrichtungen, Versorgungsmodelle oder psychotherapeutische Maßnahmen evaluiert werden sollen. Diese Kriterien unterscheiden sich je nach Art der Intervention beträchtlich. Bei einem kognitiven Trainingsprogramm sind die Kriterien kognitive Maße, also z. B. Gedächtnisaufgaben wie Zahlen oder Wörter behalten. Bei der Evaluation ganzer Institutionen werden als Indikatoren Kosten-Nutzen-Analysen, Maße für Aktivitäten (z. B. Aufnahme- und Entlassungszahlen einer Klinik), Art der Angebote, Effektivität der Behandlung oder Akzeptanz des Dienstes benutzt (Mittag & Jerusalem, 1997). Bei der Überprüfung von Modellen wird beispielsweise die Qualität der Konzepte, Umsetzungsprobleme, Zielgruppenerreichung, Effektivität und Adäquatheit der Konzepte berücksichtigt. Ein großes Problem ist häufig, dass ein an Forschungsnotwendigkeiten adaptiertes Therapieprogramm und nicht die therapeutische Praxis evaluiert wird. Die Bestimmung geeigneter Kriterien für die Bewertung von Maßnahmen, Programmen und Einrichtungen ist von zentraler Bedeutung für die jeweiligen Untersuchungen, kann jedoch aufgrund von Unklarheiten in den Konzepten oder divergierender Auffassungen der Mitarbeiter einer Einrichtung sehr schwierig sein. Je begrenzter und definierter die Intervention ist, desto einfacher ist die Festlegung der Kriterien. Bei umfangreichen Interventionen mit vielen Zielen ist die präzise Festlegung der Kriterien kritisch. Einerseits muss die Anzahl der Kriterien überschaubar und handhabbar bleiben, andererseits sollten keine bedeutsamen Effekte unbemerkt bleiben.

3.3.2.2 Untersuchungsdesign

Für eine wissenschaftliche Evaluation werden experimentelle oder quasi-experimentelle, randomisierte Kontrollgruppendesigns gefordert, die in der Praxis nur schwer realisierbar sind. Ein randomisiertes Kontrollgruppendesign bedeutet, dass die Untersuchungsteilnehmer zufällig aufgeteilt werden in eine Gruppe, die die Intervention erhält (Experimentalgruppe) und eine Gruppe, die diese Intervention nicht bekommt (Kontrollgruppe). In Anlehnung an die Naturwissenschaften wird die Interventionsgruppe als Experimentalgruppe bezeichnet, obwohl die Evaluation psychosozialer Interventionen äußerst selten den strengen Kriterien eines Experimentes entspricht. Man spricht in den Verhaltens- und Sozialwissenschaften stattdessen auch von quasi-experimentellen Versuchsplänen. Ein solcher Versuchsplan umfasst mindestens zwei Messungen: Ein erster Erhebungszeitpunkt (Prätest) vor Durchführung der Intervention und ein zweiter Erhebungszeitpunkt (Posttest) direkt nach der Intervention. Wünschenswert sind weitere Messungen (Follow-ups), um die Dauerhaftigkeit von Interventionseffekten belegen zu können. Eine zufällige Zuordnung von Patienten in Gruppen, die eine Intervention erhalten, und in eine unbehandelte Kontrollgruppe nennt man randomisiertes Kontrollgruppendesign. Damit soll verhindert werden, dass sich die Untersuchungsgruppen systematisch vor Beginn der Untersuchung voneinander unterscheiden. Wenn beispielsweise ein kognitives Trainingsprogramm für Altenheimbewohner evaluiert werden soll, dann kann vorab festgelegt werden, dass keine schwer demenziell Erkrankten am Training teilnehmen sollen, aber kognitiv unbeeinträchtigte, leicht und mittelschwer demenziell erkrankte Personen. Dies kann man erreichen, indem alle Bewohner einem kognitiven Screening, z. B. der Mini Mental-State Examination (vgl. Abb. 9) unterzogen werden und nur diejenigen teilnehmen sollen, die einen Wert von 18 und besser erreichen. Dann sollte man jedoch darauf achten, dass sich die Untersuchungsteilnehmer zufällig auf die beiden Gruppen verteilen und nicht aus Versehen alle kognitiv unbeeinträchtigen Bewohner das Training bekommen und alle demenziell Erkrankten als Kontrollgruppe dienen. Denn bei dieser Einteilung erhielte man einen verzerrten Effekt für das Training. Randomisierung erreicht man, indem man beispielsweise eine Namensliste aller Teilnehmer erstellt und jeder Zweite auf der Liste der Kontrollgruppe zugeordnet wird.

Es wurde oben bereits erwähnt, dass eine Randomisierung wünschenswert, aber schwierig zu realisieren ist. In der Praxis kann schon aus ethischen Gründen häufig nicht eine Person per Zufall die Intervention bekommen und eine andere Person unbehandelt bleiben. Dennoch bleibt es sehr wünschenswert, eine Experimentalgruppe und eine unbehandelte Kontrollgruppe miteinander zu vergleichen. Dies ist vor allem deshalb wichtig, um die erhobenen Daten richtig interpretieren zu können. Insbesondere in der Gerontologie haben erfolgreiche Interventionen nicht immer eine Verbesserung zur Folge, sondern können Stabilisierung bewirken oder eine Verlangsamung des

Abbaus (vgl. Vertiefung 6). Untersucht man nur eine Interventionsgruppe und findet keine Veränderungen oder gar Verschlechterungen, dann bedeutet dies also nicht zwangsläufig, dass die Intervention erfolglos ist. Gibt es eine Kontrollgruppe ohne Intervention und verschlechtert diese Gruppe sich drastisch in dem betreffenden Merkmal, dann ist die Intervention durchaus erfolgreich, was ohne Kontrollgruppe nicht feststellbar wäre.

Wenn eine Randomisierung nicht durchführbar ist, dann behilft man sich im Forschungsalltag mit parallelisierten Stichproben. Dies bedeutet, dass die Kontrollgruppe der Experimentalgruppe in relevanten Merkmalen möglichst ähnlich sein soll, d. h. sie dürfen sich in diesen Merkmalen statistisch nicht signifikant unterscheiden. Welches sind nun die relevanten Merkmale (man spricht in der Statistik diesbezüglich von Variablen)? Das hängt entscheidend von der Fragestellung ab. Im oben genannten Beispiel der Evaluation eines kognitiven Trainingsprogramms ist die wichtigste Variable der kognitive Status. Das bedeutet, dass sich die Experimental- und Kontrollgruppe im Prätest nicht in ihren kognitiven Leistungen unterscheiden dürfen. Man müsste also beide Gruppen zu Beginn der Studie mit einem kognitiven Verfahren untersuchen und miteinander vergleichen. Die Wirksamkeit eines solchen Trainingsprogramms kann bei alten Menschen jedoch auch noch durch andere Variablen beeinflusst werden. So sollten sich beide Gruppen nicht wesentlich in ihrem Gesundheitszustand unterscheiden und es wäre sicherlich nicht sinnvoll, in der Experimentalgruppe nur 60-Jährige und in der Vergleichsgruppe 80-Jährige zu haben. So muss man sich also vor jeder Untersuchung mit parallelisierten Stichproben genau überlegen, welche Variablen möglichst gleich gehalten werden sollen.

3.3.2.3 Erhebungsmethoden und Auswertung

Standardisierte Erhebungsinstrumente. Hierunter werden Verfahren zur quantitativen Erhebung von Merkmalen verstanden. Dies bedeutet die Zuordnung von Zahlen zu Variablen nach einer bestimmten Regel. Standardisierte Messmethoden sind häufig Tests oder Fragebögen, die in gleicher Weise Daten bei allen Untersuchungsteilnehmern erheben. Sie sind bei manchen Fragestellungen vorzuziehen, weil die Reliabilität und Validität der Instrumente belegt sind und die Ergebnisse den Vergleich mit anderen Studien erlauben. Reliabilität (Zuverlässigkeit) bedeutet, dass das Instrument genau misst. Validität (Gültigkeit) eines Erhebungsinstrumentes bedeutet, dass das Instrument die Variable, die es zu messen vorgibt, auch wirklich misst (Bortz, 1999). Ein Nachteil in der Anwendung beispielsweise psychiatrischer Beurteilungsskalen liegt in der mangelnden Sensitivität der Instrumente bei unterschiedlichen Erkrankungsformen und -stadien, so dass Veränderungen nicht gut abgebildet werden. Hier können Befragungen der Betreuer oder der Angehörigen mit Hilfe von Interviews oder Verhaltensbeobachtungen validere Ergebnisse erbringen. Von verschiedenen Autoren wird deshalb ein multimethodales Vorgehen vorgeschlagen (Bortz, 1999).

Die Daten der quantitativen Erhebungen werden für die computergestütze, statistische Auswertung aufbereitet und in den Computer eingegeben. Es gibt mehrere Statistikprogramme (z. B. SPSS oder SYSDAT), die einfache und anspruchsvolle Verfahren durchführen. Es gibt eine Vielzahl von statistischen Auswertungsverfahren, die z. B. bei Bortz (1999) erläutert werden.

Qualitative Erhebungsinstrumente. Diese Verfahren sind überwiegend Interviews, in denen den Untersuchungsteilnehmern möglichst viel Freiheit in der Beantwortung ihrer Fragen gegeben wird (Mayring, 2002). Häufig werden halbstrukturierte Interviews gewählt, in denen zwar mögliche Themen (Familie, Gesundheit, Freizeit) oder Lebensabschnitte (Kindheit, Jugend, Erwachsenenalter) vorgegeben werden, die Interviewten dann aber relativ frei ihre Geschichte erzählen können.

Qualitative Interviews werden in der Regel auf Tonband aufgenommen und anschließend transkribiert. Anschließend wird versucht, die Aussagen der Befragten in Kategorien zu ordnen und zu interpretieren. Es ist möglich, die so gewonnenen Daten später einer statistischen Auswertung zugänglich zu machen.

Ein Verfahren, das in der qualitativen Sozial- und Pflegeforschung verbreitet ist, ist das Konzept der „grounded theory“ (Glaser & Strauss, 1967). Ziel dieser Vorgehensweise ist die sukzessive Entwicklung einer Theorie. Als „grounded“ wird sie bezeichnet, weil jeder Interpretationsversuch der Daten im Forschungsprozess erneut an das Datenmaterial herangetragen und modifiziert oder bestätigt wird. Dies unterscheidet sie von klassischen Untersuchungsdesigns, in denen Hypothesen zu Beginn formuliert und dann z. B. mit Hilfe des unter *3.3.2.2* erklärten Kontrollgruppendesigns überprüft werden. „Grounded theory is a general methodology for developing theory that is grounded in data systematically gathered and analyzed. Theory evolves ... through continuous interplay between analysis and data collection ... hence the approach is often referred to as the constant comparative method (Strauss & Corbin, 1994, S. 273). Der Ansatz macht keine genauen Vorschriften zur Datenerhebung. Die wesentlichen Arbeitsschritte sind:

- die Datenerhebung,
- das Codieren, d. h. die Bildung von Kategorien und die Zuordnung von Daten (Indikatoren) zu diesen,
- das Kontrastieren (constant comparison) von Fällen zum Zweck der Überprüfung der Reichweite der bislang entwickelten Kategorien,
- das „Theoretical Sampling", d. h. die Fallauswahl gemäß dem Stand der Datenauswertung und der daraus entstandenen Ideen und Konzepte, auch mit dem Ziel, neue Vergleichsfälle zu generieren,
- das Schreiben von Memos, d. h. das Festhalten von Ideen, Notizen, Kommentaren, insbesondere zum jeweiligen Stand der Codierung – anhand der Memos soll im Verlauf der Forschung die Theorie entwickelt werden.

Strauss hat Hinweise zur Datenauswertung in einem Codier-Paradigma ausgeführt (Strauss, 1994), von dem sich Glaser (1992) indes distanziert hat (Ludwig-Mayerhofer, 1999).

Vertiefung 6: Eine Evaluation von Tagespflegestätten
Ziel dieser Studie war es, die Auswirkungen des Besuchs gerontopsychiatrischer und geriatrischer Tagesstätten auf ihre Patienten und deren Angehörige zu evaluieren. Im Rahmen eines neunmonatigen Längsschnitt-Vergleichsgruppen-Designs wurde untersucht, ob der Besuch dieser Tagespflegeeinrichtungen Auswirkungen auf die überwiegend demenziell oder depressiv erkrankten Patienten und ihre Angehörigen hat. Die Tagesstättenbesucher und die Probanden der Vergleichsgruppe wurden hinsichtlich der Merkmale Alter, Geschlecht, Gesundheit, kognitiver Status und Sozialstatus parallelisiert. Die Datensammlung umfasste verschiedene Informationsquellen (Patienten, Angehörige, Mitarbeiter, trainierte Beobachter) und Erhebungsmethoden (quantitative und qualitative Verfahren). Es wurden sowohl emotionale und kognitive Merkmale als auch konkret beobachtbare Verhaltensweisen der Patienten erhoben. Insgesamt wurden 43 Tagesstättenbesucher und 40 Probanden der Vergleichsgruppe sowie 20 pflegende Angehörige der Besucher und 23 pflegende Angehörige der Vergleichsgruppe längsschnittlich (mehrfach) befragt.

Die Ergebnisse der quantitativen Erhebungen belegen signifikant positive Auswirkungen des Tagesstättenbesuchs auf das Wohlbefinden der Patienten dahingehend, dass eine Stabilisierung oder Verbesserung der Besucher auf Variablen zur Lebenszufriedenheit, Depression und wahrgenommenen sozialen Unterstützung nachzuweisen ist, während sich die Probanden der Vergleichsgruppe verschlechtern. Signifikante Verlaufsunterschiede der Gruppen finden sich ebenfalls bei den nicht-kognitiven Demenzsymptomen. Die Tagesstättenbesucher verringern ihre nicht-kognitiven Demenzsymptome, die in der Vergleichsgruppe zunehmen. Weiterhin zeigt sich eine signifikante gesundheitliche Verschlechterung der Vergleichsgruppe bei einer Follow-up Erhebung nach 15 Monaten. Die Ergebnisse zu den pflegenden Angehörigen belegen keine Effekte bei den standardisierten Erhebungsinstrumenten. Die Ergebnisse der qualitativen Befragungen, die mit Hilfe von Inhaltsanalysen einer statistischen Auswertung zugänglich gemacht wurden, belegen signifikante Entlastungen in mehreren Bereichen. Konflikte zwischen beruflichen Notwendigkeiten und Pflegeaufgaben sowie Probleme durch die Unvereinbarkeit familiärer Anforderungen und Pflege werden durch den Tagesstättenbesuch reduziert und nehmen bei den Angehörigen der Vergleichsgruppe zu. Darüber hinaus können die Angehörigen der Tagesstättenbesucher vermehrt eigene Bedürfnisse nach sozialen Kontakten verwirklichen und fühlen sich durch eine Reduktion spezifischer Verhaltensdefizite der Patienten entlastet.

Diese Ergebnisse belegen, dass ein multimethodales Vorgehen, d. h. die Kombination qualitativer und quantitativer Erhebungsmethoden in der Evaluationsforschung sehr hilfreich sein kann.

(Zank & Schacke, 2001; 2002; Schacke, 2000)

3.4 Zusammenfassung und Kontrollfragen

Ziel dieses Kapitels war es, einen Überblick zu den verschiedenen psychosozialen Interventionsmöglichkeiten zur Erhöhung der Lebensqualität Demenzkranker zu geben. Dazu haben wir zunächst den Versuch unternommen, die innere Welt des Patienten anschaulich zu machen. Selbstverständlich kennt niemand die innere Welt einer anderen Person wirklich und umfassend, dies gilt für Gesunde und Kranke, aber einige Symptome der Patienten lassen doch auf viele Ängste und Einsamkeit schließen. Wir haben dann einzelne Interventionen beschrieben. Diese werden häufig in einem Bündel bei milieutherapeutischen Ansätzen verwendet und überschneiden sich auch in ihren Vorgehensweisen und Intentionen. Wir mussten konstatieren, dass viele Interventionen nicht im wünschenswerten Maße wissenschaftlich evaluiert wurden, sondern eher aus Erfahrungen der Praxis resultieren. Dem Unterschied zwischen Erfahrungen aus der Praxis und wissenschaftlicher Evaluationsforschung haben wir am Ende des Kapitels einen breiteren Raum gegeben, damit Sie Berichte über neue Interventionen kritisch reflektieren können und vielleicht Anregungen für eigene Arbeiten erhalten. Diese beschränkte Einführung in die Forschungsmethodik kann eine gründliche Auseinandersetzung mit Fragen der Evaluationsforschung natürlich nicht ersetzen.

Kontrollfragen zu Kapitel 3:

1. Welche Emotionen dominieren bei vielen Demenzkranken?
2. Welche Psychotherapieziele können bei Demenzkranken verfolgt werden?
3. Sind kognitive Trainingsprogramme erfolgreich bei gesunden Älteren und Demenzkranken?
4. Welche Verhaltensweisen sind günstig im Umgang mit den Erkrankten?
5. Entwickeln Sie eine kleine Studie zur Evaluation eines kognitiven Trainingsprogramms!

Weiterführende Literatur:

Bundesministerium für Familie, Senioren, Frauen und Jugend (BMFSFJ) (Hrsg) (2002). *Vierter Bericht zur Lage der älteren Generation in der Bundesrepublik Deutschland: Risiken, Lebensqualität und Versorgung Hochaltriger – unter besonderer Berücksichtigung demenzieller Erkrankungen*. Berlin: BMFSFJ.

Bortz, J. & Döring, N. (2002). *Forschungsmethoden und Evaluation in den Human- und Sozialwissenschaften* (3. Aufl). Heidelberg: Springer.

Maercker, A. (Hrsg.) (2002). *Alterspsychotherapie und klinische Gerontopsychologie*. Heidelberg: Springer.

4 Die pflegenden Angehörigen

In Kapitel 2 wurde die Epidemiologie demenzieller Erkankungen vorgestellt, wir rechnen derzeit mit 900.000 mittel bis schwerdementen Patienten, unter Einbezug der leichteren Schweregrade sind es etwa 1.100.000.

92 % aller älteren Menschen mit erhöhtem Pflegebedarf (mindestens Pflegestufe 1) und 85 % der sonstigen Hilfebedürftigen werden im eigenen Haushalt von Familienmitgliedern betreut. Bei den demenziell Erkrankten sind es etwa 48 %, wobei sich diese Zahl ebenfalls auf Personen bezieht, die mindestens Pflegestufe 1 haben (Schneekloth & Leven, 2003). Hierbei ist zu berücksichtigen, dass eine Einstufung in die Pflegeversicherung vom körperlichen Hilfebedarf abhängt und Demenzkranke nach wie vor deutlich seltener eine Einstufung bekommen. Der Demenzprozess muss in der Regel sehr weit fortgeschritten sein, bis entsprechender Pflegebedarf sichtbar wird (vgl. Vertiefung 7). Die Hauptpflegepersonen der 65–79-jährigen Pflegebedürftigen sind vornehmlich deren Lebenspartner (61%). Töchter stellen 24% der Hauptpflegepersonen. Bei den über 80-Jährigen hat sich das Verhältnis umgekehrt. Hier sind die Töchter mit 44 % am häufigsten vertreten, während die Lebenspartner nur noch 17 % der Hauptpflegepersonen ausmachen. Über 80 % der Pflegepersonen sind weiblich (Schneekloth, Potthoff, Piekara & von Rosenbladt, 1996). Kruse (1994) weist also zurecht darauf hin, dass familiäre Pflege im Wesentlichen als Frauenpflege bezeichnet werden kann.

Die ökonomische und sozialpolitische Bedeutung der hauptsächlich von Frauen geleisteten familiären Pflege verdeutlichen folgende Zahlen: Bergmann und Cooper (1986) schatzten für die USA, dass sich der Bedarf an Alten- und Pflegeheimplätzen unmittelbar verdoppeln würde, wenn nur 5 % der pflegenden Angehörigen nicht mehr bereit oder in der Lage wären, weiterhin Versorgungsleistungen für ihre älteren hilfsbedürftigen Familienmitglieder zu erbringen. Vergleichbares dürfte auch für die Bundesrepublik gelten (Gunzelmann, 1991).

Für die Zukunft ist fraglich, ob die oben beschriebene herausragende Bedeutung der familiären Pflege weiter Bestand haben wird. Hohe Scheidungsraten, der Trend, überhaupt nicht mehr zu heiraten, seriale Beziehungen einzugehen und sich bewusst für die Kinderlosigkeit zu entscheiden, werden von einigen Autoren als eine die Familienpflege langfristig gefährdende Entwicklung angesehen (Schneekloth, 1996). Zusätzlich ist ein Anstieg der Frauen im mittleren Lebensalter zu verzeichnen, die am beruflichen Leben teilhaben (Brody, Hoffman, Kleban & Schoonover, 1989). Möglicherweise wird deren Bereitschaft, die Hauptverantwortung für die Pflege von Familienangehörigen zu übernehmen, weniger stark ausgeprägt sein.

Um zu zeigen, was diese familiäre Pflege für die Pflegenden bedeutet, erinnern wir uns noch einmal kurz an die Symptome einer Demenzerkrankung (vgl. Kapitel 1): Das demenzielle Syndrom verläuft für gewöhnlich fortschreitend unter Beeinträchtigung vieler höherer kortikaler Funktionen, einschließlich Gedächtnis, Denken, Orientierung, Auffassung, Rechnen, Lernfähigkeit, Sprache und Urteilsvermögen. Die kognitiven Beeinträchtigungen sind meist begleitet von Verschlechterung der emotionalen Kontrolle, des Sozialverhaltens oder der Motivation. Infolge der beschriebenen Symptomatik kommt es häufig zu Beeinträchtigungen in den persönlichen Aktivitäten des täglichen Lebens wie Waschen, Ankleiden, Essen, persönliche Hygiene, bei Körperausscheidungen und der Benutzung der Toilette.

Die zu leistenden Pflegeaufgaben richten sich also zunächst nach den jeweiligen Beeinträchtigungen in den (erweiterten) Aktivitäten des täglichen Lebens. Mit zunehmender Krankheitsdauer können auch die grundlegenden Fertigkeiten (Essen, Sprechen, Stuhl- und Urinkontrolle) vom Patienten nicht mehr selbständig bewältigt werden. Darüber hinaus macht die obige Darstellung der Symptomatik deutlich, dass die Pflege eines Demenzkranken mit ganz besonderen Anforderungen verbunden ist. Zusätzlich zu den pflegerischen Aufgaben, den zeitlichen und finanziellen Einschränkungen sowie der Konfrontation mit Verhaltensauffälligkeiten und kognitiven Einbußen bedeutet das Zusammensein mit einem Demenzkranken ein langsames, mit Gefühlen der Trauer verbundenes Abschiednehmen von dem geliebten Menschen (Kurz, Feldmann, Müllers-Stein & Romero, 1987). Folgerichtig zeigen Studien zur häuslichen Pflege Demenzkranker im Vergleich zur Pflege Nichtdemenzkranker den höheren Belastungsgrad der pflegenden Angehörigen Demenzkranker (Adler, Gunzelmann, Machold, & Schumacher, 1996; Gräßel 1998b; Pinquart & Sörensen, 2001).

Vor dem Hintergrund eines steigenden Anteils von an Altersdemenz erkrankten Personen bei gleichzeitig anzunehmendem Rückgang der „Fürsorgereserve“ (Rückert, 1992) kommt dem formalen Hilfssystem eine wachsende Bedeutung zu. Zu den entsprechenden Angeboten für ältere hilfs- und pflegebedürftige Menschen gehören ambulante Pflegedienste, teilstationäre Tagespflegeeinrichtungen, Kurzzeit- und Nachtpflegeeinrichtungen sowie vollstationäre Einrichtungen wie

Kranken- und Altenheime. Ambulante und teilstationäre Einrichtungen tragen, dem Wunsch der meisten älteren Menschen entsprechend, dazu bei, ein Verbleiben in der eigenen Wohnung zu ermöglichen und eine Institutionalisierung zu vermeiden oder hinauszuzögern. Bei einem extrem hohen Pflegebedarf wie er bei einem demenziell erkrankten älteren Menschen im Verlauf der Erkrankung zwangsläufig entsteht, kann Institutionalisierung in der Regel nur dann vermieden werden, wenn neben der formalen Unterstützung auch Familienmitglieder an der Betreuung beteiligt sind. Bei einem Rückgang des familiären Fürsorgepotentials wird entscheidend sein, inwieweit es gelingt, professionelle ambulante und teilstationäre Dienste auf die Bedürfnisse der demenzkranken Patienten und ihrer pflegenden Angehörigen abzustimmen.

4.1 Zur Belastung pflegender Angehöriger

Die hohe Belastung, die pflegende Angehörige erfahren, ist in vielen Studien dokumentiert worden (Adler et al. 1996; Aneshensel, Pearlin, Mullan, Zarit & Whitlatch, 1995; Gräßel, 1998a und b; Kruse, 1994; Lawton, Moss, Kleban, Glicksman & Ravine, 1991; Pearlin, Mullan, Semple & Skaff, 1990; Pinquart & Sörensen, 2003; Schacke, 2000; Schacke & Zank, 1998; Schulz, O'Brien, Bookwala & Fleissner, 1995; Zarit, 1996; Zarit, Orr & Zarit, 1985). Im folgenden Abschnitt sollen zunächst die objektiven Pflegeaufgaben beschrieben werden. Anschließend werden die Ergebnisse empirischer Studien zur Belastung der Angehörigen zusammengetragen. Es folgt die Darstellung eines stresstheoretischen Modells zur Integration der Befunde. Im zweiten Teil des Kapitels werden psychosoziale Interventionsmöglichkeiten bei pflegenden Angehörigen vorgestellt.

4.1.1 Die Pflegeaufgaben

Die Anforderungen sind vielfältig und erfordern oft einen intensiven Zeit- und Energieaufwand. In diesem Zusammenhang ist häufig die Rede von einem „36-Stunden-Tag" oder „Rund um die Uhr Pflege". Lassen wir eine pflegende Angehörige zu Wort kommen:

„Ich bin 85 Jahre alt und pflege meinen Ehemann Paul, 87 Jahre, seit ca. fünf bis sechs Jahren. Die letzten Monate sind unerträglich geworden. Von 24 Stunden täglich bin ich cirka 18–19 Stunden rund um die Uhr beschäftigt. Er ist geistig vollkommen verwirrt, ich muss ihn waschen, anziehen, füttern, er findet in der eigenen Wohnung sich nicht zurecht, wo wir schon seit 1957 wohnen, er weiß nicht, dass ich seine Frau bin, erkennt unseren Sohn nicht mehr usw. Ich bin nervlich am Ende und mache selbst schon viele Fehler …"

Die Aufgaben umfassen praktische Hilfeleistungen, die aus den Einbußen bei der Alltagskompetenz der Patienten resultieren (vgl. Abbildung 20). Dies bedeutet Hilfeleistungen bei der Haushaltsführung (Einkäufe, Mahlzeiten zubereiten, Wohnungspflege) aber auch grundlegende Verrichtungen (Waschen, Baden, Rasieren, Ankleiden, Hilfe bei Toilettengängen, Windeln bei Inkontinenz usw.) sowie medizinische Versorgung (Medikamentengabe, Massagen). Darüber hinaus fallen beträchtliche organisatorische Aufgaben an wie die Koordination der ärztlichen, pflegerischen oder sozialtherapeutischen Betreuung. Finanzielle und Behördenangelegenheiten müssen bereits frühzeitig von den Angehörigen übernommen werden. Viele Angehörige klagen insbesondere über zeit- und nervenaufreibende Auseinandersetzungen mit den Kranken- und Pflegekassen. Zu den Aufgaben der Pflegeversicherung siehe auch Vertiefung 7.

Abbildung 20: Pflegeaufgaben der Angehörigen Demenzkranker

- Hilfen im Haushaltsbereich
- Hilfe bei der Körperpflege und alltäglichen Verrichtungen
- Pflegerische Aufgaben (auch Organisation ärztlicher Betreuung und anderer Dienste)
- Hilfe im ökonomischen Bereich (Bankgeschäfte, Anträge bei den Kranken- und Pflegekassen)
- Umgang mit kognitiven Defiziten und Auffälligkeiten des Verhaltens
- Emotionale Unterstützung
- Beaufsichtigung

(nach Wand, 1986; Schacke, 2000)

Spezielle Anforderungen ergeben sich aus den kognitiven, affektiven und Verhaltensdefiziten der Patienten wie Gedächtniseinbußen, Unruhe, Wahnvorstellungen, aggressives oder selbstschädigendes Verhalten, Angst und Depressionen. Erforderlich ist eine demenzgerechte Gestaltung der Wohnung (z. B. Orientierungshilfen, nächtliche Beleuchtung, Brandgefahr verhüten). Weiterhin muss eine Tagesstrukturierung gewährleistet werden. Darüber hinaus ist die emotionale Unterstützung äußerst wichtig wie Trösten, Beruhigen,

Körperkontakt, Zärtlichkeiten. Aufgrund des gestörten Tag-Nacht-Rhythmus vieler demenziell Erkrankter erstreckt sich die Betreuung oft auch auf die Nachtstunden. So berichtet Gräßel (1998), dass 57 % der von ihm befragten pflegenden Angehörigen, mindestens einmal nachts pflegen müssten. Diese Vielfalt der umfassenden Aufgaben zeigen, dass die vielleicht wichtigste Aufgabe in der andauernd notwendigen Beaufsichtigung des Patienten besteht.

Vertiefung 7: Die Pflegeversicherung (SGB XI)

Seit April 1995 übernimmt die Pflegeversicherung Kosten für die ambulante Versorgung. Sie ist als Teilkaskoversicherung konzipiert, d. h. sie deckt nicht alle Kosten. Die Ausgaben der Kassen sind strikt gebunden an ihre Einnahmen. Die Pflegeversicherung folgt drei Prioritätsprinzipien. Erstens haben alle Maßnahmen, die der Prävention, Behandlung oder Rehabilitation von Krankheiten dienen, Vorrang vor Pflegeausgaben. Zweitens hat die ambulante Versorgung Vorrang vor stationärer Pflege. Drittens haben teilstationäre Lösungen (z. B. Tages- oder Nachtpflege) Vorrang vor vollstationären Maßnahmen (Klie, 1996).

Leistungen der Pflegeversicherung werden erst nach Begutachtung durch den medizinischen Dienst erbracht. Dieser hat festzustellen, ob ein erheblicher Pflegebedarf besteht. Für die Einstufung in Pflegestufe I muss ein Bedarf von mindestens 90 Minuten täglich bezüglich Eigenpflege, Nahrungsaufnahme, Mobilität oder alltäglicher Haushaltsverrichtung über sechs Monate bestehen. Für Stufe 2 muss ein Pflegebedarf von mindestens drei Stunden pro Tag bestehen. Für Stufe 3 (schwerst pflegebedürftig) muss ein fünfstündiger Pflegebedarf bestehen. In der ambulanten Pflege hat der Patient die Wahl zwischen Geld- und Sachleistungen, oder einer Kombination von beidem.

Leistungen der Pflegekassen pro Monat:

	Ambulante Pflege		Stationäre Pflege
	Geldleistungen	Sachleistungen	
Stufe I	Euro 205	Euro 384	Euro 1023
Stufe II	Euro 410	Euro 921	Euro 1279
Stufe III	Euro 665	Euro 1432	Euro 1342
Im Härtefall		Euro 1918	Euro 1688

Die Betonung der körperlichen Pflege bei der Einstufung der Pflegeversicherung hat insbesondere bei der Einstufung demenziell Erkrankter zu erheblichen Fehleinstufungen geführt und nach massiven Protesten zu einem Pflegeleistungs-Ergänzungsgesetz. Häuslich Pflegebedürftige, bei denen der Medizinische Dienst einen erheblichen allgemeinen Betreuungsbedarf festgestellt hat, erhalten zusätzlich 460 Euro pro Jahr. Die Mittel sind zweckgebunden einzusetzen (z. B. für Tages- und Nachtpflege, Kurzzeitpflege).

Die geplante Änderung des Pflegeversicherungsgesetzes mit insgesamt stärkerer Berücksichtigung der Bedürfnisse Demenzkranker wurde im Januar 2004 auf unbestimmte Zeit verschoben.

4.1.2 Die subjektive Belastung

Entscheidend für das Belastungserleben ist die subjektive Bewertung der objektiven Situation, denn Menschen mit gleicher objektiver Belastung unterscheiden sich in ihrer subjektiv berichteten Belastung. Für dieses subjektive Belastungserleben sind die nichtkognitiven Krankheitssymptome von besonderer Bedeutung. Hier werden ängstliches Anklammern der Kranken, Unruhe, Stimmungsschwankungen und aggressive Durchbrüche genannt (Gaugler, Davey, Pearlin & Zarit, 2000; Gräßel, 1997; Hooker et al., 2002). Das ständige Suchen von Gegenständen, die durch die Kranken verlegt wurden, führt zu wechselseitigen Vorwürfen, Verdächtigungen, Aggressionen und wird als besonders belastend geschildert. Die nichtkognitiven Symptome und Defizite im Sozialverhalten können intensive Gefühle von Verlust und Trauer, aber auch Ablehnung und Aggression auslösen (Bretz, 1998; Schacke, 2000). Die Angehörigen leiden am Sterben der gemeinsamen Biographie, haben mitunter das Gefühl, einen Schandfleck in der Familie zu haben, empfinden Scham über ihre vermeintlichen Defizite, verspüren einen Verlust an Zuneigung zum Gepflegten und empfinden Wut über einen Lebensabend, den sie sich gemeinsam ganz anders vorgestellt hatten (Vierter Altenbericht, 2002). Die Härte des Abschiednehmens unter diesen Bedingungen beschreibt eine Ehefrau so:

„…Alles kostet so viel Geduld, es dauert und strapaziert meine Nerven. Stück für Stück wird nun mühsam angezogen…zuerst versuche ich die Tränen zu unterdrücken, schlucke sie runter, dann lasse ich sie ungehindert fließen. Gleich muss ich sowieso einen frischen Pulli anziehen. Ich habe mich beim Putzen und Waschen des Hinterns meines Mannes bespritzt. Das ist das Schlimmste; fast muss ich mich übergeben … Es ist nicht zu fassen, dass das Schicksal so zugeschlagen hat. Meine vertränten Augen suchen Papas Blick. Leere! Keine Regung zu erkennen. In welcher Welt lebt er eigentlich? Leben? Vegetieren? Schon wieder zücke ich das Taschentuch, da ich meine Umwelt nur verschwommen wahrnehmen kann. Was spürt er? Was versteht er noch? Empfindet er? Denkt er? Kein Blick, keine Geste, kein Wort, kein Laut! Schweigen, Stillschweigen. Eine 180 Pfund schwere Anziehpuppe mit biologischen Abläufen wie Essen – Schlafen – Ausscheiden. Das ist nicht mehr mein geliebter Mann. Wer treibt dieses unvorstellbare Spiel mit uns? Als er mich noch begehrte, liebte ich seinen Bauch, die Pfunde, die Augen, alles …"

Die Notwendigkeit einer permanenten Beaufsichtigung ist mit großen Restriktionen für die Pflegenden verbunden, die ihre Lebensqualität erheblich einschränkt. Die Pflegeaufgaben geraten mit Anforderungen und Zielen in anderen Lebensbereichen in Konflikt, z. B. im familiären, beruflichen und sozialen Bereich. Berufstätige berichten von häufigen Fehlzeiten, geringerer Leistungsfähigkeit, fehlender Flexibilität und konsequenterweise schlechteren Aufstiegschancen (Barling, Mac Ewen, Kellowy & Higgingbottom, 1994; Pavalko & Artis, 1997). Relativ viele Frauen ziehen sich von der Berufstätigkeit zurück oder reduzieren ihre Stunden, was wiederum zu finanziellen Restriktionen für die durch die Pflege finanziell ohnehin beanspruchten Familien führen kann. Neben den Belastungen durch weitergeführte Berufstätigkeit sind jedoch auch positive Effekte in der Literatur diskutiert worden. Berufstätigkeit bietet die Möglichkeit außerfamiliärer Kontakte und die Chance, eigene Interessen zu verfolgen.

Der familiäre Bereich ist ein weiteres potentielles Konfliktfeld für die Pflegenden. Die Übernahme von Pflegeaufgaben durch Töchter und Schwiegertöchter mit eigenen Kindern bedeutet eine familiäre Stress- und Krisensituation, die sich mitunter über Jahre erstreckt. Diese schwierige Situation von Frauen mit Kindern und pflegebedürftigen älteren Verwandten wird in der Fachliteratur als „Sandwich-Position" bezeichnet. Die Literatur zu den Auswirkungen auf das Familiensystem, insbesondere auf die betroffenen Enkel, ist noch spärlich. So stellte Hamill (1994) fest, dass die Pflege eines Elternteils zu einer eingeschränkteren Kommunikation mit den eigenen Kindern führt. Aus einer weiteren Studie werden jedoch auch positive Aspekte vermerkt. Die befragten Jugendlichen gaben an, dass sie zwangsläufig mehr Zeit mit ihren Geschwistern verbrächten und dies die Beziehungen verbessert hätte. Weiterhin wurde angegeben, dass das Verhältnis zur Hauptpflegeperson (in der Regel die Mutter) inniger geworden sei. Die Jugendlichen berichteten auch von größerem Verständnis für alte Menschen. Probleme wurden allerdings in Bezug auf die Beziehungen zu Gleichaltrigen angegeben. Scham über die Verhaltensweisen der Erkrankten oder Verletzungen durch uneinfühlsame Reaktionen der Freunde führten dazu, dass Freunde/Bekannte sehr sorgfältig ausgewählt werden mussten (Beach, 1997).

Einen weiteren potentiellen Belastungsfaktor stellen Konflikte in der Herkunftsfamilie des Pflegenden dar. Hierbei handelt es sich um Konflikte bzgl. des Schweregrades der Erkrankung, Auseinandersetzung über den richtigen Umgang mit den Patienten, empfundener Mangel an Unterstützung für die Hauptpflegeperson durch die Geschwister. Langjährige familiäre Psychodynamik z. B. Rivalität, kann durch die Pflege eskalieren. Zudem gibt es Hinweise darauf, dass die Hauptpflegeperson häufig dem/der Erkrankten weniger nahe stand als die Geschwister. Unbewusste Versuche, z. B. der Mutter dadurch zu beweisen, dass man doch „das beste Kind" war und viel mehr Liebe verdient hätte, sind zwangsläufig zum Scheitern verurteilt. Dies führt häufig zu großer Verbitterung, wenn beispielsweise das Lieblingskind bei kurzen Besuchen viel mehr positive Zuwendung durch die Erkrankten erfährt als die ständig beanspruchte Hauptpflegeperson (Bruder, 1998).

Für die außerfamiliären sozialen Kontakte und Aktivitäten verursacht die Pflege wesentliche Einschränkungen. Zunächst sind Zeit und Energie begrenzt. Außerdem ist es vielen Angehörigen peinlich, wenn sich der Demenzkranke in der Öffentlichkeit unangemessen verhält. Vielfach brechen auch Bekannte den Kontakt ab, weil sie nicht wissen, wie sie sich verhalten sollen. Die zunehmende Isolierung wird von vielen Pflegenden sehr schmerzlich erlebt. Allerdings gibt es auch gegenläufige Berichte, in denen Pflegende von großer Unterstützung durch Freunde, Bekannte und Nachbarn erzählen. In Abbildung 21 sind die verschiedenen Aspekte pflegebedingter Belastung noch einmal zusammengefasst.

Andauernde Belastung durch Pflegeaufgaben kann negative Konsequenzen für das psychische Wohlbefinden der Pflegenden haben. So zeigen pflegende Angehörige im Vergleich zu nicht pflegenden Personen vermehrt depressive Verstimmungen, die klinisch bedeutsam werden können, gesteigerte Ängstlichkeit und Feindseligkeit sowie ein geringeres Ausmaß an Lebenszufriedenheit (Alspaugh, Stephens, Townsend, Zarit & Greene, 1999; Anthony-Bergstone, Zarit

Abbildung 21: Aspekte pflegebedingter Belastung

- physische und psychische Überforderung
- hohe zeitliche Beanspruchung
- finanzielle Belastung
- spezifische Krankheitssymptome (z. B. Inkontinenz, Verwirrtheit)
- Persönlichkeitsveränderungen und problematische Verhaltensweisen
- Gefühle der Entfremdung
- Emotionale Distanz zum Pflegebedürftigen
- Aufgabe des Berufs
- abnehmendes Spektrum verwirklichter Interessen
- abnehmende inner- und außerfamiliäre Kontakte
- Krisen und Spannungen in der Ehe
- Geringe Unterstützung durch die Familie
- Fehlende Zukunftsperspektiven, erlebte Unveränderbarkeit der Situation

(nach Kruse, 1994)

& Gatz, 1988; Kiecolt-Glaser, Glaser, Shuttleworth, Ogrocki & Speicher, 1987). Die nächtliche Pflege verursacht Schlafstörungen, so dass pflegende Angehörige eine Hochrisikogruppe für Erschöpfung, Schlaf- und Appetitstörungen sind.

Die körperliche Gesundheit als Indikator für pflegebedingte Belastung ist erst seit einigen Jahren näher untersucht worden (Schulz et al., 1995). Sehr häufig wurde hier die subjektive Gesundheitseinschätzung herangezogen und ein Großteil der Studien spricht dafür, dass die pflegenden Angehörigen ihren Gesundheitszustand sehr viel schlechter einschätzen als nicht pflegende Personen (Baumgarten, Battista, Infante-Rivard, Hanley, Becker & Gauthier, 1992). Die Untersuchungsergebnisse für die objektive körperliche Gesundheit sind weniger eindeutig (Schulz et al., 1995). Zwar gibt es eine Reihe von Studien, die bei der Prävalenz körperlicher Symptome und Erkrankungen sowie dem Hormon- oder Immunstatus eine negative Auswirkung finden. So konnte Gräßel (1998c) zeigen, dass der durchschnittliche Beschwerdeumfang von pflegenden Angehörigen eines Demenzpatienten signifikant über den Normwerten der Gesamtbevölkerung liegt. Allerdings gibt es auch eine Reihe von Studien, die keinen Zusammenhang zwischen Pflege und objektiver physischer Gesundheit fanden (Baungarten et al., 1992, Moritz, Kasl & Ostfeld, 1992; Vitaliano, Scanlan, Krenz, Schwartz & Marcovina, 1996.).

Ähnlich heterogen sind die Befunde zur Einnahme verschreibungspflichtiger Medikamente (Kiecolt-Glaser, Cacioppo, Malarkey & Glaser, 1992; Vitaliano, Russo, Bailes, Young & McCann, 1993).

Zur besseren Bewertung dieser heterogenen Befunde wurde eine Meta-Analyse durchgeführt, die eine Zusammenfassung der Studienergebnisse erlaubt. In dieser Meta-Analyse stellten die Autoren alle Studien zu Auswirkungen auf die physische und psychische Befindlichkeit pflegender Angehöriger zusammen, die bestimmte Kriterien erfüllten und extrahierten ein übergeordnetes Gesamtergebnis dieser Studien (Pinquart & Sörensen, 2003). Insgesamt gingen 84 Arbeiten in diese Meta-Analyse ein, die pflegende Angehörige mit nicht pflegenden in Bezug auf wahrgenommenen Stress, Depression, subjektives Wohlbefinden, physische Gesundheit oder Selbstwirksamkeit verglichen. Die pflegenden Angehörigen pflegten Krebskranke, Schlaganfallpatienten, Demenzkranke und Menschen mit multiplen Erkrankungen. Die Ergebnisse besagen, dass pflegende Angehörige im Vergleich zu nicht pflegenden größere Depressivität, größeren Stress, geringeres Wohlbefinden und geringere Selbstwirksamkeitserwartungen zeigen. Die Ergebnisse zur körperlichen Gesundheit belegen ebenfalls einen signifikanten Unterschied zuungunsten der Pflegenden, dieser Effekt ist jedoch relativ klein. Ein Vergleich, der nur Pflegende Demenzkranker mit Nicht-Pflegenden berücksichtigte, ergab größere Unterschiede zwischen den Pflegenden und den Nicht-Pflegenden zuungunsten der Pflegenden als der Vergleich mit Pflegenden aller Erkrankungen (Pinquart & Sörensen, 2003).

4.1.3 Ein theoretisches Modell zur pflegebedingten Belastung

In den letzten Jahren gibt es verstärkt Bemühungen, den Belastungsbegriff in einen theoretischen Rahmen einzubinden und eine theoriegeleitete Definition des Konzepts zu etablieren. Dabei sind bislang vornehmlich stresstheoretische Konzepte von Bedeutung, die zwischen objektiver und, aus individuellen Einschätzungsprozessen (Ereignis- und Ressourceneinschätzung) resultierender, subjektiver Belastung differenzieren. In diesen Konzepten wird davon ausgegangen, dass Belastung und negative Befindlichkeit nicht gleichzusetzen sind, dass verringertes Wohlbefinden bzw. der Zusammenbruch der häuslichen Pflegesituation jedoch die langfristige Folge der Konfrontation mit pflegebedingter Belastung sein kann. Weitere Implikationen ergeben sich aus der von verschiedenen Autoren vorgenommenen

Differenzierung zwischen primären Stressoren, die sich aus den direkten Aufgaben und Anforderungen der Pflege zusammensetzen und sekundären Stressoren, welche sich aus diesen Aufgaben für andere Lebensbereiche (Beruf, Freizeit, soziale Kontakte, Familienleben) der Angehörigen ergeben (Pearlin et al., 1990; Pearlin, Aneshensel, Mullan & Whitlatch, 1996; Zarit, 1992). Ausgehend von dieser theoretischen Basis lässt sich Belastung als situationsspezifisches, mehrdimensionales Konstrukt betrachten, wobei die Trennung zwischen objektiver und subjektiv wahrgenommener Belastung zentral ist (Alspaugh et al., 1999; Kosberg, Cairl & Keller, 1990; Schacke, 2000; Yates, Tennstedt & Chang, 1999). In Abbildung 22 ist ein entsprechendes Modell dargestellt, das auf theoretischen Überlegungen von Pearlin et al. (1990) und Zarit (1992) beruht.

Kontextvariablen. Die soziodemographischen Merkmale des Pflegebedürftigen und des pflegenden Angehörigen sind Kontextvariablen. Weiterhin die Qualität der Beziehung vor Ausbruch der Erkrankung. Die Kontextvariablen beeinflussen direkt oder indirekt die verschiedenen Komponenten des Pflegeprozesses.

Primäre und sekundäre Stressoren. Primäre Stressoren bestehen aus den Aufgaben und Anforderungen, die direkt aus der Erkrankung und den verbundenen Defiziten resultieren. Dazu gehören die Alltagsaktivitäten, der Umgang mit emotionalen und Verhaltensproblemen sowie die Konfrontation mit Persönlichkeitsveränderungen, kognitiven Defiziten und körperlichen Symptomen.

Aus den primären Stressoren ergeben sich Anforderungen in anderen Lebensbereichen (Beruf, Finanzen, Freizeit, Familie), die zu sekundären Stressoren werden können. Die Wahrscheinlichkeit des Auftritts erhöht sich mit Dauer und Schwere der primären Belastung. Sowohl bei den primären als auch den sekundären Stressoren wird die subjektive Dimension stressreicher Ereignisse betont, welche aus der persönlichen Einschätzung der Situation oder einzelner Komponenten sowie auf der Einschätzung persönlich verfügbarer Ressourcen (Energie, Zeit, finanzielle Mittel) resultiert. Indikatoren für die Wahrnehmung der Pflegeaufgaben als belastend sind z. B. Überforderung, Aggression, Angst, Trauer. Sekundäre Stressoren können Empfindungen wie Ausweglosigkeit, Schuld- und Versagensgefühle bis hin zu Identitätskrisen verursachen (Aneshensel et al., 1995; Pearlin, 1990).

Das Modell geht davon aus, dass individuelle Ereignis- und Ressourceneinschätzung für jeden Stressor vorgenommen werden. Allerdings betont Zarit (1992) die Bedeutsamkeit einer übergeordneten Ressourceneinschätzung, die sich auf die Situation insgesamt

Abbildung 22: Modifiziertes Modell zur pflegebedingten Belastung

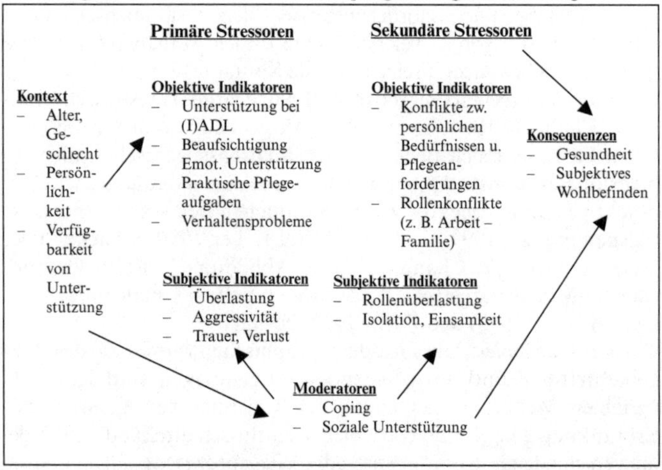

(nach Pearlin et al. (1990) und Zarit (1992))

bezieht. Die Einschätzung des pflegenden Angehörigen, ob seine Ressourcen ausreichen bzw. mobilisiert werden können, um die Pflegeanforderung zu bewältigen, stellt den entscheidenden Prädiktor für die Stabilität der häuslichen Pflegesituation dar.

Coping und Unterstützung. Individuelle Bewältigungsstrategien (Coping) sowie die verfügbare soziale Unterstützung sind entscheidende Faktoren, die moderierenden Einfluss auf den Pflegeprozess haben. Die individuellen und sozialen Ressourcen des Angehörigen sind eine wichtige Komponente zur Erklärung des Zusammenhangs zwischen primären und sekundären Stressoren und längerfristigen Konsequenzen für die Befindlichkeit des Angehörigen.

Langfristige Konsequenzen der Pflege. Hierzu zählen das physische und psychische Wohlbefinden der Angehörigen ebenso wie der Zusammenbruch der häuslichen Pflegesituation. Eine bisher wenig untersuchte langfristige Konsequenz von Pflege kann Gewalt gegen den Pflegebedürftigen sein (Thoma, Zank & Schacke, 2003). In den letzten Jahren fand ein weiterer Aspekt in den theoretischen Überlegungen und empirischen Arbeiten Berücksichtigung, nämlich die positiven Effekte von Pflege. Gefühle von Kompetenz, Selbstwert und Stolz, die aus der bewältigten Anforderung der Pflege resultieren (Lawton et al., 1991; Malonebeach, Zarit & Farbman, 1995; Schacke & Zank, 1998).

Familiäre Pflege im Zeitverlauf. Eine Erweiterung dieses Modells ergibt sich aus der Betrachtung des Pflegeprozesses über die Zeit. In diesem Zusammenhang wurde von Angehörigenkarrieren (Aneshensel et al., 1995) gesprochen, welche die Pflege als fortlaufenden adaptiven Prozess konzeptualisieren. Ein solcher Ansatz stellt hohe Anforderungen an Forschungsdesigns und Analysemethoden. Erste Untersuchungen, die den entsprechenden methodischen Ansprüchen genügen, existieren mittlerweile (Aneshensel et al., 1995; Gaugler, Zarit & Pearlin, 2003; Gräßel, 2002; Zank, Schacke & Leipold, in Druck).

Grundsätzlich erleichtern gute Modelle zur Beschreibung pflegebedingter Belastung sowohl wissenschaftliche als auch praktische Reflexionen und Interventionen. Professionell Pflegende sind in der Praxis mitunter mit außerordentlich vielen, zum Teil verwirrenden und widersprüchlichen Belastungsschilderungen durch die Angehörigen konfrontiert und fühlen sich überfordert, die erwartete kompetente Beratung durchzuführen. Ein solches Ordnungsschema (und das sind theoretische Modelle) kann die Orientierung in den unterschiedlichen Belastungsdimensionen erleichtern und bei der Identifikation wirksamer Entlastungsangebote maßgeschneidert für eine bestimmte Familie beitragen. Ebenso können Modelle den Wissenschaftlern helfen, relevante Dimensionen zu identifizieren, spezifische Interventionen zu entwickeln und nach wissenschaftlichen Kriterien zu überprüfen.

4.2 Psychosoziale Interventionsmöglichkeiten

Zur Entlastung pflegender Angehöriger wurde eine Reihe von Interventionsmöglichkeiten entwickelt. So unterscheidet Halsig (1998) alltagsbezogene Entlastungsangebote, psychologische und soziale Hilfsangebote, verbesserte Informationsangebote, kontextbezogene und technische Maßnahmen sowie präventive Maßnahmen. Wilz, Schumacher, Machold, Gunzelmann und Adler (1998) berichten über psychodynamische und kognitiv-vehaltenstherapeutische Gruppenangebote.

Die wichtigste informelle Unterstützung für pflegende Angehörige demenzkranker Menschen leisten die Alzheimer Gesellschaften und die Alzheimer Angehörigen Initiative. Es gibt in der Bundesrepublik cirka 300 Alzheimer-Angehörigengruppen und Alzheimer Gesellschaften. In der Deutschen Alzheimer Gesellschaft gibt es acht Landesverbände und 61 Alzheimer Gesellschaften als ordentliche

Mitglieder. Darüber hinaus gibt es in vielen Bundesländern Landesarbeitsgemeinschaften. Die Alzheimer Gesellschaften stellen sich umfassend allen Problemfeldern, die mit der Versorgung Demenzkranker verbunden sind. Sie vertreten die Interessen der Erkrankten, informieren die Öffentlichkeit über die Krankheitsbilder, ringen um Verbesserungen in Diagnostik, Betreuung und Pflege der Kranken, bieten Fortbildungsveranstaltungen für Angehörige und professionell Tätige, unterstützen innovative Projekte sowie Versorgungsforschung (Deutsche Alzheimer Gesellschaft, 2001). Ihr wichtigstes Wirkungsfeld liegt jedoch in der Entlastung pflegender Angehöriger. Beratung, Aufklärung über die Erkrankung, bestehende Hilfsangebote, gesetzliche Bestimmungen und Rechte werden individuell und in Gruppen vermittelt. Es gibt Gruppen, in denen Informationen im Vordergrund stehen, aber auch Gruppen, in denen Hilfestellung, Anregung von Lernprozessen, Erlernen therapeutischer Verhaltensweisen und vor allem emotionale Entlastung geleistet werden.

Wichtige Internetadressen für hilfesuchende pflegende Angehörige sind in Abbildung 23 aufgeführt:

Abbildung 23: Internetadressen und Telefonnummern zum Thema Demenz und pflegende Angehörige

http://www.deutsche-alzheimer.de
http://www.alzheimerforum.de
http://www.pflegen-online.de
http://www.patientenleitlinien.de
http://www.gerontologischer-dienst.de
http://www.virtuelle-apotheke.de/rundumsalter/gesundheit/demenz
http://www.medicus.de/kopfundseele/
http://www.alois.de/
Alzheimer-Telefon: 01803-171017 (Kosten: 0,09 Euro pro Minute), montags bis donnerstags von 9.00 bis 18.00 Uhr und freitags von 9.00 bis 15.00 Uhr

Zur besseren Einordnung der verschiedenen Konzepte folgen wir der Unterteilung von Biegel, Sales & Schulz (1991), der Unterstützungsinterventionen, psychoedukative Interventionen, klinisch-therapeutische Interventionen und Erholungsinterventionen unterscheidet. Im Folgenden werden diese Interventionsarten getrennt vorgestellt, obwohl sie sich überschneiden können und auch als gebündelte Maßnahmen parallel eingesetzt werden.

4.2.1 Unterstützungsinterventionen

Zu Unterstützungsinterventionen zählen Gesprächs- und Selbsthilfegruppen, die in der Regel an Kliniken und Tageskliniken angeschlossen sind oder von Betroffenen-Organisationen (z. B. den Alzheimer-Gesellschaften) initiiert werden. Institutionelle Angebote werden häufig von professionellen Helfern angeleitet und die Anzahl der Treffen ist in der Regel festgelegt. Selbsthilfegruppen sind im Allgemeinen zeitlich nicht begrenzt und finden oft über Jahre hinweg statt.

Entsprechende Angebote zielen schwerpunktmäßig auf emotionale Unterstützung und einen Informations- bzw. Erfahrungsaustausch hinsichtlich des Umgangs mit der Pflegesituation ab. Dabei spielt die Funktion positiver sozialer Vergleichsprozesse eine bedeutende Rolle: Der Kontakt mit anderen Pflegenden führt den Gruppenteilnehmern vor Augen, dass sie mit ihrer Situation nicht allein stehen, und dass andere Angehörige ähnlich oder sogar schwerer betroffen sind. Wesentlich ist darüber hinaus die Überlegung, dass der Austausch von Informationen und Erfahrungen der Gruppenteilnehmer untereinander die Selbstverantwortung und das Selbstbewusstsein stärker fördern als die Aneignung von Wissen über professionelle Experten.

Wenn Sie sich das Stressmodell zur Pflege vergegenwärtigen (Abb. 22), dann kann die Wirkweise emotionaler Unterstützungsinterventionen folgendermaßen interpretiert werden: Die problembezogene, emotionale Unterstützung (Anerkennung der Arbeit, Zuspruch) lässt sich als Moderator zwischen dem subjektiv wahrgenommenen Stress durch primäre und sekundäre Stressoren und den langfristigen Konsequenzen der Pflege einordnen. Die unspezifische gefühlsmäßige Unterstützung, der erfahrene soziale Rückhalt wirken unmittelbar auf die allgemeine Befindlichkeit, haben jedoch keine direkte Wirkung auf den objektiven Stress (Schacke, 2000).

4.2.2 Psychoedukative Interventionen

Psychoedukative Interventionen haben überwiegend eine vergleichbare Einbindung wie die oben genannten Angebote und finden in der Regel ebenfalls in der Gruppe statt. Hier steht die von professionellen Experten geleistete Wissens- und Informationsvermittlung im Zentrum. Inhalte sind zum einen Erscheinungsbild, Ursachen und Verlauf geriatrischer und gerontopsychiatrischer Erkrankungen sowie die Vermittlung von Pflegetechniken bei Demenzkranken. Zum anderen wird dem Pflegenden ein Überblick über rechtliche und finanzielle Unterstützungsmöglichkeiten und bestehende Versorgungseinrichtungen (ambulante Dienste, Heime) gegeben. Darüber hinaus werden Fertigkeiten vermittelt, die auf die Gesundheitsförderung des Pflegenden abgestellt sind (Entspannungsverfahren, Ernährungs- und Bewegungsprogramme etc.).

Die Wirkungen dieser psychoedukativen Gruppen können folgendermaßen eingeordnet werden (vgl. Abb. 22): Informationsvermittlung über Finanzierungsmöglichkeiten oder pflegebezogene Dienstleistungen sind Formen instrumenteller Unterstützung, die zu einer Verbesserung der Kontextbedingungen (Hilfe bei der Betreuung) führen können. Die zeitweilige Übernahme von Pflegetätigkeiten durch ambulante Dienste, Tages- und Nachtpflege usw. gehört ebenfalls zur instrumentellen Unterstützung, die auf die objektiven primären und sekundären Stressoren wirkt. Die zeitliche Entlastung durch solche Hilfsangebote kann insbesondere auf die sekundären Stressoren Einfluss nehmen.

4.2.3 Psychotherapeutische Interventionen

Diese setzen sich aus therapeutischen Angeboten zusammen, die im Einzel- oder Gruppensetting auf die Modifikation des Erlebens und Verhaltens der Pflegenden abzielen. Therapiemodule kognitiv-verhaltenstherapeutisch orientierter Gesprächsgruppen für Angehörige sind beispielsweise psychoimaginative Entspannung, Psychoedukation sowie Bausteine kognitiver Therapieverfahren. Psychodynamisch orientierte Gruppenarbeit zielt unter anderem darauf ab, dem Angehörigen eigene Anteile am Zustandekommen von Belastung und negativen Emotionen im Zusammenhang mit der Pflege zu verdeutlichen, so dass abgewehrte, geleugnete Gefühle und Gedanken zugelassen und verarbeitet werden können (z. B. Aggressionen gegenüber dem Kranken, Todesphantasien, Wunsch nach Freiheit von der Pflege und nach eigenen Freiräumen). In der Regel findet in der klinisch orientierten Angehörigenarbeit eine Kombination aus verschiedenen therapeutischen Ansätzen Anwendung.

Bruder (1998) fasst auf psychodynamischem Hintergrund differenzierte Leitlinien der Beratung und Unterstützung von Angehörigen demenzkranker Menschen mit den inhaltlichen Schwerpunkten zusammen: Klären, Informieren, Verständlich machen, Unterstützung bei der Akzeptanz der Defizite und der begleitenden Trauer,

Unterstützende Auseinandersetzung mit Persönlichkeitsmerkmalen der beteiligten Menschen und mit ihren Beziehungen.

Wilz, Adler & Gunzelmann (2001) haben einen therapeutischen Leitfaden für die psychotherapeutische Gruppenarbeit mit Angehörigen von Demenzkranken entwickelt. Ihr Ansatz basiert auf Konzepten der kognitiven Verhaltenstherapie und der systemischen Familientherapie. In Abbildung 24 sind die Elemente der therapeutischen Gruppenarbeit abgebildet.

Die Autoren verstehen diese Elemente als Bausteine einer Intervention, die nach individueller Problemlage der Angehörigen und je nach Gruppenverlauf flexibel eingesetzt werden können.

Dieser psychotherapeutische Ansatz wurde mit einem Kontrollgruppendesign evaluiert und konnte bei zwei Belastungsmaßen signifikante Verbesserungen der Psychotherapiegruppe belegen. Allerdings war die untersuchte Stichprobe nur sehr klein (N=9 in der Psychotherapiegruppe) und es konnten auch nur zwei Messzeitpunkte realisiert werden, so dass über den langfristigen Effekt des Programms keine Aussagen gemacht werden können. Die subjektive Bewertung der Gruppenarbeit durch die Angehörigen ist – wie in den meisten solcher Gruppen – sehr positiv (Wilz et al., 2001).

Abbildung 24: Elemente der therapeutischen Gruppenarbeit

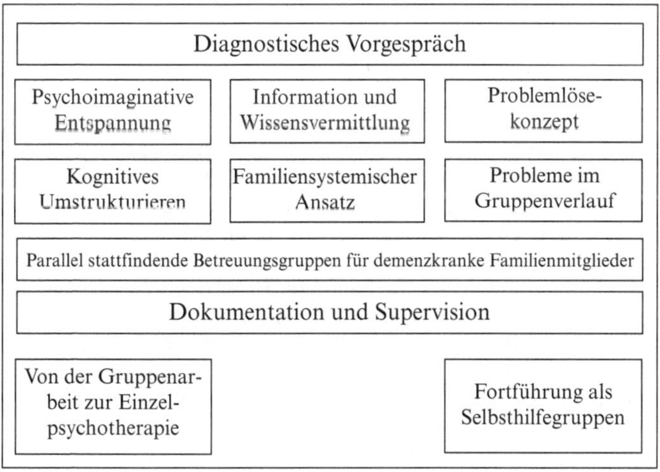

(Wilz, Adler & Gunzelmann, 2001, S. 62)

Die Wirkungen solcher Therapiegruppen auf den Pflegeprozess können vielfältig sein (vgl. Abb. 22.). So setzen die Gruppen an objektiven Stressoren an, indem die Vermittlung von Fertigkeiten mit einzelnen Pflegeaufgaben und Verhaltensproblemen der Erkrankten eine direkte Erleichterung der Pflege bewirken soll (dies gilt ebenfalls für Unterstützungsgruppen und psychoedukative Interventionen). Die Vermittlung von Strategien zur Bewältigung von Stress und negativen Emotionen (psychoimaginative Entspannung, kognitive Umstrukturierung; Problemlösekonzept) zielt auf die Reduktion des subjektiv wahrgenommenen Stresses. Maßnahmen zur Gesundheitsförderung wie Ernährungsberatung, Entspannung, Erhöhung von eigenen Aktivitäten sollen längerfristige negative Konsequenzen verhüten oder bereits vorhandene Befindlichkeitsstörungen mildern.

Die Wissensvermittlung zum Krankheitsbild als Wirkfaktor setzt an der subjektiven Verarbeitung objektiver Stressoren an. Dass z. B. aggressive oder paranoide Verhaltensweisen durch die Krankheit verursacht und nicht absichtlich gegen die Angehörigen gerichtet sind, dieses Wissen kann die Pflegesituation entspannen. Der Angehörige kann lernen, Kompetenzen und Defizite besser einzuschätzen und dadurch unrealistische Erwartungen reduzieren. Hierzu gehört auch die Reflexion eigener Verhaltensweisen und Gefühle, das Erleben von Trauer, aber auch von Wut und Enttäuschung, das insbesondere in den psychotherapeutischen Ansätzen realisiert werden sollte (Schacke, 2000).

4.2.4 Erholungsinterventionen

Erholungsinterventionen umfassen verschiedenartige Angebote, die den Angehörigen zeitlich bzw. aufgabenspezifisch entlasten. Dazu gehören die befristete stationäre Betreuung des Patienten bei akutem Bedarf (Erkrankung des Pflegenden, Krankenhausaufenthalt etc.) im Rahmen von Kurzzeitpflege sowie die Betreuung des Patienten durch professionelle Helfer in seiner eigenen Wohnung. Kurzzeitpflegeeinrichtungen sind häufig in Alten- und Pflegeheimen integriert. Die pflegerische Betreuung der Patienten in der eigenen Wohnung wird von ambulanten Pflegediensten (Sozialstationen) übernommen. Eine schwerpunktmäßig psychosoziale Betreuung zu Hause, vorwiegend für demenziell erkrankte Patienten, wird in Deutschland nur vereinzelt von privaten Anbietern oder gemeinnützigen Vereinen angeboten.

4.2.4.1 Sozialstationen

Für die ambulante Versorgung bieten Sozialstationen umfangreiche Dienste an. Häusliche Krankenpflege (Grund- und Behandlungspflege) sowie hauswirtschaftliche Verrichtungen gehören zu ihren Aufgaben. Die Angebote können bei Bedarf mehrmals täglich in Anspruch genommen werden.

In der Praxis wird häufig über die Organisation der Einsätze und Fluktuation der Mitarbeiter geklagt, die mitunter dazu führen, dass ein Patient von vielen verschiedenen Personen betreut wird. Insgesamt führen Arbeitsbelastung und mangelnde Ausbildung vieler Mitarbeiter dazu, dass insbesondere die große Zahl gerontopsychiatrischer Patienten nicht angemessen betreut werden kann. In manchen Sozialstationen wurden deshalb gerontopsychiatrisch speziell geschulte Zusatzkräfte eingestellt, die Fortbildung und Supervision der Mitarbeiter gewährleisten sollen. Die Situation der Mitarbeiter wird unter 5.1.2 eingehend dargestellt.

4.2.4.2 Gerontopsychiatrische und geriatrische Tageskliniken

Die gerontopsychiatrischen Tageskliniken haben überwiegend eine nachbetreuende Funktion, d. h. sie übernehmen Patienten aus der vollstationären Behandlung, die langsam wieder an ein selbständiges Leben zu Hause herangeführt werden sollen. Seltener kommt es zu einem direkten Zugang durch Überweisungen von Patienten niedergelassener Ärzte. Die Patienten haben überwiegend affektive oder demenzielle Erkrankungen. Die sorgfältige diagnostische Abklärung bei Patienten mit Verdacht auf eine demenzielle Erkrankung ist eine wichtige Aufgabe dieser Einrichtungen (Wächtler & Herber, 1993).

Die Patienten werden von einem multiprofessionellen Team tagsüber betreut (Arzt, Psychologe, Sozialarbeiter, Ergotherapeuten, Krankengymnasten, Krankenschwester), abends und am Wochenende sind die Patienten in ihrer häuslichen Umgebung. Die Aufenthaltsdauer beträgt etwa zwei Monate. Bei vielen Patienten sind die Klärung des langfristigen Versorgungsbedarfs und entsprechende organisatorische Maßnahmen zentral. Hierzu gehört auch eine eingehende Beratung der Angehörigen (Junkers, 1995). In einer Berliner Tagesklinik wurde der herausragenden Bedeutung der Angehörigen durch speziell entwickelte Angehörigenvisiten Rechnung getragen. Angehörigenvisite bedeutet, dass im Einvernehmen mit dem Patienten der nächste Angehörige zur Oberarzt-Visite eingeladen wird, an der das gesamte Behandlungsteam teilnimmt und alle Anliegen gemeinsam besprochen werden. Ziele dieser Visiten sind einerseits die Verbesserung des Informationsaustausches zwischen Klinikmitarbeitern und Angehörigen sowie andererseits fundierte Informationen für alle Teammitglieder zur Erleichterung therapeutischer Entscheidungen. Es handelt sich also nicht um eine Intervention im Sinne klassischer Familientherapie, sondern um eine psychoedukative Maßnahme für die Angehörigen und eine Kommunikationserleichterung für das Behandlungsteam. Dieses Angebot wurde von den Angehörigen sehr gut angenommen und beurteilt (Boche, Krüger & Zank, eingereicht).

In geriatrischen Tageskliniken wird der Multimorbidität der Patienten ebenfalls durch ein multiprofessionelles Team begegnet. Indikationen für einen Aufenthalt sind beispielsweise Schlaganfälle, Gelenkerkrankungen, Herz-Kreislaufprobleme, neurologische Störungen.

Der Vorteil dieser Behandlungen in Tageskliniken liegt darin, dass der Patient in seiner häuslichen Umgebung und seinen sozialen Beziehungen verbleibt. Die selbständige Alltagsbewältigung bleibt, meist mit Unterstützung durch eine Sozialstation, erhalten. Gleichzeitig können diagnostische Maßnahmen und multiple Behandlungsansätze gezielt unter ständiger Kontrolle durchgeführt und eventuell notwendige Korrekturen des Behandlungsplanes sofort vorgenommen werden (Junkers, 1995; Schütz, 1995).

4.2.4.3 Tages- und Nachtpflege

Zur Rehabilitation oder auch zur Erhaltung des Status Quo von psychisch oder physisch erkrankten Patienten sind in den letzten Jahren vermehrt gerontopsychiatrische und geriatrische Tagesstätten/Tagespflegeeinrichtungen gegründet worden. In den gerontopsychiatrischen Tagesstätten befinden sich überwiegend demenziell und/oder depressiv erkrankte Patienten, bei den geriatrischen Einrichtungen stehen geriatrische Probleme (z. B. nach einem Schlaganfall) im Vordergrund. In der Praxis ist diese Differenzierung mitunter künstlich, da die Patienten häufig multimorbid sind. Individuumszentrierte Förderung alltagsnaher, praktischer Fertigkeiten, sozialer Kompetenzen, kognitiver Fähigkeiten und selbständiger Verhaltensweisen steht im Zentrum der Bemühungen dieser Einrichtungen. Eine Heimunterbringung der Patienten soll möglichst vermieden werden. Darüber hinaus stellt die Entlastung pflegender Angehöriger ein wesentliches Ziel dieser Einrichtungen dar (vgl. auch Vertiefung 6).

Die Tagespflege kostet etwa 75 Euro pro Tag pro Patient. Ist der Patient anspruchsberechtigt, dann können die Leistungen der Pflegeversicherung zur Bezahlung verwendet werden. Da fast alle Patienten zusätzlich von Sozialstationen betreut werden müssen, sind diese Leistungen in der Regel nicht ausreichend (vgl. Vertiefung 7). Eigenmittel oder Leistungen durch den Sozialhilfeträger müssen dann zur Finanzierung hinzugezogen werden.

Diese unterschiedlichen Erholungsinterventionen bezwecken zunächst eine Unterbrechung oder zeitliche Reduktion der Pflege für den Angehörigen und versuchen an verschiedenen Stellen des Pflegeprozesses gezielte Entlastung zu bieten. Bei Inanspruchnahme der Dienste von Sozialstationen oder längerem Tagespflegeaufenthalt ändern sich die Kontextbedingungen (vgl. Abb. 22). Gleichzeitig bieten diese Dienste Entlastung bei den objektiven primären Stressoren durch Hilfestellungen bei den praktischen Pflegeaufgaben. Die zeitliche Entlastung kann sich auch auf die sekundären Stressoren auswirken, wenn z. B. der eigenen Berufstätigkeit leichter nachgegangen werden kann. Längerfristige Erholungsinterventionen sollten auch präventiv eine Verschlechterung des Wohlbefindens oder der Gesundheit der Pflegenden verhindern bzw. bereits vorhandene Beeinträchtigungen mildern.

4.3 Evaluationen der Interventionsmöglichkeiten

Die berichteten Interventionsmöglichkeiten umfassen verschiedene Konzepte mit unterschiedlicher Reichweite. Von individuellen Beratungs- und Psychotherapieverfahren über Gruppenangebote bis hin zu milieutherapeutischen Maßnahmen. Mittlerweile gibt es eine Reihe von Evaluationsstudien zu diesen Interventionen, deren Ergebnisse nicht alle im Einzelnen berichtet werden können.

Sörensen, Pinquart und Duberstein (2002) untersuchten in einer ersten Meta-Analyse alle Arbeiten zu Interventionen mit pflegenden Angehörigen Älterer unabhängig vom Krankheitsbild (z. B. Schlaganfall, Krebs, Demenz). In diese Analysen gingen 78 Arbeiten ein, die in anerkannten internationalen Zeitschriften (Peer reviewed Journals) publiziert wurden. Diese 78 Arbeiten mussten folgende Kriterien erfüllen: a) das Alter der Gepflegten war über 55 Jahre; b) eine Interventionsbedingung wird mit einer Kontrollbedingung verglichen, in der keine spezifische Intervention durchgeführt wird; c) erfasst wurden Stress, Depressivität, psychisches Wohlbefinden, Wissen über die Krankheit/Copingmöglichkeiten und

Symptome des Gepflegten; d) statistische Angaben über Effektstärken. Die Studien umfassten psychoedukative Interventionen, Unterstützungsgruppen, psychotherapeutische Angebote und Erholungsinterventionen (z. B. Tagespflege). Es konnte gezeigt werden, dass diese psychosozialen Interventionen bedeutsame Effekte auf die Verringerung der Stressbelastung und Depressivität der Pflegenden sowie der Symptome der Pflegebedürftigen hatten. Weiterhin wurde eine mäßige Verbesserung des subjektiven Wohlbefindens, des Wissens und der Pflegekompetenzen der Angehörigen nachgewiesen. Hierbei zeigten psychoedukative und psychotherapeutische Interventionen die konsistentesten Ergebnisse (Sörensen et al., 2002).

In einer zweiten Meta-Analyse gingen Pinquart und Sörensen (2002) der Frage nach, ob diese Befunde auch für die Pflegenden Demenzkranker Bestand hatten. Wie unter 4.1 dargestellt, ist die Betreuung von Demenzpatienten mit besonderen Belastungen verbunden und es wäre denkbar, das psychosoziale Interventionen deshalb weniger hilfreich sind, zumal der Krankheitsverlauf in der Regel progredient ist. In dieser Meta-Analyse wurden neben den oben gananntten 78 Arbeiten weitere 24 Studien untersucht, die in Fachbüchern, in Dissertationen oder auf Konferenzen publiziert worden waren, insgesamt also 102 Studien. Die Evaluationen bezogen sich auf psychoedukative Interventionen (68), Unterstützungsinterventionen (11), psychotherapeutische Angebote (19), Erholungsinterventionen (18) und multimodale Angebote (26), die psychoedukative, unterstützende und Erholungsinterventionen kombinierten. Alle Studien erfüllen die oben genannten Kriterien a bis d.

Insgesamt nahmen 7969 Personen an den 102 Interventionen teil, davon waren etwa zwei Drittel Frauen und 50 % Ehepartner der Gepflegten. 65 % der Interventionen wurden mit Angehörigen dementiell Erkrankter durchgeführt.

Die Ergebnisse zeigen, dass die psychosozialen Interventionen mit den Angehörigen von Demenzpatienten signifikante Effekte zeigen, dass diese Effekte jedoch schwächer sind als bei Angehörigen anderer Erkrankungen. Die Effekte auf die Variablen Stressbelastung, subjektives Wohlbefinden und Wissen/Pflegekompetenzen waren größer bei den Angehörigen Nicht-Demenzkranker als bei den Angehörigen von Demenzpatienten. Lediglich bei der Veränderung der Symptome des Pflegebedürftigen unterschieden sich die Effekte nicht. In Bezug auf die verschiedenen Interventionsarten zeigt sich, dass die Pflegenden Demenzkranker in vergleichbarem Maße von Psychotherapie und Erholungsinterventionen profitieren, tendenziell sogar mehr als andere Pflegende. Weniger günstig wirken sich psychoedukative Gruppen und multimodale Interventionen aus. Studien zu Unterstützungsangeboten zeigten keine Unterschiede zwischen den Angehörigen demenziell Erkrankter und Nicht-Demenzkranker (Pinquart & Sörensen, 2002).

Aus diesen Ergebnissen lassen sich folgende Schlussfolgerungen ziehen:

Interventionen mit Angehörigen von Demenzpatienten reduzieren die subjektive Belastung der Pflegenden, reduzieren Depressivität, erhöhen das subjektive Wohlbefinden, verbessern Wissen und Pflegekompetenzen und sie reduzieren die Symptome der Gepflegten. Diese Effekte sind zwar signifikant (statistisch bedeutsam), aber nicht sehr ausgeprägt. Da psychoedukative Angebote unterdurchschnittlich effektiv sind, sollten diese Angebote überprüft werden, um ihre Effizienz zu erhöhen (z. B. Erweiterung der Inhalte, Stundenzahl, flexible Programmgestaltung, die auf die Bedürfnisse der Teilnehmer zugeschnitten wird). Psychotherapeutische Angebote und Erholungsinterventionen sollten aufgrund ihrer größeren Wirksamkeit vermehrt angeboten werden. Einschränkend sollte berücksichtigt werden, dass die Datenlage zur Beurteilung der Evaluationseffekte nicht sehr gut ist. 102 Studien klingt zunächst viel, bedeutet aufgrund der Verschiedenartigkeit der Interventionen, Heterogenität der Teilnehmer, unterschiedlichen Schweregraden der Erkrankung usw. in Wirklichkeit eine bescheidene Befundlage für wissenschaftliche Aussagen. Hinzu kommt, dass die methodische Qualität nach den unter 3.3.2 genannten Kriterien nicht sehr gut ist. Dies betrifft u.a. die fehlende Randomisierung der Untersuchungsgruppen, die vielfach kleinen Stichproben und kurzen Untersuchungszeiträume. Ein weiteres Problem liegt in der mangelnden Veränderungssensitivität der Erhebungsinstrumente. In Vertiefung 6 wurde berichtet, dass Effekte von Tagespflege durch weit verbreitete standardisierte Belastungsmaße nicht belegt werden konnten, sondern nur durch veränderungssensitive, qualitative Interviews. Ein neues multidimensionales und standardisiertes Erhebungsinstrument zur Belastung, das für Interventionsstudien wegen seiner Sensitivität geeignet sein soll, wurde gerade entwickelt (Zank, Schacke & Leipold, in Druck). Erste Ergebnisse belegen die Veränderungssensitivität dieses Instrumentes (Meister, Zehle, Schacke & Zank, 2003).

4.4 Zusammenfassung und Kontrollfragen

Dieses Kapitel begann mit der Darstellung der erheblichen pflegebedingten Belastung, die viele Angehörige von Demenzpatienten berichten. Objektive Pflegeaufgaben und subjektive Belastungen, die für die betroffenen Familien mitunter eine langjährige Stresssituation zur Folge haben, wurden ausgeführt. Anschließend wurden die Befunde in ein stresstheoretisches Rahmenmodell des Pflegeprozesses eingebettet. Hierbei ist die Unterscheidung zwischen primären und sekundären Stressoren, objektiven und subjektiven Dimensionen dieser Stressoren, zentral. Es folgte die Beschreibung psychosozialer Interventionsmöglichkeiten zur Entlastung der Pflegenden. Hierbei wurden Interventionen zur Unterstützung, zur Psychoedukation, zur Psychotherapie und zur Erholung fokussiert sowie erläutert, an welchen Komponenten des Pflegeprozesses diese Interventionen Veränderungen bewirken sollen. Das Kapitel endete mit einer Beschreibung der Ergebnisse von Meta-Analysen, die die Befunde von Evaluationsstudien der dargestellten Interventionen statistisch zusammenfassen und auswerten.

Kontrollfragen zu Kapitel 4:

1. Nennen Sie fünf objektive Pflegeaufgaben, die in der Regel von pflegenden Angehörigen geleistet werden müssen.
2. Wodurch fühlen sich die pflegenden Angehörigen besonders belastet?
3. Erläutern Sie die Begriffe primärer und sekundärer Stressor.
4. Welche Kategorien von Interventionen gibt es? Nennen Sie jeweils ein Beispiel.
5. Welche Effekte haben die genannten Interventionen und welche Konsequenzen sollten aus den Ergebnissen der Meta-Analyse gezogen werden?

Weiterführende Literatur:

Aneshensel, C.S., Pearlin, L.I., Mullan, J.T., Zarit, S.H. & Whitlatch, C.J. (Hrsg.) (1995). *Profiles in caregiving: The unexpected career.* New York: Academic Press.

Maciejewski, B., Sowinski, C., Besselmann, K. & Rückert, W. (2001). *Qualitätshandbuch Leben mit Demenz. Zugänge finden und erhalten in der Förderung, Pflege und Begleitung von Menschen mit De-*

menz und psychischen Veränderungen. Kuratorium Deutsche Altershilfe.
Wilz, G., Adler, C. & Gunzelmann (2001). *Gruppenarbeit mit Angehörigen von Demenzkranken. Ein therapeutischer Leitfaden.* Göttingen: Hogrefe.

5 Professionelle Helfer und Institutionen

5.1 Ausgangssituation

Die gesundheitlichen Probleme der alten und hochalten Demenzpatienten sind vielfach mit diversen körperlichen, materiellen und sozialen Problemen verbunden. Multimorbidität, d. h. das gleichzeitige Auftreten mehrerer Erkrankungen sowie die überwiegend progredienten, irreversiblen Demenzprozesse stellen besondere Herausforderungen dar. Deshalb müssen häufig gleichzeitig unterschiedliche Maßnahmen der Gesundheitsförderung, Prävention, Kuration, Rehabilitation und Pflege vorgenommen werden. Dies führt nicht selten zu Konflikten zwischen den unterschiedlichen Kostenträgern, d. h. den Kranken- und Pflegekassen. Weiterhin ist die Zusammenarbeit von multiprofessionellen Teams auf allen Ebenen der Versorgungsstruktur essenziell. Hierzu gehören Ärzte, informelle und professionelle Pflegepersonen, Physiotherapeuten, Sozialarbeiter, Psychologen, die je nach Krankheitsbild vernetzt arbeiten sollten.

Die wichtigste strukturelle Voraussetzung für die Versorgung der Hochaltrigen und Demenzkranken liegt im Zugang zu einem Versorgungskonzept, das ambulante, teilstationäre und stationäre Versorgungsinstitutionen miteinander verbindet (vgl. Abbildung 25).

Im Folgenden soll die Situation der behandelnden Ärzte und professionell Pflegenden genauer betrachtet werden.

5.1.1 Der behandelnde Arzt

In der professionellen ambulanten Versorgung alter Menschen sind die Hausärzte von entscheidender Bedeutung. So haben etwa 90 % der über 65-Jährigen regelmäßig Kontakt zu ihren Hausärzten (Junkers, 1995; Linden, Gilbert, Horgas & Steinhagen-Thiessen, 1996). Diese Hausärzte sind überwiegend Ärzte für Allgemeinmedizin oder Internisten. Für Demenzpatienten ist der Hausarzt in der Regel die erste Person des medizinischen Versorgungssystems, zu dem sie Kontakt aufnehmen. Entweder im Rahmen somatischer Beschwerden oder explizit wegen Gedächtnisproblemen. In jeder Hausarztpraxis befinden sich nach Schätzungen bereits heute 25 bis 35 Demenzpatienten mit steigender Tendenz (Vierter Altenbericht, 2002). Deshalb sollten die Hausärzte besonders gut ausgebildet sein, um

Abbildung 25: Elemente eines abgestuften Versorgungskonzeptes

	Institution	**Versorgungsauftrag**
Ambulant	Arztpraxis, Hausarzt	Medizinische Basisversorgung
	Amb. geriatrische Rehab.	Rehab., Behandlung, Prävention Pflege
	Amb. Pflegedienste, Sozialst.	Rehab. und Erhaltungstherapie Beratung zur Gesundheit und Pflege
	Therapeuten-Praxis	
	Beratungsstellen	
	Sozialpsychiatrische Dienste	Beratung, Krisenintervention
		Pflege und Erhaltungstherapie
Teilstationär	Kurzzeitpflege	Diagnostik, Akutbehandlung
	Tagesklinik	Rehabilitation
	Tagespflege	Aktivierende Pflege, Prävention Erhaltungstherapie
Stationär	Allgemein-krankenhaus	Akutbehandlung, Diagnostik Rehabilitation
	Akut Geriatrie und Geriatr. Rehabilitation	Diagnostik, Therapie, Rehab. Prävention
	Pflegeheim	Pflege, dauerhaftes Wohnen Erhaltungstherapie
	Betreutes Wohnen	Dauerhaftes Wohnen, Versch. Betreuungsangebote

(modifiziert nach dem Vierten Altenbericht, 2002, S. 228)

demenzielle Störungen frühzeitig zu erkennen bzw. bei einem entsprechenden Verdacht, die notwendigen diagnostischen Untersuchungen einzuleiten (vgl. 2.4.1.1).

Bedauerlicherweise sind spezifische geriatrische und gerontopsychiatrische Kenntnisse aufgrund mangelhafter universitärer Ausbildungsangebote selten. So gibt es in Deutschland nur zwei Lehrstühle für Geriatrie und keinen Lehrstuhl für Gerontopsychiatrie. Zwar ist eine deutliche Zunahme an Fortbildungsangeboten für Ärzte zu verzeichnen (Engelbrecht, 1997; Hirsch, 1997), aber es gibt eine Reihe von Studien, die Zweifel an den Kenntnissen adäquater Diagnostik und Behandlung von Demenzen bei Hausärzten wecken (Hallauer, Schons, Smala & Berger, 1999; Sandholzer, Breull & Fischer, 1999). Die Frühdiagnostik demenzieller Störungen ist schwierig, so dass erste Verdachtsmomente nicht als „normale Altersvergesslichkeit" abgetan werden sollten, sondern einer genauen Diagnostik bedürfen.

Bei bereits deutlich sichtbaren Defiziten der Patienten scheint die Ansicht verbreitet zu sein, dass eine sorgfältige Diagnostik keine Konsequenzen für den Patienten hätte und deshalb unterbleiben könne. Diese Haltung ist aus verschiedenen Gründen nicht tragbar. Zum einen gibt es reversible Demenzprozesse, so dass eine genaue Diagnostik für die betroffenen Patienten sehr wesentlich ist. Zum anderen können Antidementiva die degenerativen Abbauprozesse verlangsamen und es gibt Hinweise auf eine Unterversorgung Demenzkranker mit Antidementiva (Linden et al., 1996). Zum dritten sind die in Kapitel 3 beschriebenen psychosozialen Interventionsmöglichkeiten zur Erhaltung von Lebensqualität essenziell und sollten frühstmöglichst eingesetzt werden.

Im ambulanten geriatrischen Rehabilitationsprozess ist eine intensive Zusammenarbeit von Hausarzt, nichtärztlichen Therapeuten und Pflegediensten vonnöten, wobei dem Hausarzt eine zentrale Stellung zukommt. Dies gilt auch für die adäquate Versorgung Demenzkranker. Schnabel (1997) nennt folgende Aufgaben für den Arzt: Erstellung einer Rehabilitationsdiagnose auf der Basis eines geriatrischen Assessments (Erfassung der körperlichen, kognitiven, funktionalen Defizite und Kompetenzen, vgl. Stuck 2000), Bestimmung eines individuellen Rehabilitationszieles, Erstellung eines Rehabilitationsplanes, fortlaufende Begleitung und Kontrolle der therapeutischen Maßnahmen, Koordination der vom interdisziplinären Team erbrachten Leistungen, Einbeziehung der Angehörigen, Integration der pflegerischen Leistungen. Die berufsgruppenübergreifende Kooperation ist häufig unzulänglich, wobei Ergebnisse von Modellprojekten belegen, dass die Versorgungsqualität bei entsprechender Zusammenarbeit erheblich verbessert werden kann (Schmidt, Kauss, Kühnert, Naegele & Schnabel, 1997). Die zeitaufwendige Kooperation mit den Diensten einerseits und Weiterleitung der Informationen an Patienten und Angehörige andererseits wird in der ärztlichen Gebührenordnung bislang nicht angemessen berücksichtigt (Junkers, 1995).

5.1.2 Professionell Pflegende

Die Pflege von Demenzkranken stellt in allen Stadien der Erkrankungen besondere Herausforderungen dar, die spezielle Kompetenzen der Pflegenden erfordert. Im vierten Altenbericht (2002) werden diese Kompetenzen erörtert, die hier in Abbildung 26 zusammengefasst wurden.

Abbildung 26: Erforderliche Kompetenzen in der Pflege Demenzkranker

- Soziale Kompetenz zur Beziehungsgestaltung
- Selbstreflexive Kompetenz
- Klinische Beurteilungskompetenz
- Kompetenz zum ethischen Urteil
- Kenntnisse und Handlungskompetenz hinsichtlich pflegerischer Maßnahmen
- Managementkompetenzen
- Personengebundene Kompetenzen

(nach dem Viertem Altenbericht, 2002)

Die soziale Kompetenz zur Beziehungsgestaltung bezieht sich auf das Einfühlungsvermögen in den Patienten, die Erkundung seiner Biographie und die Offenheit, seine spezifischen Bedürfnisse und Vorlieben zu erkunden. Die Selbstreflexion soll dazu dienen, den professionellen Abstand zu bewahren, ohne in kalte Pflegeroutinen zu erstarren oder von Überforderung überwältigt zu werden. Klinische Beurteilungskompetenz ist gefordert, um den individuellen Bedürfnissen der Patienten gerecht zu werden. Dieselben Verhaltensweisen verschiedener Patienten können unterschiedliche Ursachen haben. Hierzu ist ein sorgfältiges klinisches Pflegeassessment und kontinuierliche Dokumentation unerlässlich Im Pflegealltag kommt es zu Konflikten zwischen den Autonomiebedürfnissen der Patienten und den möglicherweise negativen Folgen bestimmter Verhaltensweisen (z. B. Weglaufen). Hier müssen ethische Erwägungen die pflegerischen Maßnahmen ergänzen. Weiterhin sollten die Konsequenzen pflegerischer Maßnahmen für die Betroffenen abgeschätzt werden können, wozu Kenntnisse und Handlungskompetenz erforderlich sind. Managementkompetenzen sind zusätzlich vonnöten, um beispielsweise Arbeitsabläufe und Zeitplanungen effektiv zu gestalten. Unter personengebundenen Kompetenzen werden u.a. Motivation, Beziehungsfähigkeit, moralische Haltung, Flexibilität, Frustrations- und Chaostoleranz verstanden.

5.1.2.1 Im ambulanten Bereich

Da in der Pflegeversicherung das Prinzip „ambulant vor stationär“ verankert ist, kommt den ambulanten Diensten eine große Bedeutung bei der Versorgung zu. Die Einführung der Pflegeversicherung führte konsequenterweise zu einem großen Anstieg ambulanter Pflegedienste. Allein bei den ambulanten sozialpflegerischen Diensten der freien Wohlfahrtspflege ist ein Anstieg des Personalbestandes um 35 % von 30.000 Stellen 1987 auf 41.500 Stellen 1993 zu verzeichnen. Darunter befinden sich viele Teilzeitbeschäftigte (Kühnert & Schnabel, 1996). Die Zahl der ambulanten Dienste insgesamt stieg von 11.737 zugelassenen Einrichtungen in 1998 auf 12.956 im Jahre 2000 (Vierter Altenbericht, 2002).

Verschiedene Länderstatistiken geben einen Einblick in die Qualifikation der Beschäftigten. So belegen Erhebungen des bayrischen Landesamt für Statistik von 1995, dass die Qualifikationen der (überwiegend weiblichen) Mitarbeiter bei den ambulanten Pflegediensten zu 29 % Krankenschwester/Pfleger, 7 % Krankenpflegehelferin, 13 % Altenpflegekräfte, 9 % Altenpflegehelferin, 5 % Haus- und Familienpflegerin, 8 % Haus- und Familienpflegehelferin , 12 % ohne Ausbildung und 14 % Sonstige sind (Kühnert & Schnabel, 1996). Da ein großer Teil der Tätigkeiten von Sozialstationen im Bereich der Grundpflege stattfindet, zeigt diese Statistik, dass sehr ähnliche Verrichtungen von Menschen mit sehr unterschiedlicher Qualifikation erbracht werden. Der Anteil dreijährig ausgebildeter qualifizierter Fachkräfte liegt bei etwa 50 %.

Obwohl die Arbeit bei ambulanten Diensten als angenehmer und erfüllender als in stationären Pflegeheimen beschrieben wird, handelt es sich bei der Erfüllung von Pflegeaufgaben auch im ambulanten Dienst um einen physisch und psychisch anstrengenden Beruf. Besonders belastend ist der Zeitdruck, den die Beschäftigten bei der Verrichtung ihrer Arbeit empfinden. In den Abrechnungsvorschriften der Pflegeversicherung ist genau vorgeschrieben, welche Tätigkeiten wie viel Zeit in Anspruch nehmen darf. Der erhöhte Zeitaufwand, den insbesondere eine autonomiefördernde, einfühlsame Pflege Demenzkranker erfordert, ist nicht gewährleistet. Die professionell Pflegenden haben dann häufig nur die Wahl zwischen einem schlechten Gewissen wegen unzureichender Pflege oder verlängerter Arbeitszeit auf eigene Kosten (Weyerer, Schäufele, Anton, Teufel & Sattel, 2001).

Ein wesentlicher Belastungsfaktor liegt in der Schwere der körperlichen Arbeit. Häufiges Heben und Bücken führt zu Kreuz- und Wirbelsäulenleiden. So wird davon ausgegangen, dass Wirbelsäulenbeschwerden bei Angehörigen von Pflegeberufen 4.5 bis 6.5 häufiger auftreten als bei Büroangestellten ohne Belastungsexposition (Hofmann & Michaelis, 1999). Schlafstörungen, Stressgefühle, Mattigkeit bis hin zur emotionalen Leere und dem Gefühl des „Ausgebrannt-Seins“ (burn-out) gehören zu den psychosomatischen Reaktionen (Hofmann & Michaelis, 1999; Weyerer et al., 2001).

Die Schwere der körperlichen Arbeit ist jedoch nur eine Seite der Belastung. Die Pflege demenziell Erkrankter erfordert häufig die Überwindung von Ekelgefühlen, die durch Urin- und Darminkontinenz der Patienten hervorgerufen werden. Darüber hinaus werden die Pflegenden täglich mit der Ausweglosigkeit des progredienten Krankheitsgeschehens konfrontiert, der schließlich in Sterben und Tod mündet. Monotonie, Langeweile, mangelnde Anerkennung und schlechte Bezahlung tragen zur Unzufriedenheit der Pflegenden bei.

Ambulante Helfer werden mit sehr unterschiedlichen Erwartungen, Wünschen und Ansprüchen von den Patienten und ihren Angehörigen empfangen. Durch die Übernahme von Pflegeaufgaben durch professionelle Dienste entsteht ein Pflegedreieck mit dem Patienten, den Angehörigen und professionell Pflegenden als Beteiligte. In vielen Familien ist die Dankbarkeit für die empfangene Hilfe groß, aber es gibt auch eine Reihe von potenziellen Konfliktfeldern in diesem Dreieck. Da die Pflegekräfte häufig Teilzeitbeschäftigte sind, ist die Anzahl verschiedener Personen, die in einer Familie eingesetzt werden, mitunter sehr groß. Dies ist insbesondere für Demenzpatienten eine erhebliche Belastung. Mangelnde Pünktlichkeit, nicht eingehaltene Absprachen, Koordinierungsmängel innerhalb der ambulanten Dienste führen zu Problemen mit den Angehörigen.

Weiterhin entstehen Konflikte dadurch, dass die Pflegekräfte die Angehörigen als Laien in der Pflegearbeit sehen, die sich möglicherweise in ihre Belange einmischen wollen. Dabei wird häufig übersehen, dass sich die Angehörigen durch jahrelange Pflegearbeit unfreiwillig zu Experten entwickelt haben, besonders in der Bedürfniserfüllung des individuellen Pflegebedürftigen. Allerdings gibt es auch pflegende Angehörige, die unangemessene Erwartungen hegen und unzulässige Eingriffe in die Arbeit der Pflegekräfte versuchen.

Besondere Schwierigkeiten können daraus resultieren, dass die Pflegekraft in eine innerfamiliäre konflikthafte Beziehungskonstellation hineingerät. Geschwisterrivalitäten, lebenslange Probleme zwischen Hauptpflegeperson und Gepflegten oder Partnerprobleme können zu hochbelasteten Pflegesituationen führen, auf die die Pflegekräfte nicht vorbereitet sind.

5.1.2.2 Im stationären Bereich

In stationären Pflegeeinrichtungen arbeiten 400.000 Personen in Voll- oder Teilzeit. 30% der Angestellten sind Pflegefachkräfte, weitere 8% sind staatlich anerkannte Pflegehelferinnen. 24% haben keine Berufsausbildung oder befinden sich in der Ausbildung, weiter 24% haben einen Berufsabschluss, der nicht den Gesundheits- und Pflegeberufen zuzuordnen ist (Vierter Altenbericht, 2002). Da die Heimpersonalverordnung vorsieht, dass mindestens 50% des Personals eines Heimes qualifizierte Fachpersonen sein müssen, liegt die Schlussfolgerung nahe, dass in vielen Heimen gegen diese Verordnung verstoßen wird.

Die schwierige Arbeitssituation in Pflegeheimen und der dort herrschende Arbeitskräftemangel wurde sowohl in wissenschaftlichen Untersuchungen als auch in Medienpublikationen einer breiten Öffentlichkeit vorgestellt. Die Arbeitsbelastungen beziehen sich u.a. auf den Zeitdruck, Organisationsmängel, Probleme in der Interaktion mit den Betreuten, Bewältigung von Tod und Sterben, Umgang mit Urin, Exkrementen, Erbrochenem, Spannungen mit Kollegen, mangelnde gesellschaftliche Anerkennung, unzureichende Bezahlung, fehlende Aufstiegschancen (Zimber & Weyerer, 1999).

In verschiedenen Studien wurde bei etwa ein Drittel der Mitarbeiter eine kritische Ausprägung von emotionaler Erschöpfung („burnout") festgestellt. Bei den körperlichen Beschwerden dominierten Krankheiten der Wirbelsäule und des Bewegungsapparates, Kopfschmerzen, Schlafstörungen, Herz- Kreislaufbeschwerden und Allergien (Landau, Imhof-Gildein & Schreiber, 1991; Zimber, 1997).

Zur Verhinderung dieser negativen Konsequenzen des Arbeitsstresses werden folgende protektive Faktoren diskutiert: Soziale Unterstützung am Arbeitsplatz und im außerberuflichen Bereich, Handlungskompetenzen, aktive Bewältigungsstrategien statt Rückzug und Vermeidung sowie Persönlichkeitseigenschaften wie emotionale Stabilität, hohe Selbstwertschätzung, Selbstwirksamkeit und internale Kontrollüberzeugungen (Zimber, 1999).

5.2 Psychosoziale Interventionsmöglichkeiten

Sowohl in den ambulanten als auch in den stationären Einrichtungen wird in multiprofessionellen Teams gearbeitet oder dies angestrebt. Die Pflegekräfte müssen mit sehr verschiedenen Berufsgruppen kooperieren, z. B. Ärzte, Psychologen, Sozialarbeiter, Ergotherapeuten,

Krankengymnasten, Theologen, Musik- und Kunsttherapeuten, Zivildienstleistende, ehrenamtliche Helfer, Putzhilfen. Je zeitintensiver und körpernäher der Kontakt mit dem alten Menschen, desto größer ist die Gefahr der Resignation und des burn-outs. Je mehr Patienten mit ausgeprägter demenzieller Symptomatik betreut werden, desto belastender die Tätigkeit. Teamarbeit sollte durch die unterschiedlichen Expertisen der Berufsgruppen hilfreich und entlastend für die Beteiligten sein, dies ist aber nicht immer der Fall. Teamarbeit setzt zum einen gute Kommunikationsfähigkeiten und wechselseitige Wertschätzung voraus, zum anderen eine gut entwickelte Berufsidentität mit klaren Zuständigkeiten und Abgrenzungen (Junkers, 1995). Teamarbeit ist zeitraubend und verlangt Einfühlung in die Sichtweisen und Anliegen der jeweils anderen Berufsgruppen. Hier kommt es in der Praxis häufig zu Rivalitäten sowohl innerhalb einer Berufsgruppe als auch zwischen den Berufsgruppen. Pflegekräfte haben oftmals das Gefühl, die belastende und manchmal ekelerregende Arbeit zu verrichten während die anderen Berufsgruppen, die distanzierter und kürzer mit den Patienten arbeiten (z. B. Ärzte, Sozialarbeiter), nur kluge Ratschläge oder gar Anweisungen geben.

Manche Angehörige der helfenden Berufe entwickeln das so genannte burn-out-Phänomen. Sie haben ihre Berufe enthusiastisch und engagiert gelernt und werden in der Praxis zu enttäuschten und resignierten Professionellen. Das Engagement für die jeweilige Klientel weicht einer misstrauischen Distanz, sie fühlen sich ausgebeutet, leiden unter körperlichen und psychosomatischen Beschwerden. Als Belastungen werden folgende Aspekte genannt: Die Betroffenen fühlen sich verunsichert, weil ihr Einsatz nicht die erwünschte Anerkennung durch die Patienten/Klienten erfährt. Manche Helfer brauchen die Rolle des Überlegenen und Stärkeren, um eigene Kleinheitsgefühle und Angst vor Abhängigkeit abzuwehren. Diese Mechanismen werden als Helfersyndrom bezeichnet (Schmidbauer, 1977). Diese Helfer versuchen, eigene Verletzungen und unerfüllte Wünsche ihrer Kindheit durch den helfenden Beruf auszugleichen und sind besonders anfällig für Enttäuschungen. Die besonderen Anforderungen, die in der Altenhilfe zu bewältigen sind, fasst Abbildung 27 zusammen.

Es gibt verschiedene Möglichkeiten, diese Anforderungen zu bewältigen. Ein Weg ist der berufliche Um- und Ausstieg, der von vielen in der Altenhilfe Tätigen gewählt wird. Professionalisierung, d. h. Engagement bei gleichzeitiger innerer Distanz ist eine andere Möglichkeit, die ohne institutionelle und soziale Unterstützung schwer realisierbar ist. Aufteilung der Arbeit in verschiedene Tätigkeitsfelder

Abbildung 27: Anforderungen an die Helfenden

Regulation von Nähe und Distanz Regulation zwischen Machtausübung und Abhängigkeitsbedürfnissen und Angst vor Ohnmacht Regulation des Umgangs mit Rivalität Regulation zwischen Autonomie und Solidarität Regulation zwischen seelischer Innenwelt und Außenwelt: die Realitätswahrnehmung Regulation zwischen motivierender Unzufriedenheit und Arbeitszufriedenheit

(nach Junkers, 1995)

oder Wechsel des Arbeitsplatzes/der Aufgaben nach einigen Jahren wird ebenfalls empfohlen. Beruflicher Aufstieg ist eine weitere Veränderungsmöglichkeit. Viele Betroffene bewältigen die Anforderungen auch durch Ritualisierung, d. h. Festhalten am Vertrauten, das in Erstarrung übergehen kann (Junkers, 1995). Bedauerlicherweise stehen nicht allen Berufsgruppen im gleichen Maße diese Bewältigungsmöglichkeiten zur Verfügung. So werden mangelnde Aufstiegs- und Veränderungsmöglichkeiten gerade bei professionell Pflegenden immer wieder beklagt.

Im Folgenden wird versucht, Verbesserungs- und Veränderungsmöglichkeiten innerhalb des bestehenden Systems vorzustellen. Der Veränderungsbedarf der Versorgungsrealität und der Arbeitsbedingungen wird in Kapitel 6 erörtert.

5.2.1 Supervision und Balintgruppen

Eine Möglichkeit zur Verbesserung der Arbeitsbedingungen von Einzelnen, von Teams untereinander oder eines Teams mit einer bestimmten Patientin besteht in der Supervision. Supervision bedeutet die Reflexion des eigenen berufsbezogenen Handelns über einen längeren Zeitraum mit einem unabhängigen, d. h. von außen kommenden Supervisor. Es gibt Einzel- und Gruppensupervision, Einzelsupervision ist beispielsweise üblich bei Psychotherapeuten. In der Gruppensupervision befinden sich entweder mehrere Mitglieder einer Berufsgruppe oder ein multiprofessionelles Team. Eine Supervisionsgruppe besteht aus sechs bis zwölf Mitgliedern, die darüber entscheiden, ob sie als offene oder geschlossene Gruppe arbeiten wollen. Eine offene Gruppe nimmt neue Mitglieder auf und arbeitet zeitlich unbegrenzt, eine geschlossene Gruppe definiert einen Zeitraum und trifft sich mit denselben Mitgliedern.

In einem Erstgespräch werden die Wünsche der Mitglieder, die Konfliktbereiche und die Arbeitsweise des Supervisors erörtert. Weitere Abklärung findet statt hinsichtlich der Schweigepflicht, Zeit, Dauer, Ort, Frequenz sowie der Bezahlung des Supervisors. Junkers (1995) empfiehlt für Altenheime ohne Supervisionserfahrung die Verabredung einer begrenzten Stundenzahl z. B. zwölf Stunden.

Unterschieden wird zwischen Fall- und Teamsupervision. Bei der fallbezogenen Supervision werden einzelne Patienten besprochen, mit denen das Team Schwierigkeiten hat. Bei der Teamsupervision stehen Konflikte innerhalb des Teams im Vordergrund. Dieser Arbeit wird von supervisionsunerfahrenen Teammitgliedern häufig große Skepsis entgegengebracht. Angst vor Aggressionen, Kritik oder unangenehmer Selbsterfahrung führt zu Widerstand und Ablehnung. Häufig empfiehlt es sich, mit der fallbezogenen Supervision zu beginnen, um positive Erfahrungen mit dieser Arbeitsmethode zu sammeln. Bei gewachsenem Vertrauen und einer guten Arbeitsatmosphäre sind zu einem späteren Zeitpunkt auch Teamkonflikte bearbeitbar.

Balintgruppen sind eine spezielle Form der Fallsupervision nach einem psychoanalytischen Konzept. Der Arzt Michael Balint gründete diese Gruppen zunächst nur für Ärzte, um schwierige Patienten zu besprechen und dabei den Menschen und seine Beziehungen in den Vordergrund zu stellen. Es handelt sich um eine Methode zur Reflexion, Beleuchtung und Klärung von (meist unbewussten) Beziehungsaspekten innerhalb einer Patient-Helfer-Beziehung. In den Gruppensitzungen nähern sich die Teilnehmer den Gefühlen des Patienten an und werden sich auch ihrer eigenen emotionalen Reaktionen bewusster (sog. Übertragungs- und Gegenübertragungsanalyse). Dies erarbeitet die Gruppe gemeinsam mit dem Balintgruppenleiter. Dabei spielen auch das berufliche Rollenverständnis, die soziale Realität und die Art des Hilfsangebotes sowie die institutionellen Gegebenheiten bei der Klärung eine wichtige Rolle. Ziel ist es, mit dem jeweiligen Helfer eine eigene, empathische und gleichzeitig professionelle Haltung zu entwickeln. Dadurch können kraftraubende, destruktive Konflikte vermieden, Ressourcen für die therapeutische Arbeit mit den Patienten freigesetzt und eigene Energien erhalten werden.

5.2.2 Verhaltensorientiertes Trainingsprogramm

Eine weitere Möglichkeit zur Verbesserung der Arbeitszufriedenheit der Pflegenden besteht in der Optimierung ihrer Pflegebemühungen. Das Gefühl, gute Arbeit zu leisten, vermittelt Selbstwert und Arbeitszufriedenheit und sollte deshalb prinzipiell gefördert werden. Die „aktivierende Pflege“ stellt einen wichtigen Grundsatz in der Betreuung alter Menschen dar. Er beinhaltet, dass autonomes, selbständiges Handeln auch bei Menschen mit vielfältigen Kompetenzeinbußen so weit wie möglich gefördert werden soll. Umfangreiche Beobachtungsstudien von Margret Baltes und Kollegen belegen indes, dass Pflegende durch ihre Reaktionen auf das Verhalten der Pflegeheimbewohner deren Unselbständigkeit begünstigen (Baltes, 1995). Durch systematische Beobachtungen in mehreren Heimen wurde gezeigt, dass selbständiges Verhalten der Bewohner z. B. beim Anziehen von den Pflegekräften ignoriert, unselbständiges Verhalten jedoch durch Zuwendung und Körperkontakt belohnt wird. Nach lerntheoretischen Prinzipien bedeutet dies eine Verstärkung des unselbständigen und eine Bestrafung des selbständigen Verhaltens und hat vermehrte Unselbständigkeit zur Folge. Zur Veränderung dieses Pflegeverhaltens wurde ein Trainingsprogramm für Pflegende entwickelt.

Das Training bestand aus einem theoretischen, einem praktischen und einem Auswertungsteil. Der theoretische Teil beinhaltete die Vermittlung von gerontologischem Wissen, von Kommunikationsfertigkeiten und von Grundlagen zur Verhaltensmodifikation. Während des praktischen Teils führten die Teilnehmer eine bewohnerbezogene, selbständigkeitsfördernde Verhaltensmodifikation unter Supervision mit Hilfe von Videofeedback durch. Das Interventionsprogramm zielte auf eine kognitive Umstrukturierung der Pflegekräfte, Verhaltensveränderungen der Mitarbeiter in Richtung vermehrter Selbständigkeitsförderung und eine Reduktion unselbständigkeitsfördernder Verhaltensweisen und schließlich auf eine Veränderung der Interaktionsmuster zwischen Pflegekräften und Bewohner(innen).

Zentraler Bestandteil dieses erfolgreichen Trainingsprogramms waren die praktischen Übungen zur Förderung von Selbständigkeit. Zunächst muss eine realistische Zielwahl erfolgen, die den Bewohner nicht überfordert. Es können kleine Ziele wie beispielsweise „Brille putzen“, aber auch größere, langfristige Ziele wie „selbständiges Anziehen“ gewählt werden. Bei dem letztgenannten größeren Ziel sollten Unterziele wie erstens „Hose anziehen“, zweitens „Bluse anziehen“, drittens „Schuhe anziehen“ definiert werden, und diese sukzessive abgearbeitet werden. Nach der Zielwahl sollten Verstärker (Belohnungen) ausgesucht werden, was eine gute Kenntnis der Vorlieben des Bewohners voraussetzt. Verstärker können z. B. Lob, Körperkontakt, Kommunikation, eine gemeinsame Aktivität oder Konfekt sein. Die Information und Motivation des Bewohners als dritte Regel ist zentraler Bestandteil der Verhaltensmodifikation. Es kann beispielsweise darauf hingewiesen werden, dass selbständige Handlungsweisen in der Regel selbstwerterhöhend sind und darüber hinaus, bei Übungen aus dem Bereich der Pflege, häufig sinnvolle gymnastische Betätigungen. Nach der Einwilligung des Bewohners sollte die Aufgabe in kleine Schritte unterteilt werden und mit der leichtesten Anforderung begonnen werden. Beim Ziel „Hose anziehen" könnte der erste Schritt beispielsweise sein, die Hose mit Hilfe der Pflegekraft über die Füße zu streifen und dann selbständig über das Knie zu ziehen. Der zweite Schritt wäre dann, die Hose bis zum Bauch zu ziehen und erst zum Schluss würde das eigenständige (schwierige) über die Füße ziehen, geübt werden. Ein Teilschritt muss vollständig beherrscht werden, bevor der nächste Schritt begonnen werden sollte. Die Schaffung einer unterstützenden Umwelt ist häufig wichtiger Bestandteil der Verhaltensmodifikation. So kann das Wiedererlernen von selbständigem Essen nach einem Schlaganfall durch spezielle Bestecke erleichtert werden oder das Bereitlegen der Kleidung auf einem Stuhl in Reichweite des Bettes selbständiges Anziehen unterstützen. Für jede Übung sollte ausreichend Zeit eingeplant werden, da Ungeduld den Bewohner überfordert und demotiviert. Bei der Durchführung sollte jeder Teilschritt einzeln kurz und klar erläutert werden. Schwierigere Übungen können am Bewohner oder an sich selber pantomimisch vorgeführt werden. Andere Bewohner können als Modell dienen. Misserfolgserlebnisse sollten möglichst vermieden werden, indem auch unvollkommene Ergebnisse anerkannt werden und auf ein „Nachbessern" verzichtet wird. Die gewählten Aufgaben müssen häufig geübt und möglichst Teil der täglichen Routine werden. Schließlich sollte jede Übungseinheit ausreichend dokumentiert werden, so dass der Verlauf des Programms beurteilt werden kann. Erfolge bzw. Misserfolge werden durch eine Dokumentation leichter erkannt (Neumann, Zank, Tzschätzsch & Baltes 1993; 1997).

Dieses Interventionsprogramm wurde mit Hilfe umfangreicher Prätest-Posttest- Beobachtungen von Trainings- und Kontrollgruppen der Interaktionen zwischen Pflegekräften und Bewohnern evaluiert. Die Ergebnisse belegen den Erfolg des Interventionsprogramms: Die Gruppe der trainierten Pflegekräfte zeigt signifikant vermehrt selbständigkeitsförderndes und weniger unselbstständigkeitsförderndes Verhalten. Die Interaktionen und auch die Verhaltensweisen der alten Menschen verändern sich im Umgang mit den trainierten Pflegern (Baltes, Zank & Neumann, 1997). Die Evaluation wurde in zwei Heimen mit erhöhter Pflege und auf einer geriatrischen Station eines Krankenhauses durchgeführt. Die meisten Bewohner waren kognitiv beeinträchtigt. Einschränkend ist allerdings festzuhalten, dass die gezielte Verhaltensmodifikation zum Wiedererlernen verlorener Fähigkeiten, die oben beschrieben wurde, nur bei leicht demenziell Erkrankten wirksam ist. Eine Veränderung der Pflegeatmosphäre in Richtung Förderung der verbliebenen Kompetenzen macht sich jedoch bei allen Bewohnern bemerkbar.

5.3 Zusammenfassung und Kontrollfragen

In diesem Kapitel wurde die Bedeutung eines abgestuften Versorgungskonzeptes mit multiprofessioneller Zusammenarbeit beschrieben. Die Rolle des Hausarztes als erster Ansprechpartner in der Versorgungskette wurde zunächst betrachtet, anschließend die herausragende Rolle der professionellen Pflegepersonen im ambulanten und stationären Bereich dargestellt. Die hohen Anforderungen an die Pflegekräfte, die vielfältige Kompetenzen erfordern, wurden ebenso wie die daraus resultierenden Belastungen berichtet. Bewältigungsmöglichkeiten dieser Belastungen und spezifische Verbesserungsmöglichkeiten der Arbeitsbedingungen wurden am Beispiel von Supervisionsgruppen und verhaltensorientierten Trainingsprogrammen aufgezeigt.

Kontrollfragen zu Kapitel 5

1. Welche Elemente enthält ein abgestuftes Versorgungskonzept? Nennen Sie jeweils Beispiele für die beteiligten Institutionen und ihren Versorgungsauftrag.
2. Welche Berufsgruppen sind an der Versorgung Demenzkranker beteiligt?
3. Nennen Sie fünf Basiskompetenzen in der Pflege Demenzkranker.
4. Welches sind die Hauptbelastungen für professionelle Pflegende. Nennen Sie mindestens drei.
5. Welche Aufgaben hat eine Supervisionsgruppe?

Weiterführende Literatur:
Fischer, G.C., Junius-Walker, U., Aeffner, K.H., Doering, T., Karst, M., Riesberg, A., Thies-Zajonc, S. & Wimmer, T. (2002). Hausärztliche Versorgung Hochaltriger und demenziell Erkrankter. In: BFSFJ (Hrsg.). *Hochaltrigkeit und Demenz als Herausforderung an die Gesundheits- und Pflegeforschung. Expertisen zum vierten Altenbericht der Bundesregierung. Band III.* Hannover: Vincentz Verlag.
Junkers, G. (1995). *Klinische Psychologie und Psychosomatik des Alterns*. Stuttgart: Schattauer.
Zimber, A. & Weyerer, S. (Hrsg.) (1999). *Arbeitsbelastung in der Altenpflege.* Göttingen: Verlag für Angewandte Psychologie.

6 Versorgungsrealität und Desiderate

6.1 Rahmenbedingungen

Zur Abschätzung der Rahmenbedingungen der Versorgung Demenzkranker muss das gesamte Spektrum tatsächlicher und potenzieller Versorgungsoptionen betrachtet werden. Auch müssen die Bedingungen untersucht werden, mit denen Demenzpatienten und ihre Angehörigen generell konfrontiert sind. Diese Ist-Analysen berühren notwendigerweise Versorgungsstrukturen ebenso wie unterschiedliche Kostenträgerschaften. Erst aus der Ermittlung der Potenziale – besonders aber der Defizite – ergibt sich eine realistische Einschätzung der Möglichkeiten zur Hilfe für Betroffene und ihre Angehörigen.

Die Betreuungs- und Behandlungsstrukturen für Demenzpatienten gliedern sich je nach regionalen Gegebenheiten in verschiedene Sektoren, die untereinander einen unterschiedlichen Vernetzungsgrad aufweisen (s. Abb. 28).

Im Folgenden sollen nur Aspekte einzelner Sektoren näher beleuchtet werden, die die Abschätzung der zu leistenden Hilfen erleichtern können.

Aktuelle Studien zur Diagnostik psychischer Störungen im Alter weisen auf qualitative Defizite im Primärärztlichen Bereich hin: den Hausärzten sind die meisten psychischen Störungen ihrer Patienten unbekannt (Stoppe, Sandholzer & Staedt, 1996; Sandholzer, Breul & Fischer 1999). Auch und gerade Demenzen werden oft nicht wahrgenommen. In einer Untersuchung der Medizinischen Hochschule Hannover wurde deutlich, dass den Hausärzten bei mehr als 80% ihrer Demenz-Patienten, immerhin einem Fünftel ihrer älteren Patienten, die Diagnose nicht bekannt war (Junius, Kania & Fischer, 1996). Wenn der erste Schritt der Diagnose versäumt wird, werden auch die weiteren ärztlichen Aufgaben nicht wahrgenommen. Zu ihnen zählen vor allem: der Ausschluss bzw. die Behandlung ursächlich behandelbarer Erkrankungen, eine frühzeitig beginnende und flexible Therapie kognitiver und nichtkognitiver Symptome, die Aufklärung von Patienten und Angehörigen, eine genetische Beratung (wenn notwendig), die Vermittlung von Unterstützung (z. B. in rechtlichen und finanziellen Fragen), die Beratung bei versorgungspraktischen Fragen und schließlich die nicht selten nötige Mitbehandlung der Angehörigen (Risikofaktor Depression).

Abbildung 28: Betreuungs- und Behandlungsstrukturen

Gerontopsychiatrischer Sektor
- Abteilung/Klinik für Gerontopsychiatrie,
- Gerontopsychiatrisches Zentrum (GZ) (Tagesklinik (TK), Institutsambulanz (IA), Beratungsstelle)
- Gerontopsychiatrische Konsiliardienste

Erweiterter medizinischer Sektor
- Allgemeinpsychiatrische Abteilungen
- Suchtkliniken und -stationen
- Somatische Abteilungen an Allgemeinkrankenhäusern
- Geriatrische Kliniken/Abteilungen
- Sozialpsychiatrischer Dienst (SPsychD)
- niedergelassene Ärzte

Altenhilfe-Sektor
- Seniorenheime
- Therapeutische Wohngruppen
- Betreutes Wohnen für demenziell Erkrankte
- Tagespflegeeinrichtungen mit Sozio-, Ergo- und Psychotherapie und der Möglichkeit rehabilitativer Interventionen
- Gerontopsychiatrische Übergangspflege
- Altenberatungssprechstunden
- Ambulante Dienste. Sozialstationen, ambulante (gerontopsychiatrische) Pflege,
- Sozialamt

Nichtprofessioneller Sektor
- Selbsthilfegruppen für Patienten und Angehörige
- Ehrenamtliche Betreuung

Diese Liste würde aber nur dann eine unmittelbar einklagbare „Mängelliste“ darstellen, wenn die niedergelassenen Ärzte im Prinzip in der Lage wären, diese Leistungen zu erbringen. Doch schon hier setzen die Probleme ein. Angehörige, die mit schwerkranken Demenzpatienten die Gedächtnisambulanz oder die Klinik aufsuchen und vorher über Jahre beim Hausarzt noch nie über die Möglichkeiten des SGB XI (Soziale Pflegeversicherung) oder des Betreuungsrechts aufgeklärt worden waren, sind leider keine Ausnahmen. Auch Grundprinzipien der Dementenbetreuung wurden ihnen oft nicht vermittelt.

Besonders problematisch wird die Situation angesichts des Umstands, dass über 90 % der älteren Bürger ihren Hausarzt regelmäßig, den Psychiater aber nur zu etwa 2–3 % konsultieren (Linden, Gilberg, Horgas & Steinhagen-Thiessen, 1996). Ein möglicherweise hilfreicher Facharztkontakt findet nur im Ausnahmefall statt. Schließlich werden weniger als 10 % der epidemiologisch zu erwartenden, erheblich psychisch kranken alten Menschen von Sozialpsychiatrischen Diensten und Institutsambulanzen gesehen (Wolter-Henseler, 1996). Gerontopsychiatrische Versorgungsdefizite sind also vor allem auch Defizite in der Qualifikation aller an dem Prozess Beteiligten. Die Inkompetenz der Anbieter trifft auf die Unerfahrenheit der Nachfrager: Hausärzte, aber auch Spezialisten wie Allgemeinpsychiater, Neurologen und Geriater, Pflegepersonal und andere professionelle Helfer sind bezüglich demenzieller Erkrankungen ebenso dringlich zu qualifizieren wie die Angehörigen.

Ein besonderes Problem für die Versorgung alter Patienten in Deutschland signalisiert auch der Befund, dass die Psychiatrie das einzige medizinische Fach ist, in dem bei insgesamt drastisch steigenden Patientenzahlen der Anteil älterer Patienten in stationärer Behandlung abgenommen hat. Im Zeitraum zwischen 1994 und 1997 schrumpfte er von 16,6 % auf 15,1 %. Dies entspricht einer nahezu zehnprozentigen Absenkung des Anteils, der sich allerdings nicht auf alle stationären Versorgungsformen gleichermaßen bezieht. Während im Bereich der psychiatrischen Krankenhäuser nur eine geringe Reduktion von 17,6% auf 16,7% stattfand, war für die psychiatrischen Abteilungen ein drastisches Absinken von 14,6% auf 12,4% zu beobachten (Gutzmann, 2001). Bei Betrachtung der Versorgungslandschaft fällt nur ein stationärer Bereich auf, in dem psychisch kranke alte Menschen zunehmend häufiger anzutreffen sind. Es handelt sich dabei um die Senioren- und Pflegeheime. Es ist festzuhalten, dass der Anteil der Pflegeplätze kontinuierlich auf Kosten von Altenheim- und Wohnplätzen zugenommen und die Prävalenz psychischer Störungen im Pflegeheim ungleich höher als im Altenheim ist. Tatsache ist ferner, dass die Zahl der Pflegebedürftigen (im Sinne von Leistungsbezug aus der Pflegeversicherung) in vollstationärer Versorgung in den letzten Jahren steil angestiegen ist (Zimber, Schäufele & Weyerer, 1998). Im Moment ist die Hypothese nahe liegend, dass alte psychisch kranke Patienten, die im Prinzip der kompetenten Betreuung durch die Psychiatrie bedürfen, an den Fachleuten vorbei unmittelbar in die Heime transferiert werden, ohne vorher fachliche Diagnose oder Therapie zu erfahren. Die Psychiatrie muss sich gegenüber dieser Klientel ihrer Verantwortung bewusst stellen.

6.1.1 Exkurs zu Kostenfragen

Die zentrale Bedeutung der Angehörigen wird durch die Frage nach den gesellschaftlichen Kosten demenzieller Erkrankungen schlaglichtartig beleuchtet (Hallauer, Berger & Ruckdäschel, 2002): Die Angehörigen übernehmen in den meisten Fällen die Pflege der Demenzkranken während der acht bis zehn Jahre, die zwischen Diagnosestellung und Tod im Durchschnitt verbleiben. Die tägliche Fürsorge beschränkt sich anfangs auf die Dauer von zwei bis drei Stunden. Später wird die Versorgung über zehn Stunden und schließlich rund um die Uhr notwendig. Bezogen auf ein fiktives Durchschnittseinkommen liegen die jährlichen Belastungen für die Familie anfangs bei 13.000 €, um schließlich auf 70.000 € im Jahr anzuwachsen. Für die Pflegeversicherung belaufen sich die Kosten anfangs auf 3.000 € im Jahr für ambulante Pflegeleistungen, für die meist stationäre Pflege des letzten Krankheitsstadiums auf 24.200 €. Für die gesetzlichen Krankenkassen sind es 1.200 € und im Endstadium sogar nur 800 € pro Jahr. Für Medikamente wird schon deshalb wenig ausgegeben, weil die wenigen wirksamen Substanzen wegen hoher Kosten zu selten und zu spät eingesetzt werden. Dies gilt insbesondere für die so genannten Cholinesterasehemmer. Aus der Literatur geht hervor, dass eine frühzeitige Verordnung von Antidementiva den Krankheitsverlauf verzögern und somit die Kosten für die Medikamente durch verringerte Aufwendungen an Pflege über einen Zeitraum von fünf Jahren ausgeglichen werden können.

Eine kürzlich veröffentlichte Langzeitstudie (Courtney et. al., 2004) stellt allerdings die therapeutische Relevanz des Cholinesterasehemmers Donepezil in Frage. Die Autoren finden zwar statistisch bedeutsame Verbesserungen in den Bereichen kognitive Leistungsfähigkeit und Alltagskompetenz, bezweifeln aber die klinische Bedeutung dieser Ergebnisse. Für eine Reduktion der Pflegekosten ergaben sich in dieser Studie nur nicht-signifikante Hinweise auf eine Überlegenheit von Donepezil gegenüber Plazebo. Im Gegensatz dazu war in früheren Studien eine signifikante Kostenreduktion gefunden worden (Geldmacher et al., 2003). Dass das Ergebnis der Studie von Courtney und Mitarbeitern wohl auch den Problemen des Studiendesigns zu schulden ist, zu denen eine unzulängliche diagnostische Beschreibung der Untersuchungsgruppe, ihre gegenüber der ursprünglichen Planung erheblich reduzierte Größe und eine ungewöhnlich hohe Drop-Out-Rate ebenso gehören wie der Vergleich unterschiedlich lange behandelter Patientengruppen, ist ein nahe liegender Gedanke. Die begründete Annahme, dass ein systematischer

Einsatz von Antidementiva auf längere Sicht den Pflegeaufwand zu senken vermag, erscheint jedenfalls durch diese Studie nicht überzeugend widerlegt.

Für Deutschland würde dies bedeuten, dass die Krankenkassen verstärkt belastet, die Pflegeversicherungen dagegen ebenso wie die pflegenden Angehörigen entlastet würden. Für die Pflegeversicherungen und die Angehörigen steigen derzeit die Aufwendungen mit zunehmendem Schweregrad der Erkrankung. Das heißt, die Familien tragen etwa 2/3 der Gesamtkostenlast, die Pflegekassen etwa 1/3 und die Krankenkassen nur etwa 3%. Da sich dieser Betrag mit fortschreitender Erkrankung sogar noch verringert, ergibt sich für die Krankenkassen kein Anreiz, die Progredienz zu verzögern! Somit ist die Forderung nach einer Zusammenführung von Kranken- und Pflegeversicherung auch mit Blick auf den Krankheitsverlauf zwingend. Schließlich wurde auch ein gravierender Unterschied zwischen GKV- und Privatkassen bei der Bereitstellung von Antidementiva ermittelt: Bei Privatkassen werden ca. 35 %, bei den gesetzlichen Krankenkassen nur etwa 18 % derjenigen Patienten medikamentös behandelt, für die diese Medikamente indiziert sind. Das bedeutet, dass bei derselben Diagnose die Versorgungswirklichkeit je nach Versicherungsform um 100 % abweicht!

6.2 Richtlinien für eine gute Versorgung

Angesichts der geschilderten Versorgungsprobleme ist die Forderung nach spezifisch gerontopsychiatrischen Versorgungsangeboten für die verschiedenen Versorgungsebenen zu stellen. Stationärer Bereich (Klinik, Abteilung oder Station) und Tagesklinik sind wesentliche diagnostische und therapeutische Bausteine gerontopsychiatrischer Versorgung. In die TK sind einerseits Einweisungen aus dem ambulanten Bereich möglich (Frühdiagnostik, Vermeidung vollstationärer Aufenthalte), andererseits stellt die Tagesklinik einen wesentlichen Schritt zur möglichst stufenlosen Wiederanpassung an ambulante Versorgungsgegebenheiten nach stationärer Behandlung dar. Die TK kann so die Enthospitalisierung stützen und die Hospitalisierungsrate senken. Zu den Aufgaben einer gerontopsychiatrischen Institutsambulanz zählt auch ein gerontopsychiatrischer Konsildienst, u.a. für den Heimbereich, die Sozialstationen und auch für andere Krankenhäuser ohne entsprechende geriatrische/gerontopsychiatrische Kompetenz.

Eine Bedarfsermittlung sollte sich an Daten zur Größe der Zielgruppe, an Aussagen der Nutzer und Fachleute zum potenziellen

Hilfebedarf der Zielgruppe und an in den Einrichtungen vorgenommenen Nutzungsanalysen orientieren (Gutzmann & Widmaier-Berthold, 1999). Die Psychiatrie-Enquête (1975) hatte für Standardversorgungsgebiete von 250.000 Einwohnern 55 stationäre und 25 tagesklinische gerontopsychiatrische Behandlungsplätze vorgeschlagen. Die Empfehlungen zur Gesamtkapazität der Tagesklinikplätze sind seit der Psychiatrie-Enquête immer weiter nach unten korrigiert worden; sie liegen derzeit bei rund 20 pro 100.000 Einwohner. Im Durchschnitt ist in Deutschland aktuell wohl nur von einer 50prozentigen Erfüllung dieser Planzahl auszugehen (Wolter-Henseler, 1999). Der Vergleich mit Empfehlungen, die sich auf das „Mutterland der Gerontopsychiatrie", Großbritannien, beziehen, erlaubt eine noch kritischere Bewertung der deutschen Zahlen. Dort empfiehlt das Royal College of Psychiatry sogar einen gerontopsychiatrischen Tagesklinikplatz auf 500 alte Menschen (Jenkins & Jolley, 2002). Darüber hinaus wurden in der Psychiatrie-Enquête (l.c.) 60 spezialisierte Dauerunterbringungsplätze im Altenheim für dasselbe Versorgungsklientel als notwendig angesehen. 20 Jahre später forderte die „Kommission Gerontopsychiatrie" des Landschaftsverbandes Westfalen pro 100.000 Einwohner 30–50 Plätze im betreuten Wohnen als Alternative zum Altenheim sowie 50 Tagespflegeplätze für psychisch kranke alte Menschen.

Die Bundesarbeitsgemeinschaft der Träger psychiatrischer Krankenhäuser (BAG Psychiatrie) stellte 1997 ein „Aktionsprogramm gerontopsychiatrische Versorgung" vor, in dem für jedes Versorgungsgebiet von 150.000 bis 250.000 Einwohnern ein gerontopsychiatrisches Zentrum gefordert und 30–50 klinische Betten/Plätze als angemessen angesehen wurden, von denen 20–25 % als tagesklinisches Angebot ausgewiesen sein sollten. Trotz geringfügiger Differenzen in der Einschätzung der zur Versorgung notwendigen Quantitäten – jüngere Quellen tendieren zu etwas niedrigeren Werten – kann man festhalten, dass von sozialpolitischen Experten einhellig die Notwen digkeit eines spezifischen gerontopsychiatrischen Versorgungsangebotes festgestellt wird. Diese Einschätzung gilt nicht nur regional, sondern weltweit (WHO, 1998).

So lange die Situation durch Kompetenz- und Kapazitätsdefizite auf den verschiedenen Ebenen der Versorgung geprägt ist, sind gerontopsychiatrische Abteilungen als Schrittmacher der stationären, teilstationären und auch ambulanten Versorgung im Sinne eines gerontopsychiatrischen Zentrums (GPZ) mit Ambulanz, Tagesklinik und Altenberatung unverzichtbar (Wächtler et al., 1998). Sie haben sich auch als Motor für die Qualitätssicherung im komplementären Bereich und als Impulsgeber in den Regionen bewährt (Wolter-Henseler, 1996). Die Mitarbeiter einer gerontopsychiatrischen Fachabteilung schließen in ihrer multiprofessionellen Ausrichtung angesichts der geschilderten Dilemmata eine Versorgungslücke. Gerade für Angehörige garantiert das GPZ eine professionelle Beratung. Legt man die von der Expertenkommission (1988) konzipierte Größe der Versorgungsregionen (200.000 bis 300.000 Einwohner) zugrunde, so hätten allein in den alten Bundesländern etwa 200 bis 300 Gerontopsychiatrische Zentren entstehen müssen. Tatsächlich existieren bisher jedoch kaum mehr als 10 „offizielle" Gerontopsychiatrische Zentren.

Die psychiatrischen Hilfen für ältere psychisch kranke Menschen müssen mit den Bereichen Allgemeinmedizin und Altenhilfe vernetzt werden. Es bedarf der Prinzipien eines seriösen Case-Managements. Gerontopsychiatrische Verbundsysteme, also die vertraglich verpflichtenden Kooperationen zwischen Trägern der Versorgung wie Krankenhäusern, Heimen oder Sozialstationen, sind geeignet, diese notwendige Vernetzung von Angeboten zu gewährleisten. Sie tragen auch dazu bei, dass gerontopsychiatrische Angebote für die Patienten erreichbar – d. h. niederschwellig und attraktiv, d. h durch Kompetenz überzeugend – sind. Schließlich sind Verbundsysteme auch erprobte Träger gerontopsychiatrischer Fort- und Weiterbildung und auf diese Weise ein zentrales Element des Qualitätsmanagements in einer Region.

Für den Bereich Wohnen sind Wohnverbundprojekte (WV) und Wohnpflegeverbundsysteme sowie ein Ausbau des Betreuten Alterswohnens (BAW) zu fordern. Es sollten auch Wohnplätze für Übergangs-, Entlastungs-, Urlaubs- sowie Kurzzeitpflege zur Verfügung stehen. Demenzerkrankungen sind aktuell der Hauptgrund für die Aufnahme in ein Pflegeheim. Aktuell leidet mindestens jeder zweite Pflegeheimbewohner an einer Demenz. Gleichzeitig nimmt der Anteil alter Patienten an der Gesamtklientel psychiatrischer Abteilungen ab. Die Sorge besteht, dass Demenzpatienten an der fachlichen Hilfe vorbei direkt ins Heim verlegt werden. Zwar kann ein Heim, das sich speziell auf die Belange verhaltensauffälliger gerontopsychiatrischer Patienten/innen eingestellt hat, in enger konsultativer Abstimmung mit dem GPZ eine hervorragende Rolle bei der langzeitigen Betreuung Dementer spielen. Diese Beschreibung deckt sich allerdings nicht mit der Heim-Realität.

6.3 Möglichkeiten der Prävention und ein Blick in die Zukunft

6.3.1 Primärprävention bei Demenzen (vgl. Kap. 2.4.1.4)

Es gibt gute Belege dafür, dass eine Erhöhung des Bildungsniveaus das Auftreten einer Demenz verzögert. Man kann aber auch medikamentös intervenieren, zumindest gibt es Hinweise darauf, dass bestimmte Maßnahmen greifen könnten. Antioxidantien (z. B. Vitamin C und E, Selen, aber auch Medikamente wie Gingko) werden in diesem Zusammenhang viel diskutiert. Für Statine, also Medikamente gegen erhöhte Blutfettwerte, liegen ebenfalls entsprechende Daten vor. Möglicherweise liegt auch bezüglich früherer durchgeführter Schutzimpfungen (Verreault, Laurin, Lindsay & De Serres, 2000) ein epidemiologischer Hinweis auf einen Zusammenhang zwischen einer durch die Impfung bedingten Stärkung der Immunantwort und der Demenz vom Alzheimer-Typ (DAT) vor. Weiterhin sind nichtsteroidale Antirheumatika (NSA) epidemilogisch ebenso Kandidaten für eine Demenzprävention wie Östrogene. Thrombozytenaggregationshemmer und Antikoagulantien wirken im Sinne einer Gefäßprophylaxe wahrscheinlich bei vaskulären Demenzen (VD) präventiv (vgl. Abb. 29).

Zu den nichtmedikamentösen Präventionsmaßnahmen zählt „Altern lernen“. Das heißt, sich damit zu beschäftigen, was sich im Alter normalerweise ändert und Veränderungen nicht gleich als Symptom zu werten. Das Akzeptieren des Wandels ist oft nicht leicht, weil es eine Fülle narzisstischer Kränkungen birgt. Kundige Psychotherapeuten, die es allerdings für alte Menschen viel zu wenig gibt, sind aufgefordert, gemeinsam mit den Klienten, Krankheit von denjenigen Alternsveränderungen zu differenzieren, mit denen es sich für den Rest des Lebens in irgendeiner Weise letztlich anzufreunden gilt.

6.3.2 Sekundärprävention

Sekundärprävention bei Demenzen bedeutet Frühdiagnostik, Früherkennung und Frühbehandlung. Wo keine Früherkennung stattfindet, wird naturgemäß auch die Frühbehandlung versäumt. Frühbehandlung auch im Sinne medikamentöser Interventionen ist versorgungspraktisch noch nicht im Blick und deswegen als Demenz-

Abbildung 29: Ansätze zur Prävention bei Demenzen

Medizinische Primärprävention

Medikamentös: Antioxidantien, Statine (DAT, VD); Impfungen, NSA, Östrogene (DAT), ASS, Antikoagulantien (VD); Risikofaktoren ggf. ausschalten (allgem. Gesundheitsverhalten, Ernährung, Mobilität, Gefäßrisikofaktoren)

Soziale Primärprävention

Erhöhung allgem. Bildungschancen zum Aufbau von Reservekapazitäten (kognitives Training); Altern lernen, Akzeptieren selbst beobachteter Alternsprozesse; Differenzierung zwischen Einschränkung und Wandel

Medizinische Sekundärprävention

Früherkennung und Frühbehandlung von leichten kognitiven Einbußen, aber auch von so genannten Verwirrtheitszuständen, aus denen sich über eine Chronifizierung ein Demenzrisiko eigener Prägung entwickeln kann;

Einsatz moderner Antidementiva

Soziale Sekundärprävention

Frühe Anzeichen (z. B. Gedächnisstörungen) nicht negieren, sondern fachliche Hilfe suchen; Nutzung des angemessenen diagnostischen Inventars;

Antizipieren möglicher weiterer qualitativer Veränderungen („die nächste Stufe");

aktivierende Programme für Betroffene (z. B. Kombinierte Bewegungs- und kognitive Trainings;

Beratung für Betroffene und Angehörige, ggf. Psychotherapie;

Informations- und Kommunikationssysteme zum Thema Demenz für Angehörige

Medizinische Tertiärprävention

Frühzeitiges Wahrnehmen und Behandeln körperlicher Begleiterkrankungen, die die Progredienz der Demenzerkrankung beschleunigen kann; sensorische Defizite auch bei Demenzpatienten ausgleichen (Brille, Hörgerät);

jede zusätzliche Störung (Depression, Wahn, Unruhe, Aggression etc.) ernst nehmen und behandeln;

Telemedizin

Soziale Tertiärprävention

Psychosoziale Interventionsspielräume ausschöpfen (Tagesstrukturierung, Orientierungshilfen etc.);

Systematischer Einbezug der Angehörigen;

Unterstützung der Angehörigen (pflegerisch, psychosozial);

Informations- und Kommunikationssysteme zum Thema Demenz

prävention auch noch nicht umgesetzt. Es sollte medienwirksam dazu aufgefordert werden, Gedächtnisstörungen nicht zu negieren, sondern fachliche Hilfe zu suchen. Die meisten Besucher, die wegen Gedächtnisstörungen zu Gedächtnisambulanzen kommen, haben keine Demenz und wahrscheinlich wird eine große Zahl auch keine bekommen. Das zunächst gründlich zu klären, ist häufig eine erhebliche Erleichterung für die Betroffenen. Die „nächste Stufe" der Demenzprogression ins Auge zu fassen, wenn die Diagnose erfolgt ist, gilt als ein weiteres Element der Sekundärprävention. Hierbei können gegebenenfalls psychotherapeutische Angebote für die Betroffenen und ihre Angehörigen hilfreich sein. Weiterhin ist auf die Vielfalt von Informations- und Kommunikationssystemen zum Thema Demenz hinzuweisen.

6.3.3 Tertiäre Prävention (Management des Status Quo)

Bei der tertiären Prävention geht es um die Behandlung manifester Begleiterkrankungen und um die Verzögerung des Voranschreitens des demenziellen Geschehens. Ein wichtiger Punkt ist in diesem Zusammenhang die Behandlung von nichtkognitiven Begleitstörungen. Demenzpatienten kann nachhaltig geholfen werden, wenn nur ihre Depressivität, ihre paranoiden Vorstellungen, ihre psychomotorische Unruhe oder ihre Aggressivität konsequent behandelt werden, sei es medikamentös, sei es nichtmedikamentös. Auch bei Demenzpatienten müssen sensorische Defizite ausgeglichen werden (z. B. mittels Brille oder Hörgerät). Damit werden Kommunikationshindernisse abgebaut und gleichzeitig Möglichkeiten zur Erhöhung der Lebensqualitat Dementer genutzt. Mit diesen Maßnahmen wird den Patienten selbst geholfen und gleichzeitig ein System stabilisiert, das uns als Gesellschaft – auch als Solidargemeinschaft der Versicherten – die Hauptlast der Demenzbetreuung abgenommen hat, abnimmt und auch in Zukunft abnehmen wird: die Familie! Wenn diese Möglichkeiten zur Stützung und Entlastung nicht wahrgenommen werden, würden die Belastungen unmittelbar auf die Institutionen, die Heime, zukommen. Diese sind aber dafür nicht ausgelegt und würden dekompensieren.

Die fachärztliche Versorgung Demenzkranker in Pflegeeinrichtungen und zu Hause kann durch innovative Informationstechnologien möglicherweise erheblich verbessert werden. So gibt es in den U.S.A. und Kanada, aber auch in einigen europäischen Ländern Telepsychiatrieprogramme. Die Patienten werden dem Arzt per

Videointerview durch Angehörige oder Pfleger vorgestellt. Die bisherigen Studienergebnisse zeigen, dass kognitive Leistungen und Verhaltensauffälligkeiten relativ sicher diagnostiziert werden können. Der Vorteil dieser Methode liegt in der Vereinfachung der ärztlichen Konsultation, die so regelmäßig ermöglicht werden soll.

Der Telematikeinsatz bei Demenz ist insgesamt ein vieldiskutiertes Thema (Vierter Altenbericht, 2002). Hierzu gehört die Entwicklung von aktiven und passiven Sicherheitstechnologien, die u.a. die Beaufsichtigung der unruhigen Patienten erleichtern sollen. Weiterhin werden Programme entworfen, die Demenzpatienten unterhalten (multimethodal aufbereitete Beschäftigungsprogramme, virtuelle Gesprächspartner usw.). Die Angehörigen werden durch Informations- und Kommunikationsangebote zum Thema Demenz (e-mail, Internet) bereits wirksam unterstützt. Die oben genannte Telemedizin ist ein weiterer Bereich, in dem neue Technologien ausprobiert werden. Einschränkend ist festzuhalten, dass die neuen technologischen Möglichkeiten mitunter wenig kritisch reflektiert werden. Für die Umsetzung in den Alltag liegen bisher weder für die Sicherheitstechnologien noch zur Telemedizin wissenschaftlich fundierte Ergebnisse vor.

6.3.4 Grenzen der Prävention

Bei jeder Präventionsmaßnahme ist auch eine Risikoabwägung vorzunehmen. Bei der Primärprävention kann etwa die Prävention einer Krankheit die Erhöhung des Risikos für eine andere bedeuten. So wäre beim (theoretischen) Einsatz von Östrogenen als Primärprävention von degenerativen Demenzen möglicherweise ein erhöhtes Krebsrisiko in Kauf zu nehmen. Bei einer frühzeitigen Behandlung im Sinne der Sekundärprävention kann dies vielleicht bedeuten, dass eine Krankheitssituation länger aufrecht erhalten wird, unter der sowohl der Patient, als auch seine Betreuung besonders stark gelitten haben. Die Phase, in der die Einsicht in das Fortschreiten des geistigen Abbaus noch möglich ist, wird oft als die belastendste erlebt. Eine Behandlung von körperlicher Komorbidität im Sinne einer Tertiärprävention kann im Einzelfall bedeuten, dass etwa durch die Behandlung von Infektionen Krankheitsphasen und daran geknüpftes Leiden verlängert werden, die kürzer wären und möglicherweise zum Tod führen würden, wenn eine Behandlung unterbliebe. Ethische Entscheidungen dieses Ausmaßes kommen auf Behandelnde immer wieder zu. Man muss sich ihnen stellen und gleichzeitig wissen, dass sie verantwortlich allein bezogen auf den einzelnen Patienten und seine Familie getroffen werden können. Die Optimierung der Lebensqualität des Patienten sollte bei schwieriger Entscheidung Richtschnur für alle Bemühungen sein.

6.3.5 Die ökonomischen Konsequenzen von Präventionsprogrammen

Zum Schluss soll eine Modellrechnung aus den Niederlanden vorgestellt werden, die die hypothetische Frage stellt, welche Konsequenzen es für das Gesundheitssystem hätte, wenn definierte Erkrankungen zu 100% verhindert werden könnten (Bonneux, Barendregt, Nusselder & der Maas, 1998). Bei den dabei betrachteten Krankheiten handelt es sich um die koronare Herzkrankheit, den Krebs, die Demenz und sämtliche unnatürliche Todesarten (Unfälle, Selbstmord etc.). Welche Konsequenz hätte eine solche Maßnahme für die durchschnittliche Lebenserwartung der Bevölkerung, welche Entwicklung der Kosten wäre zu erwarten (vgl. Abb. 30)?

Abbildung 30: Ökonomische Aspekte einer erfolgreichen Prävention

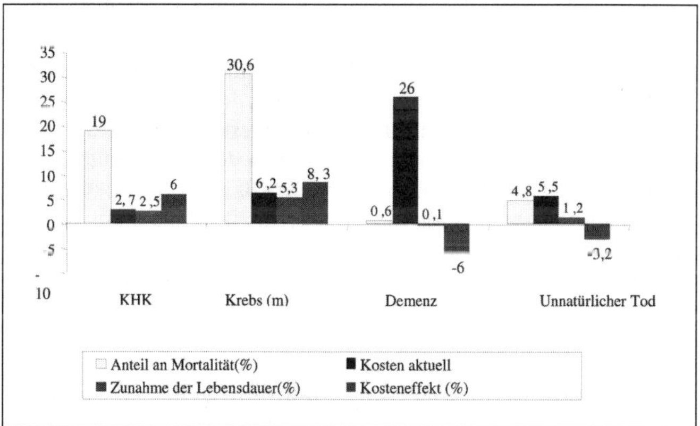

(nach Bonneux et al., 1998)

Koronare Herzkrankheiten haben einen Anteil von 90% an der Gesamtmortalität. Wenn sie eliminiert werden würden, wäre das ökonomische Ergebnis allerdings keine Kostenreduktion, im Gegenteil würden die gesamtgesellschaftlichen Kosten um 6% steigen. Eine Beseitigung aller Krebserkrankungen, verantwortlich für etwa ein

Drittel der Gesamtmortalität, erhöhte die Kosten sogar um 8,3%. Dieses zunächst paradox erscheinende Phänomen erklärt sich dadurch, dass die Menschen, die nicht in jüngeren Jahren an akuten Erkrankungen versterben, in Lebensaltersstufen vorrücken, in denen sich das Risiko für chronische Erkrankungen erhöht, die mit steigenden gesellschaftlichen Kosten einher gehen. Wenn man aber das Demenzproblem erfolgreich bekämpfen könnte, es ist für die Sterblichkeit unerheblich, würden dagegen 6% der gesamten Gesundheitskosten eingespart werden können. Auch bei Eliminierung aller Unfälle sparte die Gesellschaft, allerdings wäre die Reduktion mit 3,2% weniger eindrucksvoll. In Ländern mit niedriger Sterblichkeit in jüngeren Altersgruppen (Nordamerika, Mitteleuropa, Japan) verlängert das Verhindern tödlicher Erkrankungen die Lebensphase des Alters mit ihren spezifischen Morbiditätsrisiken, ist somit „teuer“. Das Verhindern chronischer Behinderungen dagegen (z. B. Demenz oder auch Erkrankungen des Bewegungsapparats), die für die Gesamtsterblichkeit von untergeordneter Bedeutung sind, verminderte die Aufwendungen für das Gesundheitswesen.

Diese hypothetischen Überlegungen sollen keine Argumente dafür liefern, die Prävention von körperlichen Erkrankungen zu Gunsten der Demenzprävention zu reduzieren. Eine rein ökonomische Betrachtung verstellt zudem den Blick auf das wesentliche Ziel der Prävention, die Reduktion verhinderbaren Leidens und Sterbens. Es ist aber nicht zu übersehen, dass ein Absenken der Rate chronischer Behinderungen eine nachhaltigere Entlastung des Gesundheitswesens bedeuten würde, als eine erfolgreiche Bekämpfung der „major killers“. Die Entwicklung von Präventionsprogrammen für psychische Erkrankungen im Alter, in vorderster Linie der Demenz als teuerster Erkrankung, wäre also für die Gesellschaft von großem unmittelbaren Nutzen. In Zeiten wie diesen ist es sicher hilfreich, wenn sich das ethisch zu Fordernde mit dem ökonomisch Sinnvollen verschränken lässt.

6.4 Zusammenfassung und Kontrollfragen

Aktuelle Studien zur Diagnostik psychischer Störungen im Alter weisen auf qualitative Defizite im Primärärztlichen Bereich hin: den Hausärzten sind die meisten psychischen Störungen ihrer Patienten unbekannt. Besonders problematisch wird die Situation angesichts des Umstands, dass über 90% der älteren Bürger ihren Hausarzt regelmäßig, den Psychiater nur zu etwa 2–3% konsultieren. Gerontopsychiatrische Versorgungsdefizite sind vor allem auch Defizite in der Qualifikation aller an dem Prozess Beteiligten. Hausärzte, aber auch Spezialisten wie Psychiater, Neurologen und Geriater, Pflegepersonal und andere professionelle Helfer sind bezüglich gerontopsychiatrischer Erkrankungen ebenso dringlich zu qualifizieren wie die Angehörigen. Das für Demenzpatienten notwendige Angebot im Krankenhaus muss durch ein gerontopsychiatrisches Zentrum (GPZ) ergänzt werden, da neben dem stationären Bereich besonders die tagesklinische und die ambulante Betreuung psychisch kranker Älterer defizitär ist. Angehörige finden im GPZ eine niederschwellige professionelle Beratung.

Es gibt gute Belege dafür, dass eine Erhöhung des Bildungsniveaus das Auftreten einer Demenz verzögert. Man kann aber auch medikamentös intervenieren, zumindest gibt es Hinweise darauf, dass bestimmte Maßnahmen greifen könnten. Zu den nichtmedikamentösen Präventionsmaßnahmen zählt „Altern lernen". Das heißt, sich damit zu beschäftigen, was sich im Alter normalerweise ändert und Veränderungen nicht gleich als Symptom zu werten. Sekundärprävention bei Demenzen bedeutet Frühdiagnostik, Früherkennung und Frühbehandlung. Bei der tertiären Prävention geht es um die Behandlung manifester Begleiterkrankungen und um die Verzögerung des Voranschreitens des demenziellen Geschehens. Bei jeder Präventionsmaßnahme ist aber auch eine Risikoabwägung vorzunehmen. Bei der Primärprävention kann etwa die Prävention einer Krankheit die Erhöhung des Risikos für eine andere bedeuten. Bei solchen schwierigen Entscheidungen sollte stets die Optimierung der Lebensqualität des Patienten Richtschnur für alle Bemühungen sein.

Kontrollfragen zu Kapitel 6:

1. Welche Rahmenbedingungen müssen bei der Erstellung eines Hilfeplans für einen Demenzpatienten berücksichtigt werden?
2. Welche Berufsgruppen sind vordringlich für Demenzerkrankungen zu qualifizieren?
3. Welche Strukturelemente kennzeichnen ein Gerontopsychiatrisches Zentrum?
4. Welche unterschiedlichen Aufgaben erfüllt eine gerontopsychiatrische Tagesklinik?
5. Warum wäre die Entwicklung von Präventionsprogrammen für demenzielle Erkrankungen für die Gesellschaft von großem unmittelbaren Nutzen?

Weiterführende Literatur:

Hallauer J.F. & Kurz, A. (Hrsg.) (2002). *Weißbuch Demenz – Versorgungssituation relevanter Demenzerkrankungen in Deutschland.* Stuttgart: Thieme.

Hirsch, R.D., Holler, G., Reichwaldt, W. (Hrsg.) (1999). *Erfordernisse an die ambulante und teilstationäre gerontopsychiatrische Versorgung.* Schriftenreihe des Bundesministeriums für Gesundheit, Band 114. Bonn.

Mauthe, J.H. (Hrsg.) (2001). *Prävention in Psychiatrie und Psychotherapie.* Königslutter: Axept Verlag.

Wolter-Henseler, D. (1999). Gerontopsychiatrische Tageskliniken. In: Eikelmann, B., Reker, T., Albers, M. (Hrsg.). *Die psychiatrische Tagesklinik* (S. 121–134). Stuttgart: Thieme.

World Health Organization & World Psychiatric Association: Consensus Statement. (1998). Organization of care in psychiatry of the elderly – a technical consensus statement. *Aging & Mental Health, 2,* 246–252.

Literaturverzeichnis

Adler, C., Gunzelmann, T., Machold, C. & Schumacher, J. (1996). Belastungserleben pflegender Angehöriger von Demenzpatienten. *Zeitschrift für Gerontologie und Geriatrie, 29(2),* 143–149.

Alspaugh, M.E.L., Stephens, M.A.P., Townsend, A.E., Zarit, S.H. & Greene, R. (1999). Longitudinal patterns of risk for depression in dementia caregivers: Objective and subjective primary stress as predictors. *Psychology and Aging*, *14*, 34–43.

Alzheimer, A. (1907). Über eine eigenartige Erkrankung der Hirnrinde. *Allgemeine Zeitschrift für Psychiatrie und psychisch-gerichtliche Medizin, 64*, 146–148.

American Psychiatric Association (2000). *Diagnostic and Statistical Manual of Mental Disorders, Fourth Edition, Text Revision (DSM-IV-TR)*. Washington D.C.: APA.

Aneshensel, C.S., Pearlin, L.I., Mullan, J.T., Zarit, S.H. & Whitlatch, C.J. (Hrsg.) (1995). Profiles in caregiving: The unexpected career. New York: Academic Press.

Anthony-Bergstone, C.R., Zarit, S.H. & Gatz, M. (1988). Symptoms of psychological distress among caregivers of dementia patients. *Psychology and Aging*, *3*, 245–248.

Baddeley, A. (1986). Modularity, mass-action and memory. *Quarterly Journal of Experimental Psychology: Human Experimental Psychology, 38(4 A),* 527–533.

Baines, S., Saxby, P. & Ehlert, K. (1987). Reality orientation and reminiscence therapy: A controlled cross-over study of elderly confused people. *British Journal of Psychiatry*, 151, 222–231.

Balint, M. (1973). Therapeutische Aspekte der Regression. Reinbek: Rowohlt.

Ballard, C., Holmes, C., McKeith, I., Neill, D., O'Brien, J., Cairns, N., Lantos, P., Perry, E., Ince, P. & Perry, R. (1999). Psychiatric morbidity in dementia with Lewy bodies: a prospective clinical and neuropathological comparative study with Alzheimer's disease. *American Journal of Psychiatry, 156(7),* 1039–1045.

Baltes, M. (1995). Verlust der Selbständigkeit im Alter: Theoretische Überlegungen und empirische Befunde. *Psychologische Rundschau, 46(3),* 159–170.

Baltes, M.M., Zank, S. & Neumann, E.M. (1997). Aufrechterhaltung von Selbständigkeit im Alter: Ein Trainingsprogramm für Pflegepersonal. *Verhaltenstherapie und Verhaltensmedizin*, *18*, 269–300.

Barling, J., MacEwen, K.E., Kelloway, E.K. & Higginbottom, S.F. (1994). Predictors and outcomes of elder-care-based interrole conflict. *Psychology and Aging*, *9*, 391–397.

Bathgate, D., Snowden, J.S., Varma, A., Blackshaw, A. & Neary, D. (2001). Behaviour in frontotemporal dementia, Alzheimer's disease and vascular dementia. *Acta Neurologica Scandinavica, 103(6),* 367–378.

Baumann, U. & Perrez, M. (Hrsg.) (1993). Klinische Psychologie. Band 1. Bern: Huber.
Baumgarten, M., Battista, R.N., Infante-Rivard, C., Hanley, J.A., Becker, R. & Gauthier, S. (1992). The psychological and physical health of family members caring for an elderly person with dementia. *Journal of Clinical Epidemiology, 45,* 61–70.
Beach, D.L. (1997). Family caregiving. The Positive Impact on Adolescent Relationships. *The Gerontologist, 37(2),* 233–238.
Bergmann, K. & Cooper, B. (1986). Epidemiological and public health aspects of senile dementia. In: A.B. Sorensen, F.E. Weiner & L.R. Sherrob (Hrsg.), Human development and the life course. Multidisciplinary perspectives. Hillsdale: Lawrence Erlbaum Associates.
Bickel, H. (1999): Epidemiologie der Demenzen. In: H. Förstl, H. Bickel & A. Kurz (Hrsg.) Alzheimer Demenz. Grundlagen, Klinik und Therapie (S. 9–32). Heidelberg: Springer.
Bickel, H. (2002a). Deskriptive Epidemiologie. In: Beyreuther,K., Einhäupl, K.M., Förstl, H. & Kurz, A. (Hrsg.). Demenzen – Grundlagen und Klinik (S. 22–28). Stuttgart: Thieme.
Bickel, H.(2002b). Analytische Epidemiologie. In: Beyreuther, K., Einhäupl, K.M., Förstl, H. & Kurz, A. (Hrsg.) Demenzen – Grundlagen und Klinik (S. 29–41). Stuttgart: Thieme.
Biegel, D.E., Sales, E. & Schulz, R. (1991). Family caregiving in chronic illness:Alzheimer‘s disease, cancer, heart disease, mental illness, and stroke. Newbury Park: Sage.
Binswanger O. (1894). Die Abgrenzung der allgemeinen progressiven Paralyse. *Berliner Klinische Wochenschrift, 31,* 1102–1105,1137–1139,1180–1186.
Boche, U., Krüger, H. & Zank, S. (eingereicht). Die Angehörigenvisite in einer gerontopsychiatrischen Tagesklinik: Akzeptanz und Beurteilung durch die Angehörigen.
Bonneux, L., Barendregt, J.J., Nusselder, W.J. & der Maas, P.J. (1998). Preventing fatal diseases increases healthcare costs: cause elimination life table approach. *British Medical Journal, 316(7124),* 26–29.
Boone, B.K., Miller, B.L., Lesser, I.M., Mehringer C.M., Hill-Gutierrez, E., Goldberg, M.A. & Berman, N.G. (1992). Neuropathological correlates of white matter lesions in healthy elderly subjects: a threshold effect. *Archives of Neurology*, 49, 546–554.
Bortz, J. (1999). Statistik für Sozialwissenschaftler. New York: Springer.
Bortz, J. & Döring, N. (2002). Forschungsmethoden und Evaluation in den Human- und Sozialwissenschaften (3. Aufl.). Heidelberg: Springer.
Braak, H. & Braak, E. (1991). Neuropathological staging of Alzheimer-related changes. *Acta Neuropathologica, 82(4)*, 239–259.
Braak, H. & Braak, E. (1996). Evolution of the neuropathology of Alzheimer's disease. *Acta Neurologica Scandinavica. Supplementum, 165,* 3–12.
Bretz, S. (1998). „Schwankend zwischen Wut und Trauer". Untersuchung von Unterschieden zwischen pflegenden Ehefrauen und Töchtern demen-

ziell erkrankter PatientInnen hinsichtlich der emotionalen Befindlichkeit. Unveröffentlichte Diplomarbeit. Freie Universität Berlin.

Brodaty, H., McGilchrist, C., Harris, L. & Peters, K.E. (1993). Time until institutionalization and death in patients with dementia: Role of caregiver training and risk factors. *Acta Neuropathologica*, 50, 643–650.

Brody, E.M., Hoffman, C., Kleban, M.H. & Schoonover, C.B. (1989). Caregiving daughters and their local siblings: Perceptions, strains, and interactions. *The Gerontologist*, *29,* 529–538.

Bruder, J. (1998). Beratung und Unterstützung von Angehörigen demenzkranker Menschen. In: A. Kruse (Hrsg.) Psychosoziale Gerontologie. Band. 2: Interventionen. Jahrbuch der Medizinpsychologie 16 (S. 275–295). Göttingen: Hogrefe.

Bundesarbeitsgemeinschaft der Freien Wohlfahrtspflege (1993). Partnerschaft im Verbundsystem Altenhilfe. Rahmenbedingungen und Gestaltung einer partnerschaftlichen Zusammenarbeit zwischen öffentlicher und freier Wohlfahrtspflege mit Überlegungen zur Weiterentwicklung der Altenhilfe. Bonn: Bundesarbeitsgemeinschaft der Freien Wohlfahrtspflege e.V.

Bundesarbeitsgemeinschaft der Träger psychiatrischer Krankenhäuser (BAG Psychiatrie) (1997). Bericht über den Stand der klinisch-gerontopsychiatrischen Versorgung in der Bundesrepublik Deutschland. Köln: Eigendruck.

Bundesministerium für Familie, Senioren, Frauen und Jugend (Hrsg.) (2002). Vierter Bericht zur Lage der älteren Generation in der Bundesrepublik Deutschland: Risiken, Lebensqualität und Versorgung Hochaltriger – unter besonderer Berücksichtigung dementieller Erkrankungen. Bonn

Bundesministerium für Jugend, Familie, Frauen und Gesundheit (1998). Expertenkommission: Empfehlungen der Expertenkommission der Bundesregierung zur Reform der Versorgung im psychiatrischen und psychotherapeutisch/psychosomatischen Bereich. Bonn: Aktion Psychisch Kranke.

Burke, J.R. & Morgenlander, J.C. (1999). Update on Alzheimer's disease. Promising advances in detection and treatment. *Postgraduate Medicine, 106(5)*, 85–86, 89 90, 93–94.

Buschke, H., Sliwinski, M.J., Kuslansky, G. & Lipton, R.B. (1997). Diagnosis of early dementia by the double memory test: Encoding specificity improves diagnostic sensitivity and specificity. *Neurology, 48(4)*, 989–997.

Caplan, L.R. & Schoene, W.C. (1978). Clinical features of subcortical arteriosclerotic encephalopathy (Binswanger disease). *Neurology, 28(12)*, 1206–1215.

Chen, M. & Fernandez, H.L. (2000). Revisiting Alzheimer's Disease from a New Perspective: Can „Risk Factors" Play a Key Role? *Journal of Alzheimer's Disease, 2(2)*, 97–108.

Chui, H.C., Victoroff, J.I., Margolin, D., Jagust, W., Shankle, R. & Katzman, R. (1992). Criteria for the diagnosis of ischemic vascular dementia proposed by the State of California Alzheimer's Disease Diagnostic and Treatment Centers. *Neurology, 42(3 Pt 1)*, 473–480.

Clark, J., Craft-Rosenberg, M. & Delaney, C. (2000). An international methodology to describe clinical nursing phenomena: A team approach. *International Journal of Nursing Studies, 37,* 541–553.

Courtney, C., Farrell, D., Gray, R., Hills, R., Lynch, L., Sellwood, E., Edwards, S., Hardyman, W., Raftery, J., Crome, P., Lendon, C., Shaw, H., Bentham, P.; AD 2000 Collaborative Group (2004). Long-term donepezil treatment in 565 patients with Alzeimer‘s disease (AD 2000): Randomised double-blind trial. *Lancet*, 363, 2105–15.

Deutsche Alzheimer Gesellschaft e.V. (2001). Betreuungsgruppen für Alzheimer-Kranke. Informationen und Tipps zum Aufbau von Betreuungsgruppen. Praxisreihe der Deutschen Alzheimer Gesellschaft e.V.

Deutscher Bundestag (1975). Psychiatrie-Enquête. Bericht über die Lage der Psychiatrie in der Bundesrepublik Deutschland – Zur psychiatrischen und psychotherapeutisch/psychosomatischen Versorgung der Bevölkerung. Bonn: Drucksache 7/4200.

Dilling, H., Mombour, W. & Schmidt, M.H. (Hrsg.) (2000). Internationale Klassifikation psychischer Störungen. Göttingen: Verlag Hans Huber.

Ehrhardt, T. & Plattner, A. (1999). Verhaltenstherapie bei Morbus Alzheimer. Göttingen: Hogrefe.

Engelbrecht, J. (1997). Aus-, Weiter- und Fortbildung der Ärzte in der Geriatrie in Deutschland – heutiger Stand. *Zeitschrift für Gerontologie und Geriatrie, 30*, 85–88.

Ermini-Fünfschilling, D. & Meier, D. (1995). Gedächtnistraining. Wichtiger Bestandteil der Milieutherapie bei seniler Demenz. *Zeitschrift für Gerontologie und Geriatrie, 28*, 190–194.

Erzigkeit, H. (1992). SKT – Ein Kurztest zur Erfassung von Gedächtnis- und Aufmerksamkeitsstörungen. Beltz: Weinheim.

Etminan, M., Gill, S. & Samii, A. (2003). Effect of non-steroidal anti-inflammatory drugs on risk of Alzheimer‘s disease: Systematic review and meta-analysis of observational studies. *British Medical Journal, 327(7407),* 128.

Fabrigoule, C., Rouch, I., Taberly, A., Letenneur, L., Commenges, D., Mazaux, J.M., Orgogozo, J.M. & Dartigues, J.F. (1998). Cognitive process in preclinical phase of dementia. *Brain, 121(1),* 135–141.

Farrer, L.A., Cupples, L.A., Haines, J.L., Hyman, B., Kukull, W.A., Mayeux, R., Myers, R.H., Pericak-Vance, M.A., Risch, N. & Van Duijn, C.M. (1997). Effects of age, sex, and ethnicity on the association between apolipoprotein E genotype and Alzheimer disease. A meta-analysis. APOE and Alzheimer Disease Meta Analysis Consortium. *Journal of the American Medical Association, 278(16),* 1349–1356.

Feil, N. (1992). Validation. Ein neuer Weg zum Verständnis alter Menschen. Wien: Alter und Kultur Verlag.

Finkel, D., Pedersen, N.L., Plomin, R. & McClearn, G.E. (1998). Longitudinal and cross-sectional twin data on cognitive abilities in adulthood: The Swedish Adoption/Twin Study of Aging. *Developmental Psychology, 34(6),* 1400–1413.

Finkel, S.I. & Woodson, C. (1997). History and physical examination of elderly patients with dementia. *International Psychogeriatrics, 9(1)*, 71–75.

Folstein, M. F. (Hrsg.) (1998). Neurobiology of primary dementia. Washington, D.C.: American Psychiatric Press.

Folstein, M.F., Folstein, S.E. & McHugh, P.R. (1975). „Mini-mental state". A practical method for grading the cognitive state of patients for the clinician. *Journal of Psychiatric Research, 12(3)*, 189–198.

Folstein, M.F., Maiberger, R. & McHugh, P.R. (1977). Mood disorder as a specific complication of stroke. *Journal of Neurology, Neurosurgery & Psychiatry, 40(10)*, 1018–1020.

Förstl, H. & Sahakian, B. (1991). A psychiatric presentation of abulia – three cases of left frontal lobe ischaemia and atrophy. *Journal of the Royal Society of Medicine, 84(2)*, 89–91.

Fox, P.J. (1997). Service use and cost outcomes for persons with Alzheimer disease. *Alzheimer Disease & Associated Disorders, 11(6)*, 125–134.

Fratiglioni, L., Wang, H.X., Ericsson, K., Maytan, M. & Winblad, B. (2000). Influence of social network on occurrence of dementia: a community-based longitudinal study. *Lancet, 355(9212)*, 1315–1319.

Friedland, R.P., Fritsch, T., Smyth, K.A., Koss, E., Lerner, A.J., Chen, C.H., Petot, G.J. & Debanne, S.M. (2001). Patients with Alzheimer's disease have reduced activities in midlife compared with healthy control-group members. *Proceedings of the National Academy of Sciences, 98(6)*, 3440–3445.

Gaugler, J.E., Davey, A., Pearlin, L.I. & Zarit, S.H. (2000). Modeling Caregiver Adaptation Over Time: The Longitudinal Impact of Behavior Problems. *Psychology and Aging, 15(3)*, 437–450.

Gaugler, J.E., Zarit, S.H. & Pearlin, L.I. (2003). The onset of dementia caregiving and its longitudinal implications. *Psychology and Aging, 18(2)*, 171–180.

Geldmacher, D.S., Provenzano, G., McRae, T., Mastey, V. Ieni, J.R. (2003). Donepezil is associated with delayed nursing home placement in patients with Alzeimer's disease. *Journal of the American Geriatric Society*, 51(7), 937–44.

Gillette-Guyonnet, S., Nourhashemi, F., Andrieu, S., De Glisezinski, I., Ousset, P.J., Riviere, D., Albarede, J.L. & Vellas, B. (2000). Weight loss in Alzheimer disease. *American Journal of Clinical Nutrition, 71(2)*, 637–642.

Glaser, B.G. (1992). Basics of Grounded Theory Analysis. Mill Valley, CA: Sociology Press.

Glaser, B.G. & Strauss, A.L. (1967). The discovery of grounded theory. Strategies for qualitative research. Chicago: Aldine.

Gräßel, E. (1997). Belastung und gesundheitliche Situation der Pflegenden. Querschnittuntersuchung zur häuslichen Pflege bei chronischem Hilfs- oder Pflegebedarf im Alter. Egelsbach: Hänsel-Hohenhausen.

Gräßel, E. (1998a). Belastung und gesundheitliche Situation der Pflegenden. Querschnittuntersuchung zur häuslichen Pflege bei chronischem Hilfs- und Pflegebedarf im Alter. Deutsche Hochschulschriften 1134. Egelsbach: Hänsel-Hohenhausen.

Gräßel, E. (1998b). Häusliche Pflege dementiell und nicht dementiell Erkrankter. Teil I: Inanspruchnahme professioneller Pflegehilfe. *Zeitschrift für Gerontologie und Geriatrie 31(1),* 52–56.

Gräßel, E. (1998c). Häusliche Pflege dementiell und nicht dementiell Erkrankter. Teil II: Gesundheit und Belastung der Pflegenden. *Zeitschrift für Gerontologie und Geriatrie 31(1),* 57–62.

Gräßel, E. (2002). When home care ends- changes in the physical health of informal caregivers for dementia patients: A longitudinal study. *Journal of the American Geriatrics Society, 50(5),* 843–849.

Gunzelmann, T. (1991). Problemsituation und Beratung von Angehörigen dementiell Erkrankter älterer Menschen: Stand von Forschung und Praxis. *Zeitschrift für Gerontopsychologie und -psychiatrie, 4,* 41–56.

Guo, Z., Cupples, L.A., Kurz, A., Auerbach, S.H., Volicer, L., Chui, H., Green, R.C., Sadovnick, A.D., Duara, R., DeCarli, C., Johnson, K., Go, R.C, Growdon, J.H., Haines, J.L., Kukull, W.A. & Farrer, L.A. (2000). Head injury and the risk of AD in the MIRAGE study. *Neurology, 54(6),* 1316–1323.

Gustafson, L. (1987). Frontal lobe degeneration of non-Alzheimer type: II. Clinical picture and differential diagnosis. *Archives of Gerontology & Geriatrics, 6(3),* 209–223.

Gutzmann, H. (2001). Psychisch kranke alte Menschen – Wo sind sie geblieben?. *Spektrum der Psychiatrie, Psychotherapie und Nervenheilkunde, 30,* 31–33.

Gutzmann, H. (2002). Therapeutische Ansätze bei Demenzen. In: C. Wächtler (Hrsg.) *Demenzen.* (S. 51–71). Thieme, Stuttgart.

Gutzmann, H. & Frölich, L. (2002). Klinische Untersuchung und Psychometrie. In: H. Förstel (Hrsg.) *Lehrbuch der Gerontopsychiatrie und – psychotherapie* (S. 88–106). Stuttgart: Thieme.

Gutzmann, H., Koch, H., Wolfersdorf, M. & Ibach, B. (2002). Praxis der pharmakologischen und nicht-pharmakologischen Behandlung bei frontotemporaler Demenz: Ergebnisse der FTD-Studie Gerontopsychiatrie. *Nervenarzt, 73,* 39.

Gutzmann, H. & Widmaier-Berthold, C. (1999). Aufbau der gerontopsychiatrischen Versorgung in einer Region als Planungsprozeß. In: R.D. Hirsch, G. Holler & W. R. Reichwaldt (Hrsg.) Erfordernisse an die ambulante und teilstationäre gerontopsychiatrische Versorgung (S. 233–245). Bonn: Schriftenreihe des Bundesministeriums für Gesundheit, Band 114.

Hachinski, V.C., Iliff, L.D., Zilhka, E., Du Boulay, G.H., McAllister, V.L., Marshall, J., Russell, R.W. & Symon, L. (1975). Cerebral blood flow in dementia. *Archives of Neurology, 32(9),* 632-637.

Hachinski, V.C., Lassen, N.A. & Marshall, J. (1974). Multi-infarct dementia. A cause of mental deterioration in the elderly. *Lancet, 2(7874),* 207-210.

Hallauer, J., Schons, M., Smala, A. & Berger, K. (1999). Defizite in der Behandlung von Patienten mit Alzheimer- Erkrankung. *Psycho, 25,* 31–34.

Hallauer, J. F., Berger, K. & Ruckdäschel, S. (2002). Nationale und internationale Untersuchungsergebnisse. In: J.F. Hallauer und A. Kurz (Hrsg.). *Weißbuch Demenz* (S. 20–23). Stuttgart: Thieme.

Halsig, N. (1998). Die psychische und soziale Situation pflegender Angehöriger: Möglichkeiten der Intervention In: A. Kruse (Hrsg.) Psychosoziale Gerontologie. Band 2: Intervention. Jahrbuch der Medizinischen Psychologie 16 (S. 211–231). Göttingen: Hogrefe.

Hamill, S.B. (1994). Parent-adolescent communication in sandwich generation families. *Journal of Aging and Psychology, 9,* 458–482.

Heeg, S. (2000): Bauliches Milieu und Demenz. In: H.-W. Wahl, C. Tesch-Römer (Hrsg.). Gerontologie in Schlüsselbegriffen. (S. 233–241). Stuttgart: Thieme.

Helmer, C., Damon, D., Letenneur, L., Fabrigoule, C., Barberger-Gateau, P., Lafont, S., Fuhrer, R., Antonucci, T., Commenges, D., Orgogozo, J.M. & Dartigues, J.F. (1999). Marital status and risk of Alzheimer's disease: a French population-based cohort study. *Neurology, 53(9),* 1953–1958.

Henderson, A.S. & Jorm, A.F. (2002). Definition and Epidemiology of Dementia: A review. In: M. Maj & N. Sartorius (Hrsg.) WPA Series Evidence and Experience in Psychiatry Vol 1: Dementia. Wiley: Chichester.

Heuft, G., Kruse, A. & Radebold, H. (2000). Lehrbuch der Gerontopsychosomatik und Alternspsychotherapie. München: Ernst Reinhardt Verlag.

Heyman, A., Peterson, B., Fillenbaum, G. & Pieper, C. (1996). The consortium to establish a registry for Alzheimer's disease (CERAD). Part XIV: Demographic and clinical predictors of survival in patients with Alzheimer's disease. *Neurology, 46(3),* 656–660.

Hirsch, R.D. (1997): Aggression und Gewalt. In Buijssen, H.P.J., Hirsch, R.D. (Hrsg.) Probleme im Alter. Diagnose, Beratung, Therapie, Prävention. (S. 365–391). Weinheim: Beltz.

Hock, C., Konietzko, U., Streffer, J.R., Tracy, J., Signorell, A., Muller-Tillmanns, B., Lemke, U., Henke, K., Moritz, E., Garcia, E., Wollmer, M.A., Umbricht, D., De Quervain, D.J., Hofmann, M., Maddalena, A., Papassotiropoulos, A. & Nitsch, R.M. (2003). Antibodies against beta-amyloid slow cognitive decline in Alzheimer's disease. *Neuron, 38(4),* 547–554.

Hofman, A., Rocca, W.A., Brayne, C., Breteler, M.M., Clarke, M., Cooper, B., Copeland, J.R., Dartigues, J.-F., Da Silva Droux, A. & Hagnell, O. (1991). The prevalence of dementia in Europe: a collaborative study of 1980-1990 findings. Eurodem Prevalence Research Group. Annals of Neurology, 30(6), 817–24.

Hofmann, F. & Michaelis, M. (1999). Körperliche und psychische Erkrankungsrisiken im Altenpflegeberuf: Arbeitsmedizinische Ergebnisse. In: A. Zimber & S. Weyerer. (Hrsg.). *Arbeitsbelastung in der Altenpflege* (S. 200–214). Göttingen: Verlag für Angewandte Psychologie.

Hooker, K., Bowman, S.R., Padgett Coehlo, D., Rae Lim, S., Kaye, J., Robin Guariglia, R. & Li, F. (2002). Behavioral Change in Persons With Dementia: Relationships With Mental and Physical Health of Caregivers. Journal ofGerontology: Psychological Sciences, 57B, 453–460.

Ihl, R. & Frölich, L. (1991). Die Reisberg-Skalen GDS, BCRS, FAST. Weinheim: Beltz-Test.

Ihl, R., Grass-Kapanke, B., Lahrem, P., Brinkmeyer, J., Fischer, S., Gaab, N. & Kaupmannsecke, C. (2000). Entwicklung und Validierung eines Tests zur Früherkennung der Demenz mit Depressionsabgrenzung (TFDD). *Fortschritte der Neurologie, Psychiatrie, 68,* 413–422.

Jenkins, R. & Jolley, D.J. (2002). The Development of Day Hospitals and Day Care. In J.R.M. Copeland, M.T. Abou-Saleh & D.G. Blazer (Ed.). Principles and Practice of Geriatric Psychiatry (677–679). New York: Wiley & Sons.

Jeste, D.V., Lacro, J.P., Palmer, B., Rockwell, E., Harris, M.J. & Caligiuri, M.P. (1999). Incidence of tardive dyskinesia in early stages of low-dose treatment with typical neuroleptics in older patients. *American Journal of Psychiatry, 156(2),* 309–311.

Jick, H., Zornberg, G.L., Jick, S.S., Seshadri, S., Drachman, D.A. (2000). Statins and the risk of dementia. *Lancet, 356(9242),* 1627–1631.

Jorm, A.F. (2000). Is depression a risk factor for dementia or cognitive decline? A review. *Gerontology, 46(4),* 219–227.

Jorm, A.F., Korten, A.E. & Henderson, A.S. (1987). The Prevalence of Dementia: A quantitative Integration of the Literature. *Acta Psychiatrica Scandinavica, 76(5)*, 465–479.

Junius, U., Kania, H. & Fischer, G.C. (1996). A prevention program for health problems in the elderly. Ambulatory Geriatric Screening (AGES) for use in general practice. *Fortschritte der Medizin, 114(20–21),* 259–261.

Junkers, G. (1995). Klinische Psychologie und Psychosomatik des Alters. Stuttgart: Schattauer.

Kaschel, R., Zaiser-Kaschel, H. & Mayer, K. (1992). Realitäts-Orientierungs-Training: Literaturüberblick und Implikationen für die neuropsychologische Gedächtnisrehabilitation. Zeitschrift für Gerontopsychologie und -psychiatrie, 5(4), 223–235.

Kern, A.O. & Kupsch, S. (2000). Sozioökonomische Bedeutung der Demenz und leichter kognitiver Störungen. In: A.O. Kern & F. Beske (Hrsg.). Leichte kognitive Störungen – Definition, Früherkennung und Frühbehandlung. *Schriftenreihe des Instituts für Gesundheits-System-Forschung Kiel, 82*, 28–40. Kiel: Triltsch.

Kertesz, A., Black, S.E., Tokar, G., Benke, T., Carr, T., Nicholson, L. (1988). Periventricular and subcortical hyperintensities on magnetic resonance imaging. „Rims, caps, and unidentified bright objects". *Archives of Neurology, 45,* 404–408.

Kertesz, A. & Munoz, D. (1998). Pick's disease, frontotemporal dementia, and Pick complex: emerging concepts. *Archives of Neurology, 55(3),* 302–304.

Kertesz, A., Polk, M., Black, S.E. & Howell, J. (1992). Anatomical asymmetries and functional laterality. *Brain, 115 (Pt 2),* 589–605.

Kessler, J., Markowitsch, H.J. & Denzler, P. (1990). Der Mini-Mental-Status-Test. Manual. Weinheim: Beltz-Test.

Kiecolt-Glaser, J.K., Cacioppo, J.T., Malarkey, W.B. & Glaser, R. (1992). Acute psychological stressors and short-term immune changes: what, why, for whom, and to what extent? *Psychosomatic Medicine, 54(6),* 680–685.

Kiecolt-Glaser, J.K., Glaser, R., Shuttleworth, E.C., Ogrocki, P. & Speicher, C.E. (1987). Chronic stress and immunity in family caregivers of Alzheimer's disease victims. *Psychosomatic Medicine*, *49*, 523–535.

Klie, T. (1996). Treatment care and nursing insurance. *Pflege Aktuell, 50(5),* 341–343.

Kloß, T.M., Maleßa, R., Weiller, C. & Diener, H.C. (1994). Vaskuläre Demenz im Wandel – eine Übersicht zur vaskulären Demenz von zurückliegenden zu neuen Konzepten. *Fortschritte der Neurologie, Psychiatrie, 62,* 197–219.

Kosberg, J.I., Cairl, R.E. & Keller, D.M. (1990). Components of burden: Interventive implications. *The Gerontologist, 30,* 236–242.

Kruse, A. (1994). Die psychische und soziale Situation pflegender Frauen. Beiträge aus empirischen Untersuchungen. *Zeitschrift für Gerontologie, 27(1), 42–51.*

Kruse, A., Re, S. & Schroeder, J. (2003). Erleben und Ausdruck von Emotionen bei schwerer Demenz. Studien zur Gerontologie, Band 5. Hamburg: Kovac.

Kühnert, S. & Schnabel, E. (1996). Gegenwärtige Personalsituation und Qualifizierungserfordernisse in der Pflege. *Zeitschrift für Gerontologie und Geriatrie, 29*, 411–417.

Kurz, A., Feldmann, R., Müllers-Stein, M. & Romero, B. (1987). The elderly patient with dementia in the family: Principles of counseling relatives. *Zeitschrift für Gerontologie, 20(4),* 248–251.

Landau, K., Imhof-Gildein, B. & Schreiber, G. (1991). *Organisation in Alten(pflege)heimen. Beanspruchung des Pflegepersonals.* Stuttgart: Ministerium für Arbeit, Gesundheit, Familie und Frauen, Baden Württemberg.

Laurin, D., Verreault, R., Lindsay, J., MacPherson, K. & Rockwood, K. (2001). Physical activity and risk of cognitive impairment and dementia in elderly persons. *Archives of Neurology, 58(3),* 498-504.

Lawton, M. P. (1981). Sensory deprivation and the effect of the environment on the management of the patients with senile dementia. In: N. Miller & G. Cohen (Hrsg.). Clinical aspects of Alzheimer's disease and senile dementia. (227–251). New York: Raven Press.

Lawton, M.P., Moss, M.S., Kleban, M.H., Glicksman, A. & Rovine, M. (1991). A two-factor model of caregiving appraisal and psychological well-being. *Journals of Gerontology: Psychological Sciences*, *46*, 181–189.

Lawton, M. P., Weisman, G. D., Sloane, P. D. & Calkins, M. (1997). Assessing environment for older people with chronic illness. In: J. Teresi, M. P. Lawton, D. Holmes & M. Ory (Hrsg.). *Measurement in elderly chronic care populations*. (193–209.) New York: Springer.

LeBlanc, E.S., Janowsky, J., Chan, B.K. & Nelson, H.D. (2001). Hormone replacement therapy and cognition: Systematic review and meta-analysis. *Journal of the American Medical Association, 285(11),* 1489–1499.

Leipold, B. & Zank, S. (2002). Die Erfassung subjektiver Lebensqualität bei dementiell Erkrankten: Gütekriterien von Selbstbeurteilungsskalen. *Zeitschrift für Neuropsychologie, 13(2),* 139–147.

Linden, M., Gilbert, R., Horgas, A. & Steinhagen-Thiessen, E. (1996). Die Inanspruchnahme medizinischer und pflegerischer Hilfe im hohen Alter. In K.U. Mayer & P.B. Baltes (Hrsg.) Die Berliner Altersstudie (S. 473–495). Berlin: Akademie Verlag.

Loeb, C. & Gandolfo, C. (1983). Diagnostic evaluation of degenerative and vascular dementia. *Stroke, 14(3),* 399–401.

Ludwig-Mayerhofer, W. (1999). http://www.lrz-muenchen.de/~wlm/ilm_g1.html

Mackenzie I.R. & Munoz D.G. (1998). Nonsteroidal anti-inflammatory drug use and Alzheimer-type pathology in aging. *Neurology, 50(4),* 986–90.

Maercker, A. (Hrsg.) (2002). Alterspsychotherapie und klinische Gerontopsychologie. Heidelberg: Springer.

MaloneBeach, E.E., Zarit, S.H. & Farbman, D. (1995). Variability in daily events and mood of family caregivers to cognitively impaired elders. *International Journal of Aging and Human Development, 41*, 151–167.

Mayeux, R., Saunders, A.M., Shea, S., Mirra, S., Evans, D., Roses, A.D., Hyman, B.T., Crain, B., Tang, M.X. & Phelps, C.H. (1998). Utility of the apolipoprotein E genotype in the diagnosis of Alzheimer‘s disease. *New England Journal of Medicine, 338(8)*, 506–511.

Mayring, P. (2002). Einführung in die qualitative Sozialforschung. (5. Aufl.). Weinheim: Beltz.

McKeith, I.G. (2002). Dementia with Lewy bodies. *The British Journal of Psychiatry, 180,* 144–147.

McKeith, I.G., Del Ser, T., Spano, P., Emre, M., Wesnes, K., Anand, R., Cicin-Sain, A., Ferrara, R. & Spiegel, R. (2000). Efficacy of rivastigmine in dementia with Lewy bodies: a randomised, double-blind, placebo-controlled international study. *Lancet, 356(9247),* 2031-2036.

McKeith, I.G., Fairbairn, A.F. & Perry, R.H. (1992). Clinical diagnostic criteria for Lewy body dementia. *Dementia, 3(4),* 251–252.

McKeith, I.G., Galasko, D., Kosaka, K., Perry, E.K., Dickson, D.W., Hansen, L.A., Salmon, D.P., Lowe, J., Mirra, S.S., Byrne, E.J., Lennox, G., Quinn, N.P., Edwardson, J.A., Ince, P.G., Bergeron, C., Burns, A., Miller, B.L., Lovestone, S., Collerton, D., Jansen, E.N., Ballard, C., De Vos, R.A., Wilcock, G.K., Jellinger, K.A. & Perry, R.H. (1996). Consensus guidelines for the clinical and pathologic diagnosis of dementia with Lewy bodies

(DLB): Report of the Consortium on DLB international workshop. *Neurology, 47(5),* 1113–1124.

McKeith, I.G., Perry, E.K. & Perry, R.H. (1999). Report of the second dementia with Lewy body international workshop: diagnosis and treatment. Consortium on Dementia with Lewy Bodies. *Neurology, 53(5),* 902–905.

McKhann, G., Drachman, D., Folstein, M., Katzman, R., Price, D. & Stadlan, E.M. (1984). Clinical diagnosis of Alzheimers's disease: report of the NINCDS-ADRDA work group under auspices of Department of Health and Human Services Task Force on Alzheimer's Disease. *Neurology, 34(7),* 939–944.

Meei-Fang, L. (2001). The use of music to decrease agitated behaviour of the demented elderly: the state of science. *Scandinavian Journal of Caring Sciences, 15*, 165–173.

Meister, S., Zehle, H., Schacke, C. & Zank, S. (2003). Intervention bei Angehörigen demenziell Erkrankter: Wirkung der gerontopsychiatrischen Tagespflege auf die pflegebedingte Belastung. Poster, präsentiert auf der Jahrestagung 2003 der Sektion III der DGGG, Berlin, 10.10.2003.

Mellies, J.K., Calabrese, P., Roth, H. & Gehlen, W. (1999). CADASIL: Klinik, Neuroradiologie, Genetik und Diagnose. *Fortschritte der Neurologie, Psychiatrie, 67(9),* 426–433.

Mesulam, M.M. (1999). Neuroplasticity failure in Alzheimer's disease: Bridging the gap between plaques and tangles. *Neuron*, 24(3), 521–529.

Mittag, W. & Jerusalem, M. (1997). Evaluation von Präventionsprogrammen. In: R. Schwarzer (Hrsg.) Gesundheitspsychologie. Ein Lehrbuch (S. 595–611.). Göttingen: Hogrefe.

Montada, L. (1995a). Fragen, Konzepte, Perspektiven. In: R. Oerter & L. Montada (Hrsg.), *Entwicklungspsychologie* (S.1-83). Weinheim: Psychologie Verlags Union.

Montada, L. (1995b). Entwicklungspsychologie und Anwendungspraxis. In R. Oerter & L. Montada (Hrsg.), Entwicklungspsychologie (S. 895–914). Weinheim: Psychologie Verlags Union.

Moritz, D.J., Kasl, S.V. & Ostfeld, A.M. (1992). The health impact of living with a cognitive impaired elderly spouse: Blood pressure, self-rated health, and health behaviors. *Journal of Aging and Health, 4,* 244–267.

Morris, J.C. & Price, A.L. (2001). Pathologic correlates of nondemented aging, mild cognitive impairment, and early-stage Alzheimer's disease. *Journal of Molecular Neuroscience, 17(2),* 101–118.

Morris, M.C., Evans, D.A., Bienias, J.L., Tangney, C.C., Bennett, D.A., Wilson, R.S., Aggarwal, N. & Schneider, J. (2003). Consumption of fish and n-3 fatty acids and risk of incident Alzheimer disease. *Archives of Neurology, 60(7),* 940–946.

Müller-Hergl, C. (2000). Demenz zwischen Angst und Wohlbefinden: Positive Personenarbeit und das Verfahren des Dementia Care Mapping. In: P. Tackenberg & A. Abt-Zegelin (Hrsg.) Demenz und Pflege. Eine interdisziplinäre Betrachtung. Frankfurt a. M.: Mabuse.

Musha, T., Kimura, S., Kaneko, K.I., Nishida, K. & Sekine, K. (2000). Emotion Spectrum Analysis Method (ESAM) for monitoring the effects of art therapy applied on demented patients. *Cyberpsychology & Behaviour, 3,* 441–446.

Neary, D., Snowden, J.S., Gustafson, L., Passant, U., Stuss, D., Black, S., Freedman, M., Kertesz, A., Robert, P.H., Albert, M., Boone, K., Miller, B.L., Cummings, J., Benson, D.F. (1998). Frontotemporal lobar degeneration: a consensus on clinical diagnostic criteria. *Neurology, 51(6),* 1546–1554.

Neumann, E.M., Zank, S., Tzschätzsch, K. & Baltes, M.M. (1993). Selbständigkeit im Alter: Ein Trainingsprogramm für Pflegende. Trainer- und Teilnehmerband. Bern: Huber.

Neumann, E.M., Zank, S., Tzschätzsch, K. & Baltes, M.M. (1997). Selbstständigkeit im Alter: ein Trainingsprogramm für Pflegende. Trainer- und Teilnehmerband. Bern: Huber.

Noll, P. & Haag, G. (1992). Das Realitätsorientierungstraining – eine spezifische Intervention bei Verwirrtheit. *Verhaltenstherapie, 2,* 222–230.

Orgogozo, J.M., Dartigues, J.F., Lafont, S., Letenneur, L., Commenges, D., Salamon, R., Renaud, S. & Breteler, M.B. (1997). Wine consumption and dementia in the elderly: A prospective community study in the Bordeaux area. *Revue Neurologique (Paris), 153(3),* 185–192.

Oswald, W.D., Hagen, B. & Rupprecht, R. (1998). Bedingungen der Erhaltung und Förderung von Selbständigkeit im höheren Lebensalter (SIMA) – Teil X: Verlaufsanalyse des kognitiven Status. *Zeitschrift für Gerontopsychologie und -psychiatrie, 11,* 202–221.

Oswald, W.D., Rupprecht, R. & Gunzelmann, T. (1996). The SIMA-project: Effects of 1 year cognitive and psychomotor training on cognitive abilities of the elderly. *Behavioural Brain Research, 78(1),* 67–72.

Ott, A., Breteler, M.M., Van Harskamp, F., Stijnen, T. & Hofman, A. (1998). Incidence and risk of dementia. The Rotterdam Study. *American Journal of Epidemiology, 147,* 574–580.

Ott, A., Stolk, R.P., Van Harskamp, F., Pols, H.A., Hofman, A. & Breteler, M.M. (1999). Diabetes mellitus and the risk of dementia: The Rotterdam Study. *Neurology, 53(9),* 1937–1942.

Patel, V. & Hope, R.A. (1992). Aggressive behaviour in elderly psychiatric inpatients. *Acta Psychiatrica Scandinavica, 85(2),* 131–135.

Pavalko, E.K. & Artis, J.E. (1997). Women's caregiving and paid work: Causal relationships in late midlife. *Journals of Gerontology, 52(B),* 170–179.

Pearlin, L.I. (1990). The study of coping: An overview of problems and directions. In J. Eckenrode (Hrgs.). *The social context of coping.* New York: Plenum Press.

Pearlin, L.I., Aneshensel, C.S., Mullan, J.T. & Whitlatch, C.J. (1996). Caregiving and social support. In: R. Binstock & L.K. George (Hrsg.). Handbook of aging and the social sciences (283–302). San Diego: Academic Press.

Pearlin, L.I., Mullan, J.T., Semple, S.J. & Skaff, M.M. (1990). Caregiving and the Stress Process: An Overview of Concepts and Their Measures. *The Gerontologist*, *30,* 583–594.

Perry, S.W. & Markowitz, J. (1988). Organic mental disorders. In: J.A.Talbott, R.E. Hales & S.C. Yudofsky (Hrsg.) Textbook of Psychiatry (279–311). Washington, D.C.: American Psychiatric Press.

Pinquart, M. & Sörensen, S. (2001). Gender differences in self-concept and psychological well-being in old age: A meta-analysis. *Journals of gerontology, 56B(4),* 195–213.

Pinquart, M. & Sörensen, S. (2002). Interventionseffekte auf Pflegende Dementer und andere informelle Helfer. Eine Meta-Analyse. *Zeitschrift für Gerontopsychologie und -psychiatrie*, *15*, 85–100.

Pinquart, M. & Sörensen, S. (2003). Differences between caregivers and noncaregivers in psychological health and physical health: A meta-analysis. *Psychology & Aging, 18(2),* 250–267.

Plassman, B.L., Havlik, R.J., Steffens, D.C., Helms, M.J., Newman, T.N., Drosdick, D., Phillips, C., Gau, B.A., Welsh-Bohmer, K.A., Burke, J.R., Guralnik, J.M. & Breitner, J.C. (2000). Documented head injury in early adulthood and risk of Alzheimer's disease and other dementias. *Neurology*, *55,* 1158–1166.

Plattner, A. & Ehrhardt, T. (2002). Psychotherapie bei beginnender Alzheimer-Demenz. In: Maercker, A. (Hrsg.) Alterspsychotherapie und klinische Gerontopsychologie. (S. 229–242). Berlin: Springer.

Price, J.L. & Morris, J.C. (1999). Tangles and plagues in nondemented aging and preclinical Alzheimer's disease. *Annals of Neurology, 45,* 358–368.

Prince, M. (1997). The need for research on dementia in developing countries. *Tropical Medicine & International Health, 2,* 993–1000.

Radebold, H. (1992). Psychodynamik und Psychotherapie Älterer. Psychodynamische Sicht und psychoanalytische Psychotherapie 50–75-Jähriger. Berlin: Springer.

Radebold, H. & Bäuerle, P. (2000). Indikationen, Kontraindikationen und Behandlungsgrenzen. In P. Bäurle, H. Radebold, R.D. Hirsch, K. Studer, U. Schmid-Furstoss & B. Struwe (Hrsg.) *Klinische Psychotherapie mit älteren Menschen* (S. 15–24). Bern: Huber.

Rapp, M. & Gutzmann, H. (2000). Invasions in personal space in demented and non-demented elderly subjects. *International Psychogeriatrics*, *12,* 345–352.

Rasehorn, E., Weitzel-Polzer, E. & Kimbel, V. (1986). Neue Wege der Pflege und Betreuung verwirrter alter Menschen im Heim. Modellprojekt. Frankfurt: Johanna-Kirchner-Stiftung.

Reisberg, B., Ferris, S.H. & DeLeon, M. (1985). Senile dementia of the Alzheimer type: Diagnostic and differential diagnostic features with special reference to Functional Assessment Staging (FAST). In: J. Traber, w.H. Gispen (Hrsg.). Senile dementia of the Alzheimer type. (S. 18–37). Berlin: Springer.

Ried, S. & Gutzmann, H. (2003). Das Pflegephänomen „Chronische Verwirrtheit“ im Kontext der Diagnose „Demenz“ – eine Literaturstudie. *Zeitschrift für Gerontologie und Geriatrie, 36,* 297–302.

Ritchie, K. & Kildea, D. (1995). Is senile dementia „age related“ or „ageing related“? – Evidence from meta-analysis of dementia prevalence in the oldest old. *Lancet, 346,* 931–934.

Ritchie, K., Kildea, D. & Robine, J.M. (1992). The relationship between age and the prevalence of senile dementia: A meta-analysis of recent data. *International Journal of Epidemiology, 21(4)*, 763–769.

Robinson, R.G., Kubos, K.L., Starr, L.B., Rao, K. & Price, T.R. (1984). Mood disorders in stroke patients. Importance of location of lesion. *Brain, 107 (Pt 1),* 81–93.

Robinson, D.J., Merskey, H., Blume, W.T., Fry, R., Williamson P.C. & Hachinski V.C. (1994). Electroencephalography as an aid in the exclusion of Alzheimer's disease. *Archives of Neurology, 51(3),* 280–284.

Roman, G.C., Tatemichi, T.K., Erkinjuntti, T., Cummings, J.L., Masdeu, J.C., Garcia, J.H., Amaducci, L., Orgogozo, J.M., Brun, A. & Hofman, A. (1993). Vascular dementia: Diagnostic criteria for research studies. Report of the NINDS-AIREN International Workshop. *Neurology, 43(2),* 250–260.

Romero, B. & Eder, G. (1992). Selbst-Erhaltungs-Therapie (SET): Konzept einer neuropsychologischen Therapie bei Alzheimerkranken. *Zeitschrift für Gerontologie und Geriatrie 5(7)*, 267–282.

Rosen, G. (1961). Cross-cultural and historical approaches. In: Hoch & Zubin (Hrsg.). Psychopathology of aging. New York: Grune & Stratton.

Rosen, W.G., Terry, R.D., Fuld, P.A., Katzman, R. & Peck, A. (1980). Pathological verification of ischemic score in differentiation of dementias. *Annals of Neurology 7(5),* 486-488.

Rückert, W. (1992). Bevölkerungsentwicklung und Altenhilfe. KDA Schriftenreihe ‚Forum‘, Bd. 18. Kuratorium Deutsche Altershilfe: Köln.

Ryden, M.B., Bossenmaier, M. & McLachlan, C. (1991). Aggressive behavior in cognitively impaired nursing home residents. *Research in Nursing & Health, 14(2),* 87–95.

Sandholzer, H., Breull, A. & Fischer, G.C. (1999). Früherkennung und Frühbehandlung von kognitiven Funktionseinbußen: eine Studie über eine geriatrische Vorsorgeuntersuchung im unausgelesenen Patientengut der Allgemeinpraxis. *Zeitschrift für Gerontologie und Geriatrie, 32,* 172–178.

Scanland, S.G. & Emershaw, L.E. (1993). Reality orientation and Validation Therapy: Dementia, depression, and functional status. *Journal of Gerontological Nursing*, 19(6), 7–11.

Schacke, C. (2000). Die Entlastungsfunktion gerontopsychiatrischer Tagesstätten für die pflegenden Angehörigen der Besucher. Veröffentlichte Dissertation, Freie Universität Berlin, Berlin: Mensch und Buch.

Schacke, C. & Zank, S. (1998). Zur familiären Pflege demenzkranker Menschen: Differentielle Bedeutung spezifischer Belastungsdimensionen für das

Wohlbefinden der Pflegenden und die Stabilität der häuslichen Pflegesituation. *Zeitschrift für Gerontologie und Geriatrie 31(5),* 355–361.

Schmidbauer, W. (1977). Die hilflosen Helfer. Über die seelische Problematik der helfenden Berufe. Reinbek: Rowohlt.

Schmidt, W., Kauss, T., Kühnert, S., Naegele, G. & Schnabel, E. (1997). Berufsgruppenübergreifende Zusammenarbeit in der häuslichen Versorgung pflegebedürftiger älterer Menschen. *Zeitschrift für Gerontologie und Geriatrie, 30(6),* 430–438.

Schnabel, E. (1997). Ambulante geriatrische Rehabilitation – Rahmenbedingungen, Modelle, Perspektiven. *Zeitschrift für Gerontologie und Geriatrie, 30*, 425–429.

Schneekloth, U. (1996). Entwicklung von Pflegebedürftigkeit im Alter. *Zeitschrift für Gerontologie und Geriatrie*, *29*, 11–17.

Schneekloth, U. & Leven, I. (2003). Hilfe- und Pflegebedürftige in Privathaushalten in Deutschland 2002. Erste Ergebnisse der Repräsentativerhebung im Rahmen des Forschungsprojekts „Möglichkeiten und Grenzen einer selbständigen Lebensführunghilfe- und pflegebedürftiger Menschen in privaten Haushalten“ (MuG 3). Im Auftrag des Bundesministeriums für Familie, Senioren, Frauen und Jugend. München: Infratest Sozialforschung.

Schneekloth, U., Potthoff, P., Piekara, R. & v. Rosenbladt, B. (1996). Hilfe- und Pflegebedürftige in privaten Haushalten. Endbericht. Schriftenreihe des Bundesministeriums für Familie, Senioren, Frauen und Jugend. Bd. 11.2. Stuttgart: Kohlhammer.

Schütz, R.M. (1995). Das Team der geriatrischen Tagesklinik. *Zeitschrift für Gerontologie und Geriatrie, 28(2),* 93–95.

Schulz, R., O‘Brien, A.T., Bookwala, J. & Fleissner, K. (1995). Psychiatric and physical morbidity effects of dementia caregiving: Prevalence, correlates, and causes. *The Gerontologist*, *35,* 771–791.

Seshadri, S., Beiser, A., Selhub, J., Jacques, P.F., Rosenberg, I.H., D‘Agostino, R..B., Wilson, P.W. & Wolf, P.A. (2002). Plasma homocysteine as a risk factor for dementia and Alzheimer‘s disease. *The New England Journal of Medicine, 346(7),* 476–483.

Settlage, C.F. (1998). Transzendenzerfahrungen im hohem Alter: Kreativität, Entwicklung und Psychoanalyse im Leben einer Hundertjährigen. In: Teising, M. (Hrsg.). Altern: Äußere Realität, innere Wirklichkeit. Psychoanalytische Beiträge zum Prozess des Alterns. (S. 243–280). Opladen: Westdeutscher Verlag.

Shumaker, S.A., Legault, C., Rapp, S.R., Thal, L., Wallace, R.B., Ockene, J.K., Hendrix, S.L., Jones, B.-N. 3rd, Assaf, A.-R., Jackson, R.-D., Kotchen, J.-M., Wassertheil-Smoller, S. & Wactawski-Wende, J. (2003). WHIMS Investigators. Estrogen plus progestin and the incidence of dementia and mild cognitive impairment in postmenopausal women: The Women’s Health Initiative Memory Study: a randomized controlled trial. *The Journal of the American Medical Association, 289(20),* 2651–2562.

Simons, M., Schwarzler, F., Lutjohann, D., Von Bergmann, K., Beyreuther, K., Dichgans, J., Wormstall, H., Hartmann., T. & Schulz, J.B. (2002). Treatment with simvastatin in normocholesterolemic patients with Alzheimer‘s disease. A 26-week randomized, placebo-controlled, double-blind trial. *Annals of Neurology , 52(3),* 346–350.

Sjögren, T., Sjögren, H. & Lindgren, A.G.H. (1952). Morbus Alzheimer and Morbus Pick. *Acta Psychiatrica Scandinavica, 82,* 1–152.

Slooter, A.J., Cruts, M., Kalmijn, S., Hofman, A., Breteler, M.M., Van Broeckhoven, C. & Van Duijn, C.M. (1998). Risk estimates of dementia by apolipoprotein E genotypes from a population-based incidence study: The Rotterdam Study. *Archives of Neurology, 55(7),* 964–968.

Smith, J. & Zank, S. (2002). Forschungsaktivitäten im Themenfeld Hochaltrigkeit. In: Deutsches Zentrum für Altersfragen (Hrsg*.).* Expertisen zum vierten Altenbericht der Bundesregierung. (S. 97–227). Hannover: Vincentz Verlag.

Snowdon, D.A., Greiner, L.H. & Mortimer, J.A., Riley, K.P., Greiner, P.A., Markesbery, W.R. (1997). Brain infarction and the clinical expression of Alzheimer disease: The nun study. *The Journal of the American Medical Association*, 277, 813–817.

Sörensen, S., Pinquart, M. & Duberstein, P. (2002). How effective are interventions with caregivers? An updated meta-analysis**.** *Gerontologist. , 42(3),* 356–372.

Stewart, R. (1998). Cardiovascular factors in Alzheimer's disease. *Journal of Neurology, Neurosurgery & Psychiatry, 65(2),* 143–147.

Stoppe, G., Sandholzer, H. & Staedt, J. (1996). Cerebral cognitive deficits in the aged. Diagnostic and therapeutic standards: Organization of strategies for problem detection and solution. *Zeitschrift für ärztliche Fortbildung und Qualitätssicherung, 90(5),* 449–453.

Strauss, A. L. (1994). Grundlagen qualitativer Sozialforschung. München: Fink.

Strauss, A. L. & Corbin, J. (1994). Grounded theory methodology: An overview. (pp. 273–285*.)* Thousand Oaks, CA: Sage Publications.

Strotzka, V.H. (1975). Can psychotherapy still play a part in the medicine of the future. Wiener *Medizinische Wochenschrift, 125(1-3),* 45–48.

Stuck, A.E. (2000). Geriatrisches Assessment. In Wahl, H.W. & Tesch-Römer, C. (2000). Angewandte Gerontologie in Schlüsselbegriffen. Kohlhammer: Stuttgart.

Thoma, J., Zank, S. & Schacke, C. (2003). Wenn der Geduldsfaden reißt… Der Zusammenhang zwischen Gewalt in der häuslichen Pflege demenziell Erkrankter und pflegebedingter Belastung im Kontext eines stresstheoretischen Pflegemodells. Poster, präsentiert auf der Jahrestagung 2003 der Sektion III der DGGG, Berlin, 10.10.2003.

Tomlinson, B.E. (1982). Plaques, tangles, and Alzheimer‘s disease. *Psychological Medicine, 12,* 449–459.

Tomlinson, B.E., Blessed, G. & Roth, M. (1970). Observations on the brains of demented old people. *Journal of the Neurological Sciences, 11(3)*, 205–242.

Van Duijn, C.M. (1996). Epidemiology of the dementias: recent developments and new approaches. *Journal of neurology, neurosurgery & psychiatry, 60(5)*, 478–88.

Van Duijn, C.M., Clayton, D., Chandra, V., Fratiglioni, L., Graves, A.B., Heyman, A., Jorm, A.F., Kokmen, E., Kondo, K. & Mortimer, J.A. (1991). Familial aggregation of Alzheimer's disease and related disorders: A collaborative re-analysis of case-control studies. EURODEM Risk Factors Research Group. *International Journal Epidemiology, 20(2)*, 13–20.

Verghese, J., Lipton, R.B., Katz, M.J., Hall, C.B., Derby, C.A., Kuslansky, G., Ambrose, A.F., Sliwinski, M. & Buschke, H. (2003). Leisure activities and the risk of dementia in the elderly. *The New England Journal of Medicine, 348(25)*, 2508–2516.

Verhey, F.R., Lodder, J., Rozendaal, N., Jolles, J. (1996). Comparison of seven sets of criteria used for the diagnosis of vascular dementia. *Neuroepidemiology, 15(3)*, 166–172.

Verhey, F.R.J. & Visser, P.J.(2000). The phenomenology of depression in dementia. *International Psychogeriatrics, 12*, 129–134.

Verreault, R., Laurin, D., Lindsay, J. & De Serres, G. (2001). Past exposure to vaccines and subsequent risk of Alzheimer's disease. *Canadian Medical Association Journal, 165(11)*, 1495–1498.

Vierck, E. (1990). Fact Book on Aging. Santa Barbara, Ca: ABC CLIO Inc.

Visser, P.J., Verhey, F.R., Ponds, R.W., Kester, A. & Jolles J. (2000). Distinction between preclinical Alzheimer's disease and depression. *Journal of the American Geriatrics Society, 48(5)*, 479–484.

Vitaliano, P.P., Russo, J., Bailey, S.L., Young, H.M. & McCann, B.S. (1993). Psychosocial factors associated with cardiovascular reactivity in older adults. *Psychosomatic medicine, 55(2)*, 164–177.

Vitaliano, P.P., Scanlan, J.M., Krenz, C. & Schwartz, R.S. (1996). Psychological distress, caregiving, and metabolic variables. *Journals of Gerontology, 51B(5)*, 290–299.

Wächtler, C. & Herber, U. (1993). Gerontopsychiatrische Tageskliniken im Spannungsfeld von reversiblen psychischen Störungen und irreversiblen Demenzerkrankungen. In H.-J. Moeller & A. Rohde (Hrsg.), *Psychische Krankheiten im Alter* (S. 484–494). Berlin: Springer.

Wächtler, C., Laade, H., Leidinger, F., Matzentzoglu, S., Nissle, K., Seyffert, W. & Werner B. (1998). Gerontopsychiatrische Versorgungsstruktur: Bestehendes verbessern, Lücken schließen, die Versorgungselemente „vernetzen". *Spektrum, 27*, 94–98.

Wahl, H.W. (2000). Changes in aging today and tomorrow – contributions of interventional gerontology. *Zeitschrift für Gerontologie und Geriatrie, 33*, 85–89.

Wahl, H.W. & Tesch-Römer, C. (Hrsg.) (2000). Angewandte Gerontologie in Schlüsselbegriffen. Stuttgart: Kohlhammer.

Wand, E. (1986). Ältere Töchter alter Eltern. Zur Situation von Töchtern im 6. und 7. Lebensjahrzehnt. Schriftenreihe des Bundesministers für Jugend, Familie, Frauen und Gesundheit 183. Stuttgart: Kohlhammer.

Weiner, M.F. (1999). Dementia associated with Lewy bodies: dilemmas and directions. *Archives of Neurology, 56(12),* 1441–1442.

Weitzel-Polzer, E. (Hrsg.) (1987). Therapie. Kartei praktischer Vorschläge zur psychosozialen Therapie mit verwirrten alten Menschen. Hannover: Vincentz Verlag.

Wetherell, J.L., Gatz, M., Johansson, B. & Pedersen, N. L. (1999). History of depression and other psychiatric illness as risk factors for Alzheimer Disease in a twin sample. *Alzheimer's Disease and Associated Disorders, 13*, 47–52.

Wetterling, T., Kanitz, R.D. & Borgis, K.J. (1996). Comparison of different diagnostic criteria for VaD. *Stroke*, 27, 30–36.

Weyerer, S., Schäufele, M., Anton, R., Teufel, S. & Sattel, H. (2001). Gesundheitsrisiken in ambulanten Pflegediensten. Abschlussbericht an die Berufsgenossenschaft für Gesundheitsdienst und Wohlfahrtspflege (BGW). Hamburg.

Williams, P.S., Rands, G., Orrel, M. & Spector, A. (2003). Aspirin for vascular dementia (Cochrane Review). The Cochrane Library, Issue 3. Oxford: Update Software.

Wilson, R.S., Mendes De Leon, C.F., Barnes, L.L., Schneider, J.A., Bienias, J.L., Evans, D.A. & Bennett, D.A. (2002). Participation in cognitively stimulating activities and risk of incident Alzheimer disease. *The Journal of the American Medical Association*, 287(6), 742–748.

Wilz, G., Adler, C. & Gunzelmann, T. (2001). Gruppenarbeit mit Angehörigen von Demenzkranken. Ein therapeutischer Leitfaden. Göttingen: Hogrefe.

Wilz, G., Schumacher, J., Machold, C., Gunzelmann, Th. & Adler, C. (1998). Angehörigenberatung bei Demenz – Erfahrungen aus der Leipziger Studie. In A. Kruse (Hrsg.) Psychosoziale Gerontologie. Band 2: Intervention. Jahrbuch der Medizinischen Psychologie 16 (S. 232–250). Göttingen: Hogrefe.

Winblad, B. & Poritis, N. (1999). Memantine in severe dementia: Results of the M-9-BEST study. *International Journal of Geriatric Psychiatry, 14,* 135–146.

Wolter-Henseler, D. (1996). Gerontopsychiatrie in der Gemeinde. Bedarfsermittlung und Realisierungsmöglichkeiten für ein Gerontopsychiatrisches Zentrum am Beispiel Solingen. Köln: Kuratorium Deutsche Altershilfe.

Wolter-Henseler, D. (1999). Gerontopsychiatrische Tageskliniken. In: Eikelmann, B., Reker, T., Albers, M. (Hrsg.) Die psychiatrische Tagesklinik (S. 121–134). Stuttgart: Thieme.

Woods, B. (2002). Psychologische Therapie bei fortgeschrittener Demenz. In A. Maercker (Hrsg.). *Alterspsychotherapie und klinische Gerontopsychologie.* (S. 341–357). Heidelberg: Springer.

World Health Organization (1992). International statistical classification of diseases and related health problems (10. Aufl.). WHO, Geneva.

World Health Organization & World Psychiatric Association: Consensus Statement. (1998). Organization of care in psychiatry of the elderly – a technical consensus statement. *Aging & Mental Health, 2,* 246–252.

Yates, M.E., Tennstedt, S. & Chang, B.-H. (1999). Contributors to and mediators of well-being for informal caregivers. *Journal of Gerontology, 54B,* 12–22.

Zank, S. & Schacke, C. (1998). Evaluation von Effekten gerontopsychiatrischer und geriatrischer Tagesstätten auf ihre Besucher(innen) und deren Angehörige. Abschlußbericht an das Bundesministerium für Familie, Senioren, Frauen und Jugend, Bonn.

Zank, S. & Schacke, C. (2001). Evaluation von Effekten gerontopsychiatrischer und geriatrischer Tagesstätten auf ihre Besucher(innen) und deren Angehörige. Schriftenreihe des Bundesministeriums für Familie, Senioren, Frauen und Jugend. Band 210. Stuttgart: Kohlhammer.

Zank, S. & Schacke, C. (2002). Evaluation of geriatric day-care: Effects on patients and caregivers. *Journals of Gerontology: Psychological Sciences,* 57B (3), P348–P357.

Zank, S., Schacke, C. & Leipold, B. (in Druck). Eine Längsschnittstudie zur Belastung pflegender Angehöriger von demenziell Erkrankten (LEANDER). In: M. Jelitte, H. Vogel & M. Schwab (Hrsg.) Altenpflege und Rehabilitation – aktuelle Entwicklungen und Anforderungen an die Versorgungsstrukturen. Köln: KDA.

Zarit, S.H. (1992). Measures in family caregiving research. In B. Bauer (Hrsg.). *Conceptual and methodological issues in family caregiving research. Proceedings of the invitational conference on family caregiving research.* Toronto.

Zarit, S.H. (1996). Behavioral disturbances of dementia and caregiver issues. *International Psychogeriatrics, 8,* 263–268.

Zarit, S.H., Orr, N.K. & Zarit, J.M. (1985). The hidden victims of Alzheimer's Disease: Families under stress. New York & London: New York University Press.

Zimber, A. (1997). Stationäre Altenpflege: Ein Jahr Pflegeversicherung. *Theorie und Praxis der sozialen Arbeit, 48(11),* 29–36.

Zimber, A., Schäufele, M. & Weyerer, S. (1998) Alten- und Pflegeheime im Wandel: Alltagseinschränkungen und Verhaltensauffälligkeiten nehmen zu. *Gesundheitswesen, 60,* 239–246.

Zimber, A. & Weyerer, S. (Hrsg.) (1999). Arbeitsbelastung in der Altenpflege. Göttingen: Verlag für Angewandte Psychologie.

Sachwortverzeichnis

A

Acetylcholin 49, 68
Acetylcholinesterasehemmer 68
Affektinkontinenz 32
Affektlabilität 32, 105
Aggression 32, 65, 76, 89, 137, 154, 159, 164, 166, 183, 197
Agitiertheit 76, 85
Agnosie 38, 97, 137
Alkohol 53
Alltagskompetenz 25, 33, 39, 128, 152, 191
Alten- und Pflegeheim 138, 149, 151, 183, 190, 193
Altenpflege 117
Alter(n) 21, 26f, 43, 46f, 49, 53, 58, 65, 68, 74, 95f, 98f, 101, 109, 111f, 114, 145, 169, 195, 197, 200f
Alterspsychotherapie 148
Altgedächtnis 131
Alzheimer Gesellschaften 161f
Alzheimer-Demenz 37–41, 43, 45–50, 53, 55f, 58–61, 65, 69–71, 76f, 79–84, 87–89, 94f, 98, 101, 105, 107, 109f, 112, 114f, 121, 130, 133, 136
Ambulante Behandlung 150, 164, 167, 174, 175, 176, 177, 180, 186, 201, 202
analytische Psychotherapie 121
Angehörige 20, 22, 30, 32, 40, 43, 64, 68f, 73, 84, 94f, 114, 117–119, 123–125, 131, 135f, 145f, 150f, 153, 156–168, 170–172, 176, 179, 188–192, 194, 197f
Angst 66, 72, 75, 77, 80, 89, 115f, 120f, 130, 135, 147, 152, 156, 159, 182f
Anticholinergika 66
Antidementiva 56, 67, 74, 94, 112, 176, 191f, 197
Antidepressiva 72, 74, 86, 94, 108
Antiepileptika 86, 113
Antioxidantien 66, 197
Antriebsminderung 89, 108
Antriebssteigerung 89, 91
Apathie 85, 88f
Aphasie 30, 38, 86f, 93, 97, 137
Apolipoprotein E 44, 48
Apraxie 30, 38, 97, 137
Arbeitszufriedenheit 184
Aricept 68
Aufmerksamkeit 19, 25, 39, 63, 67, 72, 78, 83, 85–87, 89, 96, 121, 126
  Störungen der 33, 61, 78, 81, 104, 110
Autonomie 19, 134, 177f, 182, 184

B

Basalganglien 102
Belastung 150f, 154–159, 161, 164, 170, 172, 178f, 181, 186
Benzodiazepine 77, 86, 91, 94
Beratung 94, 162, 164, 167, 169, 175, 188f, 194, 201
Beugekontrakturen 42
Bewältigung 117f, 122–124, 126, 160, 166, 180f, 186
Bewusstseinsstörungen 29, 80f, 84
Beziehung 120, 138, 159, 177, 183
Biographie 18, 116, 131, 137, 154, 177

Blutdruck 66, 80, 96, 101
Blutdruckspitzen 107, 109
burn-out 22, 179, 180f

C
CADASIL 103, 110
Carbamazepin 72, 76, 113
CERAD 59
Cholinesterase-hemmer 66, 68f, 76, 85f, 113, 191
Chromosom 14 48
Chromosom 19 103
Chromosom 21 47
Clomethiazol 72, 76
Clozapin 85
Co-Dergocrin 71
Computertomographie 25, 39f, 90, 94, 111

D
Delir 26, 33, 35, 81f, 97, 105, 110, 112f
Demenz 11, 13, 14, 21f, 25f, 28f, 34f, 56, 116, 119, 165, 172, 175, 187f, 194f, 197, 200, 202
fronto-temporale 91–93
Früherkennung 31
mit Lewy-Körperchen 37, 77f, 80, 82, 85, 115
präsenile 59
senile 11, 38, 87
vaskuläre 22, 27, 36, 90, 97–101, 103, 105, 108–111, 113, 115, 195
vom Alzheimer-Typ, s. Alzheimer-Demenz
demenzielles Syndrom 31, 33, 36, 80, 91, 96, 98, 150
Depression 18f, 21, 31, 35, 55, 63, 65, 72, 74, 89, 101, 108, 115f, 118, 120–123, 145f, 152, 156, 158, 168f–171, 188, 197
Design 20, 140–142, 161, 165, 191
Diagnostik 26, 40, 111, 121, 162, 167, 175, 176, 188, 197f, 200
Dienste 169, 176–179
ambulante 151, 189
teilstationäre 151
Donepezil 66, 68, 191
DSM-IV 100
DSM-IV TR 97

E
EEG 40, 66, 83, 105, 111, 133
Entlastung 22, 161f, 166, 169, 172, 197
Enzephalopathie 96, 109
Epidemiologie 37, 43, 50–52, 101, 149, 190, 195
Epilepsie 11
EPMS 74
Erhaltungstherapie 175
Erhebungsinstrumente 140, 143, 145f, 171
qualitative 144, 171
standardisierte 143
Erinnerungstherapie 131
Erregung 75, 84
ethisch 19, 68, 139, 198
Evaluation 20, 124, 126, 129, 133, 146–148, 170, 186
Evaluationskriterien 140f
Evaluationsstudien 129–131, 133, 169
evidence-based medicine 23
evidenz-basiert 20, 125
Experimentalgruppe 141, 143

F
Fassade 116f, 119, 136
Flüssigkeitszufuhr 67
Freie Radikale 70
Fremdanamnese-erhebung 82
Frontallappen-demenzen 89
frontotemporale Demenz 37

Frühdiagnostik 41, 175, 192, 195, 201
FTD 87f

G
Galantamin 66, 68
Gangstörungen 81, 99, 104f
Gedächtnis 29f, 34, 44f, 61, 63, 68f, 78, 89, 121, 126, 129, 150
  Alt- 30, 131
  Arbeits- 61
  Kurzzeit- 34, 61, 83, 97, 103
  Langzeit- 34, 97, 103, 109, 119, 133
Gedächtnisfunktionen 126
Gedächtnishilfen 125–127
Gedächtnissprechstunde 18
Gedächtnisstörung 18, 22, 25, 29f, 49, 61, 63f, 85, 102, 106, 197
Gerontopsychiater 117
gerontopsychiatrisch 12, 14, 91, 95, 124, 126, 145, 164, 167f, 175, 189f, 192–194, 201f
Gingko Biloba 68, 71, 195
Glutamatantagonisten 66

H
Halluzinationen 31, 35, 76, 78, 81–83, 85, 89f, 115
Haloperidol 74, 85
Handlungsreflexion 16f, 23, 120
Hausarzt 13, 18, 174–176, 188–190, 200f
Heim 18, 64, 91, 125, 128, 164, 178, 184, 186, 189f, 194
Helfer, ambulante 179
Hirninfarkt 96
Homocystein 55
Hyperoralität 66, 89, 91
Hypertonie 66, 96, 99, 101, 103, 107, 109, 110, 112

I
ICD-10 14, 26, 29, 33–35, 38, 79, 98, 100, 109
Identität 118, 120, 133, 138
Inkontinenz 42, 66f, 89f, 101, 104, 109, 119, 152, 179

K
Kalziumantagonisten 66, 70, 113
Kognition 12f, 22, 30, 56, 63, 68, 86, 106f, 116, 118, 120, 123, 125f, 128, 132f, 139, 142f, 150, 152, 159, 165, 168, 186, 188, 191, 197f
kognitive Kompetenz 65
kognitives Trainingsprogramm 140–142, 147
Kommunikation 16, 61, 116, 120, 128, 133, 137, 155, 168, 181, 184f, 197, 198
Kompensation 116–119, 128
Kompetenz 23, 119, 121–123, 125, 129, 134, 137, 160, 166, 168, 176f, 184, 186, 194
Kompetenztraining 123
  verhaltenstherapeutisches 124
Konflikt 118, 155f, 179
kongophile Angiopathie 44
Kontrollgruppe 44, 142f, 185
Konzentration 121
Konzentrationsschwierigkeiten 116
Kopfschmerzen 103, 109
Krankheitsbewältigung 120
Kurzzeitgedächtnis, s. Gedächtnis

L

L-Dopa 86
Längsschnittstudien 51, 114, 145
Langzeitgedächtnis, s. Gedächtnis
Langzeitstudie 69, 191
Lebenserwartung 27, 28
Lebensqualität 16, 118, 119, 136, 147, 155, 176, 197, 199
Lebensrückblick (-Therapie) 131f
Lewy-Körperchen-Krankheit 105

M

Magnetresonanz-tomographie MRT 40, 83, 90, 110f
Memantine 66, 68–71, 113
Meta-Analyse 27, 52, 54f, 158, 169, 170, 172
Milieu 18, 119, 169
Mini-Mental-Status-Examination MMSE 31, 39, 62f, 142
Morbus
  M. Binswanger 103, 107, 109
  M. Creutzfeldt-Jacob 82
  M. Parkinson 46, 81–84
  M. Pick 87
Multiinfarktdemenz MID 95, 102, 104f
Multimorbidität 168, 174
Musik- und Maltherapie 133
Mutterkornalkaloide 71
Myoklonien 42, 66

N

Neurofibrillen 45
Neuroleptika 13, 72, 75–77, 81, 84–86, 91, 94
nichtkognitive Demenzsymptome 146, 154
nichtkognitive Störung 32, 36, 69, 77, 86, 115
nichtsteroidale Antirheumatika 55, 70
Nimodipin 66, 68, 70, 113
Nootropika 66, 70f
Normaldruck-hydrozephalus 109
Nucleus basalis Meynert 79

O

Olanzapin 74f, 84
Orientierung (und Wahrnehmung) 18f, 30, 39, 42, 63, 89, 96, 121, 129, 134, 150

P

paired helical filaments PHF 45
paranoid 118, 166, 197
Parkinson'sche Erkrankung 92
Perseverationen 89–91
Persönlichkeits-veränderung 33f, 106, 110, 157, 159
Pflege 13, 19, 118f, 138, 146, 149f, 155–157, 160–164, 166, 168, 174f, 179, 186, 191, 194
Pflegeaufgaben 150–152, 155, 159, 166, 172
Pflegedienste, ambulante 166, 178
Pflegeheim 175, 180, 190, 194
Pflegekräfte 35, 61, 128, 130, 137–139, 149f, 158, 161, 164, 170f, 174, 179–182, 185f
  professionelle 118f, 136, 176
Pflegeversicherung 149, 152–154, 169, 177f, 189–192
Pick-Komplex 87
Piracetam 66, 71, 113
Plaques NP 38, 43f, 46, 50, 79, 87

Positronen-Emissions-Tomographie PET 40
posttraumatisch 132
Präsenilin 44, 48
Prävalenz 101
Prävention 17, 22, 111, 113, 174f, 195, 197–202
  Primär- 11, 195, 197
  Sekundär- 67, 195, 197f, 201
  Tertiär- 197f, 201
Primitivreflexe 42, 89f
Psychoanalyse 121f, 138, 183
psychodynamisch 164
Psychoedukation 123f, 162–164, 166, 168, 170–172
psychomotorisch 127
psychomotorische Unruhe 69, 115
Psychotherapie 15, 18f, 94, 113, 120–122, 125, 133, 136, 140f, 164–166, 170–172, 197, 202
Psychotherapieziele 123, 147
Pyritinol 71

R

Realitäts-Orientierungs-Training ROT 128–130, 137
Regression 138
Rehabilitation 17f, 174f, 176
Reminiszenztherapie 137
Ressourcen 18, 121–123, 128, 131, 140, 160, 183
Ressourceneinschätzung 159
Rigor 65, 84
Risikofaktor 27, 46–48, 51f, 55, 58f, 75, 96, 103, 107, 110f, 113f, 188, 197
Risperidon 74f, 84
Rivastigmin 66, 68, 85

S

Schilddrüse 66
Schlaf-Wach-Rhythmus 115
Schlafstörungen 76, 104
Schreien 19, 118
Schwindel 103
Sedierung 76f
Selbst-Erhaltungs-Therapie SET 132f
Selbsthilfegruppen 163, 165, 189
Selbstreflexion 177
selektive Serotonin-Wiederaufnahmehemmer SSRI 74, 77, 94, 113
Single-Photon-Emission-Computed-Tomography SPECT 40, 83, 90
somatische Erkrankungen 14
Soziotherapie 94
stationär 166, 174f, 177, 180, 186, 201
Stressoren
  primäre und
    sekundäre 159f, 163f, 169, 172
Striatum 92f
Stürze 80f, 85
Substantia Nigra 79
Supervision 167, 182f, 186
Syndrom-Kurz-Test SKT 31

T

Tag-Nacht-Rhythmus 72
Tagesklinik 14f, 167f, 175, 192f, 201f
Tagespflege 137, 150, 168, 171, 175
  -stätten 15, 145
Tau-Protein 45
teilstationär 150, 174f, 202
Tiefenpsychologie 121, 132
Training(sprogramm) 127, 184
  Kompetenz- 123
  kognitives 126, 129, 143, 147
Tranquilizer 72, 76f
Trauma 15, 52, 121f, 132

Tremor 65, 74, 89
Trisomie 21 47f

U
Übelkeit 109
Ubiquitin 44
Umherwandern 32, 104, 118
Umwelt 119f, 122, 128, 134–136
Unruhe 66, 72, 75, 77, 91, 140, 197f
Urininkontinenz 99

V
Validation 130, 132, 137
Valproat 72
vaskuläre Demenz, s. Demenz
Verhaltens-modifikation 184–186
Verhaltenstherapie 121–123, 164
Verlangsamung 17, 30, 78
Versorgung 16, 22, 149, 164, 167, 186, 188, 190–194, 200, 202
Verwirrtheitszustand 12, 26, 29, 33, 76, 81, 95, 197
Vitamin
A 66, 70
B12 70
C 66, 70, 195
D 66
E 70, 195
vollstationär 150, 167
Vorhofflimmern VHF 105

W
Wahn 35, 76, 115, 197
Wahnsymptomatik 31, 69, 72, 82, 89
Wahnvorstellungen 152
Wahrnehmung 25, 29f, 38, 121, 129
Wahrnehmungs-störungen 30
wissenschaftlich (evaluiert) 19f, 23, 120, 130, 133–135, 139f, 147, 161
Wohnen 194
Wortfindungsstörungen 60, 63f